实用慢性疾病水疗康复

主编 黄力平 李 玲

科学出版社
北京

内 容 简 介

本书共分为两篇，20章。第一篇为水疗康复理论与技术篇，主要讲述水疗康复理论和技术方法，共11章。分别介绍水中康复概述；水疗风险应急处置；常见水疗设备概述；运动康复评估；水疗康复评估；水中运动训练概述；Halliwick疗法；拉格斯圈法水中运动；水中被动运动；水中太极；水中健身。水中健身是本书特色，它融汇了水的特性和有节奏感、欢快的水中体操，并可配合音乐伴奏，全面诠释了水疗在慢性疾病康复、健身、修心养性中的作用，水中健身操可以应用于不同人群和各种不同慢性疾病患者。第二篇为水疗康复实践篇，主要讲授水疗康复在各种慢性疾病和损伤中的应用，共9章。分别介绍上肢伤病水中康复；下肢伤病水中康复；脊柱疾病水中康复；神经系统疾病水中康复；风湿性疾病水中康复；心肺代谢疾病水中康复；烧伤的水中康复；儿童疾病水中康复；老年人水中康复。

本书是以培训为目的的实用慢性疾病水疗康复教材，适用于康复治疗师、康复医师、高校运动康复教师、康复治疗学教师及水疗康复从业者开展临床工作、教育教学和培训使用。

图书在版编目（CIP）数据

实用慢性疾病水疗康复 / 黄力平，李玲主编 . -- 北京：科学出版社，2025. 6. -- ISBN 978-7-03-082250-5

Ⅰ . R4

中国国家版本馆 CIP 数据核字第 2025LE8574 号

责任编辑：王海燕 / 责任校对：张　娟
责任印制：师艳茹 / 封面设计：牛　君

版权所有，违者必究，未经本社许可，数字图书馆不得使用

科学出版社出版

北京东黄城根北街 16 号
邮政编码：100717
http://www.sciencep.com

北京九州迅驰传媒文化有限公司印刷
科学出版社发行　各地新华书店经销

*

2025 年 6 月第 一 版　开本：787×1092　1/16
2025 年 6 月第一次印刷　印张：20 1/4
字数：518 000

定价：178.00 元
（如有印装质量问题，我社负责调换）

《实用慢性疾病水疗康复》编写人员

主　编　黄力平　李　玲

副主编　王轶钊　张　琳　金　龙

编　者　（按姓氏笔画排序）

马　钊　北京医院

王　磊　天津体育学院

王荣丽　北京大学第一医院

王轶钊　天津市环湖医院

王嘉智　天津体育学院

向　珩　天津医科大学

刘　宁　天津体育学院

刘畅格　天津体育学院

刘锦瑶　天津体育学院

江　山　中日友好医院

李　玲　解放军总医院第四医学中心

李昌皓　山东中医药大学

邱继文　天津中医药大学

张　琳　天津体育学院

张亦弛　天津体育学院

金　龙　中国康复研究中心北京博爱医院

赵　骅　天津市环湖医院

袁大陆　绍兴文理学院附属医院

唐　众　天津体育学院

黄力平　天津体育学院

曹龙军　天津体育学院

序

在人类追求健康与康复的漫长历史中，水中康复治疗始终是一颗璀璨的明珠。它源远流长，最早可追溯至古代，当时人们便利用水的神奇力量，对发热、中毒、关节炎等疾病进行康复治疗。随着科学研究的不断进步，人们对水的成分和物理特性有了更深入的认识，水中康复治疗也逐渐发展为一门具有完善理论与实践体系的成熟专业技术，并在各种疾病的康复治疗中得到广泛应用。近半个世纪以来，现代生活方式的改变，尤其是少动和热量过剩，彻底改变人类的疾病谱，慢性疾病成为危害人民健康的重大挑战。据中国居民营养与慢性病状况报告（2020）报道，成人慢性疾病死亡率高达总死亡率的88.7%，其中心脑血管疾病、肿瘤、呼吸系统疾病和糖尿病又占约80%。这些数字背后，是无数家庭的痛苦与无奈，是社会沉重的负担。因此，防治慢性疾病已然成为国家重大健康策略之一，更是国家重大科技攻关项目持续关注的研究重点。

在这样的时代背景下，水疗康复的独特价值愈发突显。通过浸浴可缓解疼痛、肿胀，降低炎症，改善身体功能，减轻疲劳，舒缓身心。在主动健康理念的推动下，水中运动康复焕发出新的活力，甚至被专家称为"动温泉"，以突显其在水中主动运动促进身体功能提升的独特作用。近年来，水疗康复逐渐普及，其"亦静亦动"的独特优势，为慢性疾病患者带来了福音。但与此同时，水疗康复在我国的发展仍面临诸多挑战。在高校康复治疗学教学和临床实践、养老机构中，水疗康复理论与实践尚待完善，水疗康复的应用也因技术支持匮乏而未能充分发挥其作用。

正是在这样的背景下，黄力平教授和李玲教授主编的《实用慢性疾病水疗康复》应运而生。该书以开发培训教材为出发点，组织了一批经过专业培训并取得合格证书、在水疗康复临床一线工作的医师和康复治疗师共同编写。他们凭借丰富的实践经验与扎实的专业知识，致力于为广大运动康复学、物理治疗学专业学生、临床康复治疗师及养老机构康复服务人员提供专业化培训，推动水疗康复事业的不断发展。

该书内容丰富，结构清晰，主要分为两篇共20章。第一篇为水疗康复理论与技术篇，涵盖11章内容，系统地介绍了水疗康复的基础理论与技术方法。从水中康复概述、水疗风险应急处置到常见水疗设备的使用，从运动康复评估、水中康复评估到多种水中运动训练方法，为读者构建了一个全面而系统的水疗康复知识框架。第二篇为水疗康复实践篇，共9章，重点讲授水疗康复在各种慢性疾病和损伤中的应用。内容涵盖了上肢、下肢和脊柱疾病，神经系统疾病，风湿性疾病，心肺代谢疾病，烧伤，儿童疾病及老年人的水中康复。这些章节紧密结合临床实际，详细阐述了水疗康复在不同疾病中的具体应用方法与操作要点，为康复治疗师提供了极具参考价值的实践指南。

作为一本培训教材，该书具有鲜明的特点。内容上，它既系统介绍了水疗设备的使用与操作，又有设备应用的详细演示，图文并茂，形式直观，既涵盖了水疗安全急救的关键内容，又提供了预防伤害的各种推荐措施；既有水疗康复技术的理论阐述，又有技术操作的具体规范。在治疗方面，该书不仅介绍了传统的浸浴康复治疗，还详细讲解了水中运动增强体能和改善功能的先进技术。在书写结构上，全书既详解水疗技术，更侧重其在慢性伤病中的应用，充分体现了理论与实操相结合的特色。

该书的适用范围广泛，不仅适用于各大高校运动康复学、物理治疗学和作业治疗学专业学生的校内外培训，也适用于从事养老康复、慢病管理和临床康复的康复治疗师的专业化培训。希望通过该书的出版，能够为广大康复从业者提供一本权威、实用的教科书和经典培训教材，为广大康复从业者提供指导与帮助，为慢性疾病患者带来康复的希望与曙光，推动水疗康复事业迈向新的高度，为构建健康中国贡献力量。

李建军

国家残疾预防专家咨询委员会副主任委员

中国医师协会康复医师分会第四届会长

中国残联残疾预防与控制研究中心主任

首都医科大学康复医学院院长

前　言

　　水中康复治疗是一项古老的物理治疗技术，经过几个世纪的发展和进步，已经具有比较系统的理论框架和实践应用技术，在各种疾病康复中得到广泛应用。伴随着我国经济社会发展和康复需求增加，大概从 2010 年开始我国现代水疗康复进入发展的快速上升期，各体育康复中心、大医院、疗养院、养老机构及部分高等院校纷纷购置水疗设备设施，服务疾病患者、老年人及开展水疗康复教学。然而，面对巨大的市场需求，掌握水疗康复技术的康复治疗师远不能满足康复需要，水疗康复设施没有发挥其应有的作用，为此，本书针对水疗康复市场需求，以开发培训教材为出发点，组织经过先期取得培训合格证并在水疗康复一线工作的医师和康复治疗师编写此书，以期为广大运动康复学、物理治疗学专业学生、临床康复治疗师及养老机构康复服务人员提供专业化培训。

　　本书共分为两篇，20 章。第一篇为水疗康复理论与技术篇，主要以水疗康复理论和技术方法为主。第二篇为水疗康复实践篇，主要讲授水疗康复在各种慢性疾病和损伤中的应用，其中最具特色的是"水中健身"一章，它可应用于不同人群和各种慢性疾病患者，以欢快、简洁、安全的操类形式进行水中运动，促进健康。然而，由于编者水平有限，书中难免存在不足之处，敬请广大读者不吝赐教，感谢之至。

　　本书的出版得到北京仁和益科技发展有限公司、四川京成仁术集团有限公司、仁术医疗品牌和北京普康科健医疗设备有限公司等水疗康复设备和服务企业的大力支持，在此表示衷心感谢。本书能够顺利出版也非常感谢天津体育学院严红教授和王嵘副教授在水中摄像方面的技术支持，使向珩老师得以在王磊、王小涵、朱诗熠、刘宁、李天宇、李召鑫、邱日浩、金龙、赵骅和陶琳等动作示范老师和同学的配合下，拍摄出清晰、精美的插图照片和录像作品，真诚感谢各位的无私付出和鼎力协助，他们的支持保障了本书能够直观地以图文并茂的形式呈现给读者。本书的编写也得到天津市"天津体院体医融合与运动健康科普基地"和"天津市科学技术普及项目（24KPXMRC00150）"提供的平台和项目支持。

黄力平　李　玲

目　录

第二篇　水疗康复实践篇

第一篇

水疗康复理论与技术篇

第1章 水中康复概述

第一节 水疗康复及其分类

一、水疗康复概念及治疗参数

（一）水疗康复的概念

水疗（hydrotherapy，aquatic therapy，balneotherapy）是运用水作为媒介，通过水温、水深、水内容物、作用时间等参数设计，实现对患者进行静态浸浴和动态运动训练等治疗，以促进健康和治疗疾病的康复治疗方法。水的物理特性与陆上空气的物理特性相比有很多不同，比如水的密度约是标准大气压下空气密度的 1000 倍、水的热吸收能力也较空气大、水的黏滞性远大于空气等都为水中治疗提供了与空气中不同的参数。因此，水疗康复在缓解骨骼肌肉疼痛、减重训练、调节自主神经功能等方面具有独特的优势，可适用于广泛疾病康复和健康领域。

（二）水疗康复的治疗参数

水疗康复的治疗参数包括水疗的方式、水温、水深、水中溶质和治疗时间。

1. 水疗方式　水疗方式总体分为浸浴、淋浴和水中运动，也可两种方式同时应用。浸浴主要是人体全身或局部浸入水中进行治疗，淋浴是将水流喷洒、喷射到人体来治疗疾病，两者都是被动水中治疗方式，通常不伴有患者的主动活动；而水中运动是患者在水中进行主动运动或由水疗康复师进行被动运动活动的水疗康复方法。

2. 水温　水的温度对人体有重要影响，因此，应根据患者年龄、性别、病情、病程等选择不同的水温进行治疗。在水疗中按水温高低，从低到高将水疗分为冷水浴、凉水浴、常温水浴、温水浴、热水浴和极热水浴（表 1-1）。

3. 水深　水深也是水疗的主要参数之一，可全身浸浴，也可局部浸浴。全身浸浴又分为齐颈水浴、3/4 池浴和 1/2 池浴；局部水浴主要是对四肢关节和盆底疾病进行局部治疗，可根据不同疾病采用不同水深的浴槽进行治疗。水中运动是根据患者的心肺功能、减重需要，以及疾病状况等设计不同水深的运动治疗。水深不同，对机体的压力不同，会对血液回流及心脏功能产生明显影响；此外，水深不同对机体的浮力也不同，可通过调节水深度改变治疗参数，适应患者的治疗需求。

4. 水中溶质　溶质指溶解在水中的物质，不同的水中溶质治疗疗效也有差异。比如，水中活血化瘀的中药可促进血液循环，高渗水疗利于局部消肿、止痛等。

表 1-1　按水温对水疗分类

水疗分类	冷水浴	凉水浴	常温水浴（不感温水浴）	温水浴	热水浴	极热水浴
温度范围	（10～15℃局部）（18～27℃全身）	（26～29.5℃）	（33.5～35.5℃）	（36～37.5℃）	（38～40℃）	（41～43℃）
治疗作用	短时间冷水浸浴可以对机体产生强烈刺激，兴奋神经肌肉和心血管感受器，因而可以增强肌张力，增快心率和每搏输出量。局部冷刺激可以收缩血管，减少渗出、炎症和水肿。一般建议治疗时间为30s至5min	适合水中运动，尤其是较为剧烈的运动时，可使核心温度保持在正常范围内。一般治疗时间为20min	作用温和，有镇静作用，使肌肉放松，稍微加快呼吸频率，降低血压，增加排尿和减低体温，并宜于患者水中运动。一般治疗时间为20min	对皮肤比较温和，扩张血管，有一定温热作用，使肌肉放松，增加机体代谢，有一定的减痛效果。一般治疗时间为20min	热水浸浴短时间内扩张皮肤血管，促进发汗和散热，降低体温，也可缓解疼痛，还可降低肌张力。但对某些汗腺功能障碍者需要谨慎使用，比如颈髓损伤截瘫患者。长时间浸泡容易导致患者脱水，对老幼体弱、贫血者需谨慎使用。一般建议水疗时间为10～15min，不宜久浴	短时间浸浴促进发汗、缓解疼痛和减低肌张力，一般建议水疗时间为3～10min，不宜久浴

5. 治疗时间　在水浴中的治疗时间非常重要，在水温和水深确定之后，治疗时间相当于治疗强度。一般建议 20min 的热水和常温水治疗，而冷水中每次治疗时间为 30s 至 5min。冷热交替水疗通常以热/冷不同组合计算总量，4～5 个组合为一次治疗量，热/冷为（60～120s）/（20～40s），总时间在 10～15min，在运动后疲劳恢复中比较常用。

二、水疗康复分类

（一）水浴疗法

水浴疗法也称浸浴，指人体为了获得健康、缓解病痛而浸入不同温度和深度的自然水、温泉水和特殊水浴池、水浴缸、水浴盆内，或者使用这些水源喷淋或喷射、制造漩涡、泡沫、蒸汽甚至泥膏等作用于人体的自然疗法。根据水浴时身体浸泡的部位不同，将水浴疗法分为全身浸浴、局部浸浴；根据水浴治疗的方式不同，可分为浸浴、蒸汽浴、泡沫浴、泥盐浴、喷淋浴和喷射浴；根据水温不同，可分为极热水浴、热水浴、常温水浴、温水浴、凉水浴和冷水浴（图 1-1）。

1. 全身浸浴　在水浴池或水浴缸中注入满池水、3/4 池水或半池水，患者半卧位浸入浴池中，根据水温度不同而有不同的浸浴名称。全身浸浴的作用会由于水温、水中所含物质不同而不同。一般全身浸浴的治疗时间为 20min。

2. 涡流浴　是在水池中施加搅动水的力，如喷射孔喷水等，使池水形成涡流，刺激人体发挥治疗作用。一般涡流浴采用热水治疗，除了一般的水疗作用外，额外增加了对身体的按摩作用，刺激身体感觉，利于放松。

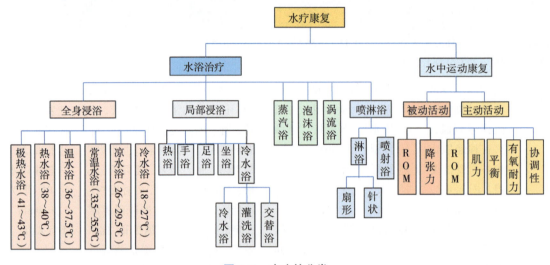

图 1-1　水疗的分类

3. 泡沫浴　泡沫浴是在水疗池中放入发泡物质，人体浸入其中的全身浸浴方法，但其特点是没有静水压，而是通过泡沫作用于人体发挥治疗作用。

4. 蒸汽浴　蒸汽浴是将水汽化形成蒸汽治疗疾病的方法，它的特点是没有水直接接触人体，而是通过水蒸气（或含药物水蒸气）作用于人体发挥治疗作用。由于气体的物理特性与水不同，尤其是空气中热传导不同，所以治疗中温度设置与水浴不同。蒸汽浴也没有静水压作用。

5. 冲淋浴　冲淋浴就如同我们在家用花洒淋浴一样，不同的是，通常冲淋浴的同时水疗康复师可施加按摩或其他康复操作手法，持续温热和良好暴露治疗部位，方便施治是冲淋浴的特点。冲淋浴也没有静水压的作用。此外，冲淋浴的一种变式方法是针式浴，其方法是改变冲淋出水为扇形，减小出水孔面积、出水增压使喷淋如同针刺一样，对治疗面积和部位有较大的冲击力。

6. 喷射浴　喷射浴是冲淋浴的变式治疗方法，其特点是为水龙头增压，使淋浴水有一定喷射压作用到人体，可对皮肤结痂等进行冲洗，或者对患病局部产生水压，增强刺激或利于消肿。

7. 局部水浴　将身体局部浸入不同温度和深度的水中，由于冷、热水的直接刺激，可以使身体局部和全身产生治疗效应的水疗方式。根据病情需要可以选择不同的水温和水深，治疗时间一般为 10 ～ 20min。

8. 坐浴　坐浴是局部浸浴的典型方法，是指将骨盆和阴部置于水浴槽中，通过不同水温调节达到止痛、刺激肌张力、增加盆底血液循环，有益于消除盆底炎症。根据水温不同，坐浴方式分为：①热水坐浴，时间为 3 ～ 10min，用于止痛，缓解肌紧张；②常温水坐浴，时间为 30min 至 2h，用于止痛和缓解肌紧张、消除炎症；③冷热水交替坐浴，其方案是 3min 热水浴或极热水浴，30s 冷水浴，交替进行 4 ～ 5 次，以冷水浴结束，冷热水交替坐浴可以促进血液循环，提高盆底肌张力。也可采用常温水浴、冷水浴交替坐浴的方式，同样可取得疗效。

9. 冷热水交替浴　全身冷热水交替浴其原理和方法与交替坐浴类似，也是热水浴和冷水浴交替进行，总时间为 10 ～ 15min，其作用是促进血液循环，减低肌张力和炎症，常用于运动员剧烈运动后疲劳恢复。

10. **盐水浴**　是指在池水中加入一定量的盐（NaCl，296g/L），增加水的比重，对疾病有特殊治疗作用。盐水浴时需要在治疗池中使用辅助装置固定好患者，避免患者下沉。温水盐浴（32 ～ 36.7℃）持续 10 ～ 20min 可刺激肌张力增加，如果用热盐水浴（37.8 ～ 40℃）则增强机体代谢能力，减轻疼痛，降低关节僵硬，适用于治疗慢性风湿性疾病、纤维肌痛和坐骨神经痛等病症。

11. **药浴**　是指在水中加入化学物质（如氨、盐、中药等），从而取得水与药物的综合治疗作用的方法。目前在国内应用较多的药物是以活血化瘀、止痛解痉、镇静类的中药，药物的芳香味道也可刺激浸浴者感官产生治疗作用。因此，药浴的作用是刺激神经兴奋、醒脑、镇静，解除焦虑、活血化瘀、止痛和减低肌张力。药浴时间一般为 20min。

12. **矿泉浴**　矿泉水是指自然涌出地表的地下水或人工钻孔取得的地下水，且矿泉水中所含的可溶性固体成分超过1g/L。用于医疗和卫生保健的矿泉水称为医疗矿泉，各国的标准不一，在我国的标准是根据 1964 年全国第一次卫生部理疗疗养专题组会议上提出并通过的定义，即从地下自然涌出或人工钻孔取得的地下水，可溶性固体成分含量≥ 1g/L，含一定的特殊气体成分与一定量的微量元素，或具有 34℃以上温度的矿泉水作为医疗矿泉水。应用医疗矿泉水进行浸浴的方法称为矿泉浴。

我国医疗矿泉水的分类是按照 1983 年青岛全国疗养学术会议上修订的方案执行的，分类如下。

（1）按照医疗矿泉水所含固体物成分分类

1）氡泉：也称放射性氡泉，泉水中氡含量＞ 111Bq/L。

2）碳酸泉：泉水中碳酸气（CO_2）含量＞ 1g/L。

3）硫化氢泉：泉水中总硫（$H_2S+HS+S_2O_2+S+SO_3$）含量＞ 10mg/L。其中弱硫化氢泉，总硫含量＜ 50mg/L；中硫化氢泉，总硫含量 50 ～ 100mg/L；高硫化氢泉，总硫含量 100 ～ 250mg/L；极高硫化氢泉，总硫含量＞ 250mg/L。

4）铁泉：泉水中所含的铁离子（Fe^{2+}、Fe^{3+}）含量＞ 10mg/L，铁泉可再分为碳酸铁泉和硫酸铁泉。

5）碘泉：泉水中碘（I）含量＞ 5mg/L。

6）溴泉：泉水中溴（Br）含量＞ 25mg/L。

7）砷泉：泉水中砷（As）含量＞ 0.7mg/L。

8）硅泉：泉水中硅酸（H_2SiO_3）含量＞ 50mg/L。

9）重碳酸盐泉：指泉水中重碳酸盐含量＞ 1g/L，阴离子为 HCO_3^-，阳离子为 Na^+、Ca^{2+}、Mg^{2+}，结合形成重碳酸钠盐、重碳酸钙盐和重碳酸镁盐。

10）硫酸盐泉：指泉水中总固体成分含量＞ 1g/L，阴离子为 SO_4^{2-}，阳离子为钠 Na^+、Ca^{2+}、Mg^{2+}，结合形成硫酸钠泉、硫酸钙泉和硫酸镁泉。

11）氯化物泉：泉水中总固体物含量＞ 1g/L。阴离子为 Cl^-，阳离子为钠 Na^+、Ca^{2+}、Mg^{2+}，结合形成氯化物泉，最常见的是氯化钠泉（食盐泉），其中弱 NaCl 泉，含 NaCl 1 ～ 5g/L；中 NaCl 泉，含 NaCl 5 ～ 15g/L；强 NaCl 泉，含 NaCl ＞ 15g/L。

12）淡泉：泉水中总固体物含量＜ 1g/L，其他微量元素、气体成分、放射性成分和化学成分等均未达到医疗矿泉标准，但水温＞ 34℃的矿泉。

（2）按水温分类矿泉水

1）冷泉：水温＜ 25℃。

2）微温泉：水温 25 ～ 33℃。

3）温泉：水温 34 ～ 37℃。

4）热泉：水温 38 ～ 42℃。

5）高热泉：水温 > 43℃。

（3）按照矿泉水相对于人体的渗透压分类

1）低渗泉：可溶性固体在 1 ～ 8g/L。

2）等渗泉：可溶性固体在 8 ～ 10g/L。

3）高渗泉：可溶性固体含量 > 10g/L。

（4）按照泉水酸碱度分类

1）酸性泉：泉水 pH 2 ～ 4。

2）弱酸性泉：泉水 pH 4 ～ 6。

3）中性泉：泉水 pH 6 ～ 7.5。

4）弱碱性泉：泉水 pH 7.5 ～ 8.5。

5）碱性泉：泉水 pH 8.5 ～ 10。

（5）按照矿泉涌出的形式分类

1）自涌泉：自然涌出或喷出的泉水，根据涌出形态分为泡沸泉、喷泉和沸腾泉。

2）间歇泉：泉水定期或不定期的间断涌出，又称为间断泉或脉动泉。

3）火山泉：火山地区涌出的山泉。

（二）水中运动疗法

水中运动疗法顾名思义是将水作为介质，人体在水中进行各种活动以治疗疾病和促进健康的治疗方式。水中治疗性运动可以采用自身体重进行自由运动，如游泳、跑步、行走、跳跃、水中体操等；也可使用水中器械辅助运动，如水中跑台运动、水中蹬车运动、使用浮力圈减重运动、使用水中哑铃或脚蹼抗阻训练等。按照训练目的可将水中运动疗法分为有氧运动、力量训练、关节活动度训练、平衡与协调训练、呼吸肌训练等。目前形成比较完善体系的水中运动方法包括 Watsu 疗法、Halliwick 疗法、拉格斯圈疗法和 Ai Chi 疗法，这些都是综合水中运动疗法，有主动运动，也有被动运动。

1. 水中运动疗法分类

（1）有氧运动：水中有氧运动是指在水下环境中进行游泳、骑车、跑步等长时间持续的大肌群参与的周期性运动，通过这些运动改善机体有氧代谢，增加摄氧量。常见的水中有氧运动形式包括游泳、水中跑步（深水跑、浅水跑，水下跑台跑，水中抗阻跑）、水下骑自行车、水中健身操等。

（2）力量训练：水中力量训练是人体各个部位对抗水的浮力和阻力进行以增强肌肉力量和肌肉耐力为目的的训练方法。常见的水中力量训练方式有对抗浮力的训练和对抗水的黏滞性、涡流、湍流等阻力的训练。此外，水的流动不稳定特性还有助于提高核心稳定性。训练可以徒手进行，也可以利用辅助水疗器具进行。

（3）关节活动度（range of motion，ROM）训练：关节制动、疼痛、肌肉痉挛或肌肉无力都是限制关节活动的因素，水介质对扩大受限关节活动度、减轻关节疼痛、降低肌肉痉挛和辅助肌力发挥有很大优势。利用水的浮力特性，可辅助无力的关节肌肉活动，增大 ROM；利用水的温度可以减轻关节疼痛和肌肉痉挛，达到扩大 ROM 的目的。在水中可以进行主动 ROM 训练，也可以由水疗康复师辅助或借助器械进行被动 ROM 训练。

（4）平衡和协调训练：人体在水中运动时的神经肌肉动员与陆上不同，可以利用水中神经肌肉动员模式训练协调动作；此外，水的波动性、不稳定性对较深水深的人体核心肌群提供不间断的刺激，有助于训练核心稳定性；水中运动可以有效改善步态和增强肌力，对预防跌倒有益。

（5）呼吸肌训练：齐胸水深可以为呼吸肌提供有效的阻力（压力），增强呼吸肌力量，改善通气功能，抵消水深减低肺活量的作用，可适用于许多疾病造成的呼吸肌无力的训练。

（6）Watsu 疗法：是水中被动治疗方法，在水中借助温度的作用，实施按压按摩，松动肌筋膜，疏解扳机点，对关节进行被动活动，有助于减轻关节肌肉疼痛，促使放松，促进关节肌肉功能恢复。

（7）Halliwick 疗法：Halliwick 疗法的核心内容是"十点程序"平衡稳定训练和针对残疾人恢复身体功能的"水中特殊治疗"，其中"十点程序"方法已经被水疗广泛采用，训练患者的平衡控制能力。

（8）Bad Ragaz 疗法：也称拉格斯圈疗法，其核心内容是水中本体感受性神经肌肉促通术。在水环境中利用浮力圈技术巧妙地训练患者螺旋对角线运动和特殊的本体感受神经肌肉促通术（proprioceptive neuromuscular facilitation，PNF）动作，以改善患者的运动协调性、增强肌力、扩大 ROM，是一个综合的水疗训练方案。

（9）Ai Chi 疗法：该方法的核心内容是将太极拳运动时呼吸和运动相结合的理念，合理组织运用于水环境康复中，以训练患者放松、核心稳定、动作协调和有氧耐力。

2. 水中运动辅助设备　水中运动辅助设备和器具很多，大体上可分为以下几类。

（1）水中步行运动设备：如功率自行车、水中跑台、水中双杠、水中椭圆机等。

（2）浮力设备：如手臂浮力圈、躯干浮力圈、腿部浮力圈、浮力板、浮力棒等。

（3）阻力设备：如足蹼、水中哑铃、泡沫软棒等，浮力设备改变运动方向都可作为阻力设备使用。

（4）水中平衡辅助设备：加重平衡小件如平衡垫、弹力床等。

（5）水中训练球：不同大小、颜色、重量的皮球、儿童训练球等。

三、水疗康复的流程

（一）浸浴准备

1. 排除水疗风险　要对患者进行询问，排除浸浴水疗各种风险，通过问卷调查或问诊排除患者发热、感冒、急性病发作和各种不宜立即水疗的严重疾病。

2. 洗澡净身　浸浴前患者需洗澡净身，如是局部浸浴也需清洗身体局部，以保持池水清洁。

3. 保持情绪稳定　患者要保持情绪稳定，要冷静、情绪平稳时再下水浸浴，避免浸浴过程中快速疲劳或发热等现象出现。

4. 讲解水疗过程　水疗前要为患者讲解水疗过程，了解水疗处方，以便患者顺利进行水疗康复。

（二）水浴准备

1. 浴室温度保持在 15.6 ～ 21℃，根据季节调整。

2. 浴缸或浴池注水顺序为先热水，再冷水，容易混匀和达到处方水温度，并根据患者体态大小和治疗部位确定注水量。现在浸浴用水都是电加热，需要检查恒温显示装置是否安好，并用温度计直接测量水池温度更为精准和安全。

3. 如果全身浸浴或下肢浸浴，在浴缸外边放好防滑地垫或干毛巾，以便患者入浴时防滑和擦汗。

（三）入浴与出浴

1. 全身浸浴时患者要慢慢入浴，身体一部分先入浴，逐渐适应后再全身入浴，出浴时也要慢，要先扶好，身体要逐渐出浴，然后再全身出浴，避免晕倒。

2. 对疼痛患者，比如类风湿关节炎、痛风患者及老年人，要搀扶患者入浴，并让一部分身体先适应，之后再按照处方缓慢使之入浴，以减少其由于关节疼痛和僵硬等入浴困难或摔倒。

3. 如有必要，在较大浴缸内可放置座椅，使患者坐在上面浸浴，入浴时将患者和座椅一并吊入池中，并固定好，确保安全。

4. 按照处方要求时间完成浸浴后出浴，出浴时按照入浴的相似程序进行。

5. 出浴后需要用热浴巾、干浴巾等裹住患者身体，擦干保暖。如果患者浸浴时出汗较多，要用冷毛巾裹住头部，然后让患者舒适地躺在休息椅上休息 15 ～ 20min，这样可以进一步促进患者发汗，并可给予一定温水补充水分。然后，打开包裹毛巾，使身体逐渐冷却，体温和心率恢复到正常时可离开治疗浴室，去盥洗间冲洗身体，结束治疗。

（四）治疗后整理

患者离开治疗室后，水疗康复师要整理水疗物品，开窗、通风、清扫治疗室，并做好水疗记录，为明日治疗做好各项准备。

需要注意的是，对于皮肤疾病患者，浴巾要单独存放和使用，避免交叉感染。

（五）水中运动康复

水中运动康复的程序与浸浴类似，但需要准备好运动辅助器械，并根据患者情况、水温和水深不同，确定治疗时间（建议 20 ～ 45min），每周 2 ～ 3 次，隔日进行。

第二节　水的物理特性

水是由 H^+ 和 O^{2-} 结合形成的化合物，构成流体物质，但在不同温度下其形态可呈现出固态（≤ 0℃，冰）、液态（0 ～ 99℃）和气态（≥ 100℃，蒸汽）。这些水的形态都可发挥治疗作用，适当应用均可促进健康。水疗康复的作用有赖于水的物理特性，简述如下。

一、密度和比重

1. 密度　密度是指单位体积的物体质量，其公式为 ρ=m/V［ρ：密度（kg/m³）；m：物体的质量（kg）；V：物体的体积（m³）］，一般用 kg/m³ 表示。在标准大气压下，0 ～ 4℃时水的密度是 1000kg/m³，而空气密度仅为 1.29kg/m³，水的密度为空气密度的 800 多倍，密度越大越下沉，因此，水往下流。水的密度受水中物质浓度的影响。海水含有盐分，其密度较高，可达 1024kg/m³，高于普通自然水。密度与水温也有关，冷水密度较热水高，25℃水的密度是 997kg/m³，而 40℃热水密度则为 992kg/m³。因此，在治疗过程中向池内注水时要注意先加热水，再加冷水，这样可减少温度混匀时间。

2. 比重　比重是指物质的密度与在标准大气压下纯水的密度之比值，也称为相对密度，比重影响物体在水中的升降，如果物体的比重 > 1，则倾向在水中下沉，如果比重 < 1 则倾向上浮，如果比重等于 1 则沉浸在水面之下。人体的平均比重为 0.974。身体的密度在各个组织器官之间是不均匀的（表 1-2），骨骼、肌肉、结缔组织等密度较水大，比重就高，倾向于

在水中下沉，而脂肪组织和含气体组织器官密度较水低，比重低，倾向上浮。不同体成分的人体在水中的漂浮力也不同，如脂肪含量较高的人体在水中上浮的可能性就较高，而肌肉含量较高的人体则更倾向于下沉。因此，男性，尤其是青壮年肌肉丰满，比重较大，更易下沉；而女性或肥胖患者则比重相对较小，较易上浮。水中治疗过程中要仔细评估患者的身体情况和疾病需求，设计合适的水疗方案。

表 1-2　人体各组织的密度

人体组织	密度（kg/m^3）
骨骼组织	1800
肌肉组织	1050
脂肪组织	940

二、黏滞力

流体内部分子之间的相对摩擦阻力即为黏滞力。黏滞力可为机体运动时提供阻力，人体在水中运动时总感觉有一阻止向前的拖拽力，并在运动方向相反的后方形成湍流，这些特性使得在水中运动的速度低于陆上运动。黏滞性形成运动阻力的大小与运动速度的立方成正比，速度越快，阻力越大，因此可用此特性进行力量训练和稳定性训练。但在停止运动的时刻，水的黏滞性阻力可以立即降为零。也可利用此特性对运动时产生疼痛的情况及时调整到舒适、减痛的范围内进行。此外，黏滞力随着水温升高而下降，可通过调节水温为无力肌肉提供助力，或为需增强肌力的肌肉提供更多阻力。

三、浮力

浮力是指物体在流体中被推动向上的力量，是与重力相反的作用力。它与物体的比重密切相关，比重大，浮力小，比重小则浮力大。根据阿基米德定律，人体在静止水中的浮力大小等于浸入水中部分使水排出的重量。就人体而言，人体浸入水中的深度就是被浸入部分的身体重量，这些部分的重量被浮力抵消，起到减去这些重量的作用。可以根据人体浸入水中的深度大致估计通过水的浮力作用抵消多少身体重量，即减重效果。在水疗康复中，可以根据患者的病情、疾病阶段、负重能力选择不同的水深进行治疗，也可借助浮力或浮力辅助装置进行抗阻训练或支持身体活动。人体浸入水中深度与减重效果见表 1-3。

表 1-3　人体浸入水中深度与减重效果

水深	减重效果（%）［相当于陆上体重（%）］	水深	减重效果（%）［相当于陆上体重（%）］
全身浸入	97（3）	达脐部	50（50）
达颈部	93（7）	达耻骨	40（60）
达肩部	85（15）	达膝部	15（85）
达胸部	70（30）	达小腿	5（95）
达剑突	60（40）		

人体重心是身体所有质量的总和，在以解剖位置站立时约在第2骶椎前2cm，人体在水中受到浮力影响，浮力中心位于胸腔。人体在水中重心和浮力中心的相对关系决定人体的水中姿势和运动，浮力中心在上、重心在下，且两者在一个垂直线上则人体直立，反之将使人体头朝下倒立；如果浮力中心和重心分别在水中两个不同的位点，而不在一个垂直或平行的平面上，则会使人体发生翻转和滚动。根据这些原理，可以安排不同的水疗方案以提升患者相应的功能。

四、静水压力

在某种容器中静止的水可均匀地从各个方向作用于物体（包括人体）使之受力，该力称为静水压力。静水压力的计算可用公式表示：$P=\rho gh$［P，液体的静水压（Pa）；ρ，液体的密度（kg/m^3）；g，重力加速度，$9.8m/s^2$；h，液体的深度（m）］。从公式可知，当液体的密度和重力加速度确定后，液体的静水压力与水深成正比，水深增加，可以提高液体的静水压力。一般的换算公式为水深1.36cm可形成1mmHg（1mmHg=0.133kPa）的静水压力（1mmHg/1.36cm）。如此换算，人体浸入水中120cm，约需承受89mmHg的静水压力，约高过人体的平均动脉压，有利于促进静脉回流。此外，如果将盐加入水中，水的密度加大，同样深度的水静水压力也会增大。因此，可以利用静水压力的特性促进人体静脉血和淋巴液的回流，改善血液循环、消肿；也可用此特性调节水深进行呼吸肌阻力训练，改善呼吸功能和缺氧。

五、热力学

热容量是指将1g水加热使之升高1℃所需的热量，单位为kcal。水是良导体，水的吸热能力强，在相同体积的情况下，水比空气吸热能力大1000倍，并且水释放热量（通过传导散热或对流散热）能力也较空气快25倍。因此，可以利用水的这个物理特性，通过调节水温来设计水疗康复过程中机体运动的强度，以便保持人体的核心体温在正常范围内。一般情况下，推荐水疗运动康复的水温在33～35℃，而健身锻炼的池水温度为28～30℃。不同的水温可以对人体产生不同的作用，对不同疾病产生相应的治疗效果。

总之，水具有的水温、水深、水内容物等不同的物理特性对水疗康复可以产生重要作用。

第三节　水对人体的作用

一、水温的作用

水温是水疗康复的重要治疗参数，许多水疗康复的生物学作用是水温引起的，水温作用于皮肤，进而引起神经反射，诱发一系列调节作用。水疗康复中水温按从低到高的顺序，一般分为冷水、凉水、常温水、温水、热水和极热水，水疗康复水温分类及水疗康复推荐建议见表1-4。然而，在不同的水疗著作里，这些水温分类可有小的差别，并不完全一致。

水疗康复是人体浸入水中或在水中运动，水作用于皮肤感受器（温度觉、压觉、触觉、本体感觉），而这些感受器的信息传入中枢神经系统，后者对信息进行分析整合，形成神经反射，调节循环系统、呼吸系统、代谢系统和泌尿生殖器官等全身组织器官功能，从而发挥康复治疗作用。水疗康复中产生的皮肤感受性受到水温、水深、水中物质含量和浸入水中时间等多种参数影响，因此，水疗对机体产生的作用也是这些因素综合作用的结果。

表 1-4　水疗的水温分类及疾病水疗运动康复推荐建议

水疗温度	冷水 （10～15℃局部） （18～27℃全身）	凉水 （26～29.5℃）	常温水 （33.5～35.5℃）	温水 （36～37.5℃）	热水 （38～40℃）	极热水 （41～43℃）
运动疲劳恢复	●			●	●	●
放松				●	●	●
剧烈运动		●				
常规水疗			●			
关节炎康复			●	●	●	
心脏康复			●			
脊髓损伤			●			
帕金森病			●			
类风湿关节炎					●	●
强直性脊柱炎					●	●
肌纤维疼痛综合征					●	●

二、水疗对皮肤的作用

人体的皮肤结构包括表皮层、皮下组织和真皮层。表皮层具有丰富的神经末梢，感受外界对身体的刺激，从而通过神经系统做出反应，应对或适应这些刺激。表皮层中还包含汗腺和皮脂腺等外分泌腺，皮肤感受器受到刺激后可通过自主神经调节出汗和皮脂腺分泌，从而发挥散热或血管收缩保持体温的作用。真皮层含有丰富的毛细血管，研究显示，在正常情况下，皮肤血管可容纳全身血容量的 1/2 或 2/3 血液。皮肤血流量首先取决于皮肤温度，温度增高皮肤血管扩张，皮肤血容量增加；皮肤温度下降，皮肤血管收缩，血容量转移到内脏器官。其次，皮肤血容量也受水深影响，池水深度增加，静水压力升高，对皮肤血管产生较大压力，促进回心血量增加，减少皮肤充血。此外，皮肤血容量还受到浸浴时间的影响，一般来讲，浸浴时间＞15min，机体则对皮肤刺激产生一定的适应，神经反应性降低，皮肤血管的变化也会相应发生。

三、水疗对神经系统的作用

水对神经系统的作用可表现在多个方面。一是水疗可通过提高痛阈而使患者疼痛感减低，其机制可能与水温和水的涡流作用有关。冷水浴可以减低外周组织炎症，减少炎症刺激冲动，对神经系统有抑制作用；而温水及热水浴则促进局部炎症物质吸收，同时抑制交感神经系统活性，减低疼痛。二是使机体放松的效应。该效应的产生可能与水疗过程中交感神经系统先扬后抑有关，研究发现水疗时中枢神经系统先兴奋，释放多巴胺等儿茶酚胺递质，改善患者情绪，水疗之后，血中儿茶酚胺水平下降，交感神经系统相对抑制，迷走神经兴奋性相对增强，从而产生放松的感觉，以至于焦虑和抑郁在水疗后也得到改善。三是水疗通过调节自主神经功能调控心血管功能，使得水疗后心排血量增加，血压下降，心功能改善。

四、水疗对循环系统的作用

心脏功能取决于回心血量和心脏射血能力，前者指静脉血回到右心房—右心室—肺动脉—肺静脉—左心房—左心室的量，受到静脉回流压力梯度的影响，压力梯度大，则静脉回心血量多。静脉压力梯度由 3 个因素组成，即心房排血能力、静脉瓣结构正常、外部对静脉的挤压作用。而后心肌收缩—射血到大血管—全身体循环。心脏收缩力以心排血量表示，健康人每搏输出量约为 70ml，如果每分钟心率为 70 次，心排血量为 4900ml/min。血压是血液对血管壁产生的侧压力，与心脏收缩力、血容量和血管外周阻力密切相关，成人血压正常值为 90～140/60～90mmHg，120/80mmHg 是最理想的血压，不会增加心脏射血负担，并且有利于全身血液循环供应。当外周血管阻力增加时，动脉血压增高，外周小动脉舒缩是调节外周血管阻力的重要因素，受到自主神经系统的调节。迷走神经张力高，血管扩张，血压降低；交感神经张力过高导致外周小动脉收缩，血压升高。心肌收缩力增加，射血增多也可提升收缩压。正常成人血容量为 5L，容纳在动、静脉血管中，但各个组织器官在不同功能状态时血容量是不同的，受自主神经系统调控，交感神经兴奋时皮肤和内脏血管收缩，心脏收缩力增强，心率增快，心排血量增加，血压升高。

水深对静脉回心血量产生影响。静脉的最大压力为 30mmHg，随着向近心端流动，压力逐渐降低，到达右心房时降至 –2mmHg，这是静脉回心血量的主要动力之一。水深与静水压力的关系是 1.36cm 产生 1mmHg 的静水压力，因此，增加水深度可以很容易产生超过静脉最大压力的静水压，促使静脉血流回到心脏，增加中心静脉压和心脏前负荷，通过 Frank-Starling 曲线原理，促进心脏收缩力增强，射血增加。水深也增加跨胸壁压力，从 2mmHg 增加到 15mmHg，也有利于增加心脏射血，增加心排血量。

水温也会影响心排血量。有研究发现，在 33℃水池中浸浴时心排血量增加 30%，而在 39℃水池中浸浴时心排血量增加 121%，平均增加 18%～50%。水温也与心率有关，在水深到达耻骨联合水平时，水温在凉水到常温水时心率逐渐下降，降幅可达 12%～15%，而在热水时则心率增加，血管阻力下降，心排血量增加。水疗后迷走神经张力增高，心率减慢。

在相同运动速度时，水中运动的心肌耗氧量较陆上运动高 3 倍，因为水的黏滞性和阻力大，速度慢。水中运动时心率较陆上运动约慢 10 次 / 分。

水中浸浴由于水温减少交感神经缩血管效应，降低动脉血压。水温较高，外周血管阻力降低明显，舒张压下降，水疗中收缩压也较陆地运动下降约 20%，水疗后动脉血压都较低，长期浸浴治疗显著降低平均动脉压。水疗对钠敏感性高血压患者的降压效果较好，可能与心房利钠肽分泌增多、肾脏排钠排水作用有关。

在温水或热水中浸浴还可减低肺楔压和心房压，有利于轻度心力衰竭患者（纽约心功能Ⅱ级）改善心功能和生活质量。

在深水中浸浴或运动时由于利尿作用，虽然在水中回心血量降低不明显，但还是有失水现象，浴后应注意及时补水，避免脱水，对循环系统造成不利影响。

五、水疗对呼吸系统的作用

水深对呼吸功能产生明显影响，达到胸腔高度的水疗对呼吸肌训练有明显作用。其原因是静水压对胸廓产生的跨胸壁压力和跨胸腔压（–1～1mmHg），减低了胸廓的顺应性，促使呼吸肌克服阻力收缩，并增加膈肌等腹式呼吸能力，增强呼吸肌力量，促进呼吸深度增加，改善有效通气量，因而水疗训练可改善呼吸肌功能。此外，水疗时肺内充血，压力略有升高，使得肺的弥散功能变化不明显或稍微下降。齐颈水深浸浴可以减少肺活量，但在深水中加强运动可以有效改善呼吸肌功能，增强肺活量和改善缺氧。因此，对各种原因造成的呼吸肌功能减弱都可在水中运动得到改善，如脊髓损伤、慢性阻塞性肺气肿等。

六、水疗对骨骼、肌肉和关节的作用

水疗对骨骼肌的影响来自浸浴对骨骼肌血流量反射性增加的作用、骨骼肌在水中特殊的神经肌肉动员特性和浮力减轻关节负重的作用。进入齐心脏水平的浸浴池中可以使骨骼肌血流量增加到 4.1ml/（min·100g 骨骼肌组织）［陆地上静息时肌肉血流量为 1.8ml/（min·100g 骨骼肌组织）］，肌肉血流量较陆地上增加 225%。这种水疗增加肌肉血流的作用受温度影响，温水和热水时更明显，有利于去除运动后肌肉代谢废物和炎症因子，促进疲劳恢复。在冷水中肌肉血管收缩可减少血管渗出，减轻炎症，冷热水交替应用可以更好地消除运动疲劳。受到重力和浮力的交互影响，水中运动时肌肉的激活模式与陆地不同，这种变化可用表面肌电图进行观察。水的浮力可以减轻骨骼和关节的负荷，减轻关节负荷有利于肥胖者或下肢关节疾病患者关节的负重和早期训练，但减少骨骼的负荷不利于骨盐的沉积，对骨质疏松的预防无显著作用。然而，水的黏滞性、湍流、阻力和静水压力等使人体在水中运动速度较陆上慢，并且水的波动性有利于提高平衡功能，对预防跌倒尤其是骨质疏松导致的骨折有益。

七、水疗对泌尿系统的作用

水浴对泌尿系统的作用与水疗促进神经内分泌调控排尿和排钠有关。齐胸的水浴通过静水压作用增加回心血量，左心房的张力增加兴奋迷走神经而降低交感神经活性，两者协同来增加肾血流量，减少肾上腺分泌血管紧张素和醛固酮激素，促进排尿。回心血量增加使得左心房和颈动脉窦的容量感受器受刺激，进一步刺激下丘脑减少抗利尿激素的释放，通过神经垂体的作用促进排尿。回心血量的增加刺激心房容量感受器分泌心房利钠肽，该激素作用于肾小管使之排钠增多，降低血容量。水疗中也通过肾脏加强钾离子的排出。由于在水疗过程中排尿增多，实际上可能总的血容量减少，因此，水疗后要及时补水、补钾。

八、对代谢的调节作用

水疗对代谢的影响有两个方面：一是水温的作用；二是水中运动产热。水疗时代谢增加与水温和持续时间成正比，热水浴时耗氧量增加，最高时可达 100%。37～40℃ 热水浴使机体产热增加，这种产热并非是由于水温传导到体内的直接作用，而是由于人体在热水浴 15～20min 时，机体内在代谢率增加，蛋白分解增多，产热增加，尿素氮也增多，这种变化可持续到水疗后 2h。热水浴中机体的散热机制（传导和对流）作用消失，更易使机体内较高的核心温度难以散发出来，因此，在水疗时要掌握水疗时间和观察患者，控制治疗时间，及时调整治疗方案。温水浴或常温水浴，机体代谢几乎不受影响。凉水浴和冷水浴，由于刺激肌肉收缩产热，也可增加代谢率，特别是脂肪和糖的氧化，并可短暂增加血液中红细胞和白细胞数量。运动可以产热，尤其是剧烈运动机体产热会增加，核心温度升高，如果超出身体的承受力，对机体有害。因此，运动员在水中进行剧烈运动时水温宜选择低一点的水温

（28～30℃），有利于保持正常的机体核心温度。孕妇在水中运动时水温宜选用常温水，避免核心温度升高对胎儿造成不利影响。

第四节　水疗康复的适应证和禁忌证

一、水疗康复的适应证

1. 骨骼肌肉疾病　骨骼肌肉疾病是水疗康复的主要适应证，可缓解因病导致的疼痛、肿胀、关节僵硬、肌肉痉挛，也可增强肌肉力量、关节活动度、平衡与协调运动和体力。

2. 循环系统疾病　水疗康复适用于促进静脉回流和淋巴回流，增加心脏前负荷；也可通过水中运动增强心肌收缩力和心肺功能。

3. 呼吸系统疾病　水疗康复对哮喘、胸廓活动受限等呼吸系统疾病都可发挥增强呼吸肌力、提高呼吸功能的作用，改善患者的症状和缺氧状态。

4. 神经系统疾病　水疗康复适用于脑卒中运动功能障碍、帕金森病、脑外伤、脊髓损伤等严重的神经系统疾病，可缓解肌肉痉挛、促进平衡与协调、增强耐力和步行能力。

5. 风湿免疫系统疾病　风湿免疫系统疾病种类繁多，但其特点是绝大多数都具有关节疼痛、僵硬、活动受限、功能障碍的表现，这些正是水疗康复的适应证。比如，水疗康复可以改善类风湿关节炎和强直性脊柱炎等风湿免疫疾病患者的姿势障碍和关节疼痛。

6. 代谢性疾病　水疗康复也适用于糖尿病等代谢性疾病的治疗，可以增强机体代谢，促进糖的利用，增强心肺耐力，对糖尿病末梢神经病患者还可起到保护足不受伤害的目的。

7. 运动疲劳和运动损伤　水疗康复是促进运动疲劳恢复的优势方法，运动员训练或比赛后，通过冷热水交替浸浴或加入喷射浴于骨骼肌肉局部，可以有效地促进疲劳恢复。运动损伤后水疗康复也是在减重训练和增强训练中的有效措施。

8. 烧伤　水疗康复可以使用特殊治疗使瘢痕软化或促进焦痂脱落、皮肤新生和愈合。

9. 儿童疾病　水疗康复也是治疗儿童疾病的良好方式。患孤独症谱系儿童在水中嬉戏，可以改善患儿情绪和社会适应，也可增加言语和运动能力；在水中减低肌张力，可以促进脑损伤患儿运动动作出现和平衡稳定；在水中可以矫正脊柱侧弯患儿畸形等。

10. 促进健康　水疗康复是训练青壮年人体能、减肥、塑身等的良好方式；水疗康复也可改善人们的心理感受，提高睡眠质量，减低抑郁和焦虑情绪等；水疗康复也是老年人进行健身锻炼的安全有效方法，可以提高老年人的平衡能力，减少跌倒风险。

二、水疗康复的禁忌证

1. 传染性疾病，尤其是在疾病活动期禁忌水疗，如新型冠状病毒相关肺炎、眼结膜炎、活动性肺结核、活动性病毒性肝炎等。

2. 眼睛和皮肤的感染性或传染性疾病等。

3. 具有开放性伤口。

4. 中耳炎或鼓膜穿孔。

5. 严重的心血管疾病，如严重的心功能不全、不稳定型心绞痛、严重高血压或低血压、严重的动脉硬化等。

6. 严重的精神病或神经系统疾病，如精神分裂症、恐水症、意识障碍、频繁发作的癫痫等。

7. 便溺不能控制者，如大小便失禁且没有恰当的防御方式者。

8. 严重的其他系统疾病，如严重肾功能不全、肿瘤恶病质和身体极度虚弱者。

第五节 水疗康复发展简史

一、水中康复简史

水疗的历史可以追溯到公元前 2400 年，两河流域的古埃及文明、古罗马文明和华夏文明。人们进行水中沐浴、利用水进行宗教祭祀活动、治疗放松等。古代宗教风俗中利用水中沐浴来洗涤蒙尘的身躯，驱除疾病。公元前 400 年，被誉为"西方医学之父"的古希腊医师希波克拉底就记录了利用冷热水浸泡的水疗法来治疗各种疾病。

在古罗马时期，进一步发展了古希腊发明的洗浴系统，称为"罗马浴"。罗马浴利用不同温度的水来帮助运动员和普通人群进行保健、休闲、娱乐和水中运动等。在 17—18 世纪，水疗在欧洲进一步兴起，一些水疗方法作为物理治疗的手段被广泛应用，如二氧化碳浴、冷擦法、镇静浴等。这一阶段也成立了水疗学校，积极开展相关领域的研究，探讨水疗的生理学基础，支持漩涡浴和水中运动。

对水的治疗性能的了解和利用贯穿了整个世界文明的发展历史。水的治疗功能也成为诸多古代文明核心特征的重要组成部分。进入现代，水疗应用获得了高速发展。不仅是因其针对特定疾病的治疗，而是因为整个社会对身体健康重视程度的提高，水疗对健康和康复益处的医学认知得到了极大的扩展。水的浮力让水中运动时骨骼和关节承受较少的负荷，同时水中运动的多样性会带来娱乐性，这些都是水疗受欢迎的重要原因。在实践应用方面，水疗作为一种物理治疗手段已被广泛接受和推广，作为某些运动性伤病早期康复训练的最佳环境选择。

二、欧洲水疗康复发展简史

欧洲水疗康复发展伴随着古希腊文明的发展。最早在古希腊和其他欧洲国家都是用温泉浸浴，发挥清洁卫生、休闲和娱乐作用，也称为桑拿（SPA），来自瓦隆语"espa"，意思是喷泉。希波克拉底时代（公元前 460—370 年），温泉方才用于治疗疾病。此后随着文明进步和战争创伤后疗养恢复，罗马帝国、法国、英国等也逐渐发展起来利用温泉或水疗进行娱乐休闲和治疗疾病。但到中世纪，在 476 年罗马帝国败落后，由于基督教的兴起，官方禁止水疗沐浴的开展，认为信仰和祷告才是治疗疾病的方法。到 16 世纪，文艺复兴时期沐浴又逐渐兴起，成为权贵享乐之地，并演变为道德沦丧的荒诞之地，不仅不能治疗疾病，还可传播梅毒、麻风病和瘟疫等传染性疾病，为公众嗤之以鼻，也为政治和宗教聚会所排斥。但此时罗马几位医师已经开始探讨水的组成和水疗治病的科学性，水疗逐渐形成了有翔实概念、机构、设施和实施规范的较为科学的治疗方法，已不仅仅是经验医学方法。1553 年出版的"*De balneis omniae qua extant*"著作全面地综述了古代和现代水疗文献，Bacci 于 1557 年发表了"*De thermos*"教授盖伦和亚里士多德（Galen and the Aristotelians）水疗技术。Priessnitz 和 Kneipp 进一步发展了温泉浴和水中运动治疗原理，根据水温及其化学组成，医师们给予个体化的水疗处方。后来又发展了热浴、冷水浴、草药浴、泥膏、主动运动、按摩和饮食等联合治疗方法，并倡导对疾病实施整体治疗。19 世纪对铅中毒、风湿病的水疗效果进一步确认水疗治疗疾病的科学价值。但英国因为管理不善和战争经济大萧条停止了水疗，直到第二次世界大战结束后才逐渐恢复。

James McMillan（1913—1994 年）是一名英国伦敦的业余游泳教练，1949 年在 Halliwick 学校组织残疾女童进行游泳活动时，萌生了为他们创立一套游泳教学方法，促进其融入社会的想法，1951 年他创立了命名为"Halliwick method"的技术，包括"十点程序"和"特殊技术"两部分内容，在世界各地开展培训，对残疾人水疗康复起到了重要的推动作用。

德国医师 Knupfer 在 20 世纪 30 年代开发了拉格斯圈（Bad Ragaz）水疗技术，之后在 20 世纪的 50 年代和 60 年代，由美国神经生理学家 Herman Kabat 等将其 PNF 技术融入 Bad Ragaz 技术中，形成了现今广泛应用的拉格斯圈治疗技术，也称水中 PNF，用于恢复患者的平衡和力量。

Ai Chi 水疗技术是 1993 年日本横滨水疗动力研究所 Jun Konno 结合呼吸、运动、放松、冥想和太极拳等特性开发推出的一套水中运动康复方法。

Watsu 水疗技术是由美国加利福尼亚州 Harbin 温泉的 Harold Dull 在日式指压按摩（shiatsu massage）的基础上发展而来，是相对被动的水中镇痛、解痉方法，后来也应用于康复领域。

三、亚洲水疗康复简史

亚洲水疗是从自然矿泉浴开始的，后又融入宗教和医学技术元素，逐渐过渡到如今的现代水疗康复。

在亚洲，日本的自然温泉丰富，因此，也可从其水疗发展简史中窥见亚洲水疗发展历程。有许多书籍和文艺作品对此都有生动描述，为了解日本水疗提供了佐证。如 1931 年日本的藤上高一（Goichi Fujinami，1880—1942 年）撰写的 *Tozai mokuyoku shiwa*（东西方沐浴史话），它从历史视角比较了东西方沐浴文化的不同。书中描写了 Shunjo，一个虔诚的佛教徒向大众推荐免费沐浴以消灾免病。Ninsho（1216—1303 年），日本镰仓时期（1187—1133 年）一个最伟大的佛教徒、慈善家和医师，为患者建立了许多浴室、医院和药房。在德川王朝（1615—1867 年）时期，日本很流行蒸汽浴。在海安时代（公元 784—1186 年），当皇室中有王子出生时采用沐浴仪式来庆祝。在奈良时代（公元 710—784 年），Komyo 皇后在浴室中冲洗麻风病患者的身体，当时治疗麻风病的最好方法就是洗浴治疗。在日本艺术版画作品中流传着一个有趣的水疗降低体温，治疗发热的故事，据说英雄青森泰拉（Kiyomori TAIRA）（1118—1181 年）高热，将其放入冷水中，其体温使温泉沸腾了。在日本江户时期（1616—1867 年），水疗日渐成熟。在日本明治时期（1868—1912 年），Kengu-minato-sento-shinwa（悬鱼港船斗神话）描述在大阪地区公共浴室中流行的"聪明的傻瓜的故事"，这些内容刻画在"东西方沐浴史话"中。表明当时日本水浴治疗的兴盛，认为洗浴治疗是社会各阶层最平等的治疗方法。

热温泉在临床上的应用由 Okuni-nushi-no-kami 和 Sukunabikona-no-kami 两位先贤引入日本。1783 年，一位日本医师——Shfian KAGAWA，第一次调查了热温泉的治疗作用，并在他的著作 *Yakusen zokuhen*（药撰总编）中进行了详尽描述。1837 年 YWan Udagawa（1798—1846 年）研究了矿泉水的化学组成，发表了 *Shamitsu kaiso* 论著。1809 年在日本热温泉疗法中两本重要著作分别是 Sokei HARA 所著的 *Onsen shogen*（温泉闲谈）和 Akitsune Takushoku 所著的 *Onsenron*（温泉论）。1880 年 Chimei Kuwada 在东京发表有关热温泉的著作 *Nihon onsenko*（日本温泉）。1933 年 Giho Nishikawa 在东京出版了 *Onsen no Kenko*（温泉疗法），

在书中作者除了描述日本的治疗温泉，还详细讲述了世界各地温泉的治疗作用。另一本 *Furo*（温泉浸浴）著作，详细描述了洗澡和沐浴治疗的起源、历史，浴缸的构造，洗浴对各种疾病的治疗作用，并配有许多插图。

日本的许多温泉位于古老的火山脚下，水温非常高，日本人浸入其中，深达颈部，并用大木桶从头上浇淋热水，5min 后体表温度可达 39.44 ～ 40.56℃，出浴后他们不擦干身体，而是让其自然蒸发散热，蒸发过程可持续 10 ～ 15min。患病时，他们每天进行这种"半熟式"热水浴 4 ～ 5 次可取得明显疗效。在日本用冷水治疗疾病至少有 800 多年的历史，300 年前 Nakagami 撰写的冷水浴的著作中，推荐用冷水浴治疗小儿急性狂躁（高热惊厥）、歇斯底里、哮喘和抽搐。

四、中国水疗康复发展简史

中国古代人认为水疗是一种万能的灵丹妙药。在早期历史阶段，人们就认识到水具有巨大的吸收和传递热量、溶解物质等物理特性，并且具有可相互转换的固态、液态和气态多种物理形态，没有哪种药物可以像水一样普遍存在，并能对多种疾病发挥生理学效应，之后逐渐建立了温泉泡浴治疗疾病的传统。

中国利用自然界因子祛病强身的历史悠久。最早文献记载"水浴疗法"出现在公元前 500 年春秋战国时期，孔子在《论语·先进篇》中记述到"莫春者，春服既成，冠者五六人，童者六七人，浴乎沂，风乎舞悉，咏而归……"，描述的是在沂河沐浴嬉戏的场景。汉朝时期温泉治病保健的记载更加丰富，西汉时期司马迁在《史记》中就有"神农尝百草之滋味，水泉之甘苦，令民知所避就"之记载。汉朝天文学家张衡（78—139 年）著有《温泉赋》，阐述了温泉在医疗、保健和抗衰老中的作用。我国也是最早应用冷疗治疗发热的国家，东汉末年张仲景撰写的《伤寒杂病论》典籍中，记载了冷水浴治疗发热的情况。同期辛氏所撰《三秦记》有骊水温泉的记载。公元 400 年北周庾信所著《温泉碑文》记述了温泉治疗胃肠病的功效。唐朝名医孙思邈在《千金翼方》中提出"山林深处，固是佳宽，背山离水，气候高爽，土地良沃，泉水清美……若得左右映带岗阜形胜最为上地，地势好，亦居者安"，说明清美泉水对健康有益。公元 500 年北魏时期郦道元所著《水经注》记载，为了增进健康，可以用温泉水沐浴或饮用以防治疾病。公元 1000 年北宋唐庚著有《汤泉记》，描述了温泉成因和地质的关系。400 多年前明朝李时珍对中国 600 多处矿泉进行了系统记载，把矿泉分为热泉、冷泉、甘泉、酸泉和苦泉，用这些矿泉水可以治疗不同的疾病，并详细描述了甘泉的治疗方法和适应证。热温泉在中国的贵族中很流行，8 世纪唐玄宗李隆基为其贵妃杨玉环在宫殿内修建热温泉池以供享用。历朝帝王将相和皇宫贵族都喜欢到温泉疗养游玩，我国著名的十大温泉胜地都有他们的身影和墨迹，比如北京小汤山温泉、辽宁汤岗子温泉和安徽半汤温泉等，在历史上这些地方都是皇家的宸游禁地。民国时期国民党军阀也在各温泉胜地修建别墅休养生息。新中国成立后，国家非常重视矿泉资源统计和应用，重新普查和勘探记录各地的温泉概况，并将温泉治疗应用于人民功勋人物，劳动模范和大众卫生健康。1956 年章鸿钊编著的《中国矿泉辑要》收集了我国 900 多处矿泉的资料。在历史上许多著名的温泉胜地修建了军人疗养院和工人疗养院供英雄、劳模休养、治疗之用。1957 年卫生部在北京举办了《全国理疗疗养干部培训班》，1958 年在辽宁汤岗子疗养院创刊《理疗与疗养》杂志，首次进行了物理医学与矿泉医学讲座。1978 年受中华医学会委托，创办《中华理疗杂志》，面向国内外发行。自 1979 年开始，受卫生部委托，以汤岗子理疗医院为基地、每年举办一期为期一年的全国理疗医师进修班，为全国培养了大批理疗人才，成为学科的新生力量。1964年卫生部科学技术委员会理疗与疗养专题委员会在北京小汤山召开了首次本学科科研成果汇报与10年科研发展规划会议，陈炎冰、王立民和缪鸿石等老一辈理疗学专家，首次提出"中国医疗矿泉分类方案（草案）"。经过近20年的研究和使用，1981年王立民、安可士、赵荣达和缪鸿石等理疗专家提出"中国医疗矿泉分类的修正案"，为统一我国医疗矿泉的分类并进行科学研究奠定了基础。

改革开放后，1982年开启了我国现代康复医学进程，除了水等物理因子治疗外，运动疗法也成为治疗"三瘫一截"和肌肉骨骼疾病的重要措施。1988年10月，中国康复研究中心在北京成立，率先在国内开展了水疗和水中运动，并成为其特殊诊疗项目。2000年后，随着主动康复理念的普及推广，水中运动治疗开始成为现代水疗康复的主流技术，借鉴神经发育学疗法、运动再学习、脑的可塑性、肌肉骨骼运动生理学和太极拳等理论与方法，逐步形成水环境中运动理论和技术体系，广泛应用于骨科康复、神经康复、儿童康复、老年康复、心肺康复、烧伤康复、疼痛康复、孕产康复、盆底康复、压力管理、精神康复、健康管理等多个领域。随着经济社会发展，2010年后水疗康复进入快速发展时期，2018年后水疗发展达到鼎盛时期，全国各地的康复医院、康复中心、疗养院，甚至大学运动康复部纷纷安装水疗设施，建立水疗康复服务部，开展水疗康复服务、教学，大大丰富了康复医学的治疗领域和范畴，推动了水疗康复的快速发展。

（黄力平　王荣丽　马　钊）

测验题（单选题）

1. 水疗的禁忌证包括（　　）

   A.传染性疾病活动期　B.皮肤有开放性创口　C.严重恐水症
   D.有严重的心血管等内脏疾病　E.以上都是

2. 水中治疗的适应证包括（　　）

   A.疼痛　B.痉挛、僵硬　C.肌无力　D.心肺耐力差　E.以上都是

3. 在水疗时要掌握水疗时间和观察患者，控制治疗时间，及时调整治疗方案，因为（　　）

   A.水温升高刺激机体温度升高，增加代谢　B.38～40℃热水浴机体产热增加
   C.机体内在散热减少　D.温水泡浴15～20min是治疗界限　E.以上都是

4. 水疗后要及时补水、补钾，原因是（　　）

   A.水疗刺激泌尿系统和神经内分泌机制，促进排尿、排钠
   B.静水压刺激左心房迷走神经调节水、钠平衡
   C.回心血量增加刺激心房容量感受器，减少下丘脑抗利尿激素分泌
   D.水疗治疗增加排尿，以及Na^+和K^+排出　E.以上都是

5. 水疗对骨关节肌病的治疗作用有（　　）

   A.减重减痛　B.消肿　C.改善血液循环　D.增加肌力和耐力　E.以上都是

6. 水对人体作用的物理因素为（　　）

   A.水温　B.水深　C.水中物质　D.水中运动活动　E.以上都是

7. 水发挥治疗作用的物理特性（　　）

   A.密度和比重　B.黏滞力　C.浮力　D.静水压力　E.以上都是

8.　水疗处方参数包括（　　）

　　A. 水温　B. 水深　C. 水中物质　D. 运动方式　E. 运动时间　F. 以上都是

9.　水疗的过程，包括（　　）

　　A. 治疗准备　B. 治疗过程　C. 治疗中观察　D. 治疗后整理　E. 以上都是

10.（　　）情况下不能进行水疗

　　A. 传染性疾病　B. 开放性伤口　C. 严重疾病未控制　D. 便溺未控制　E. 以上都是

参考答案： 1. E　2. E　3. E　4. E　5. E　6. E　7. E　8. F　9. E　10. E

参考文献

丛芳，崔尧，2020. 水中运动治疗的发展现状与展望. 华西医学，35(5): 527-533.

皮耶罗·贝内利，米尔乔·扎纳佐，2022. 水疗：水中运动治疗手册. 廖麟荣，丛芳，王俊主译. 北京：北京科学技术出版社.

乔志恒，范维铭，2001. 物理治疗学全书. 北京：科学技术文献出版社：987-1080.

唐丹，2018. 实用水疗技术. 北京：人民卫生出版社.

AVAN TUBERGEN, SVAN DER LINDEN, 2002. A brief history of spa therapy. Ann Rheum Dis, 61: 273–275.

GORDON E. MESTLER, 1956. A galaxy of old Japanese medical books with miscellaneous notes on early medicine in Japan. Part II. acupuncture and moxibustion. bathing, balneotherapy and massage. Nursing, Pediatrics and Hygiene. Obstetrics and Gynecology: 465-490.

ROBIN PRICE, 1981. Hydropethy in England 1840—1870. Medical History, 25: 269-280.

水疗包括温泉浴、桑拿浴、疗效泥和水中运动等多种自然治疗形式促进健康和防治疾病，恰当地选择受试者通常是很安全的。尽管如此，有时在水疗过程中也会出现意外或治疗设备、设施故障等。为了增强水疗的安全性，本章重点介绍在水疗过程中常见的呼吸心搏骤停、晕厥、溺水、癫痫发作和水疗断电、火灾等风险因素及其现场应急处置。

第一节　心搏骤停的现场急救

现场急救是指在救护车、医师或其他专业人员到达之前，给突发伤病者实施及时帮助和治疗的一种救护措施。

心搏骤停是指心脏射血功能突然终止，大动脉搏动消失，重要器官缺血、缺氧，导致生命终止。表现为突发心脏停止搏动，患者失去意识，没有呼吸。这种情况发生在水中尤为危险，因为患者不仅失去生命体征，还伴有溺水危险。因此，应立刻判断患者情况，及时施救并呼叫专业人员。水疗中心搏骤停急救流程见图2-1。

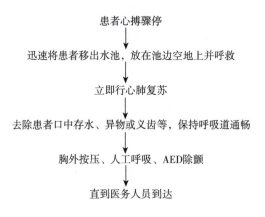

图 2-1　水疗中心搏骤停急救流程

1. 发现患者异常，应及时将患者从水疗池中救起并呼救　当患者在水疗时突然出现不活动、下沉时，要立刻将其从水疗池中救起，使其平卧在池旁平整的地面上，仰卧位，头偏向一侧，下颏抬高，保持呼吸道通畅，并检查口腔中是否存留池水或异物，如有应立刻掏出，同时高声呼喊其他人报警、呼叫120及协助施救。

2. 判断患者呼吸、心跳是否停止　在将患者救出水池后立刻进行呼吸、心跳是否停止的判断，拍打患者肩膀，呼喊患者，观察患者是否有回应，同时触摸患者颈动脉是否有搏动，观察患者胸廓是否有起伏，通过这些措施可以判断患者是否有意识、心跳和呼吸。如若这些生命迹象都不存在，立即解开患者衣衫，暴露胸廓，开始施救。

3. 现场心肺复苏　首先，立即进行胸外按压，启动体外循环。施救者跪在患者右侧，双手掌根叠放，置于患者胸骨柄中、下 1/3 交界处，手臂伸直，垂直按压，频率为 100 次 / 分，按压深度为 4～6cm。每按压 30 次，进行人工呼吸 2 次。人工呼吸时，使患者昂头，呼吸道通畅，施救者左手捏紧患者鼻孔，右手按在患者下颏使之张口，然后深吸气后与患者口对口吹气，看到胸廓起伏为有效，之后，继续胸外按压，直至医务人员到达，或心跳恢复。

4. 应用除颤器除颤　如果现场有自动体外除颤器（automated external defibrillator，AED），可迅速请人去取，用于施救。打开 AED 电源，启动设备，按照机器上提示，在患者右侧胸骨旁第 2 肋间和心尖部安放好一对电极片，周围人员不要触摸患者，然后，调整放电能量为 200J，触发机器按钮，电极放电启动患者心脏，视为一次除颤，如果恢复窦性心律，除颤成功，如果未恢复窦性心律，还可重复操作，继续除颤 1 次。如果仍不成功，需要继续胸外按压，直至医护人员到达。

第二节　晕厥的急救

晕厥俗称昏厥，是指各种原因导致大脑突发的、短暂的、一过性缺血缺氧致使患者失去意识的现象。通常认为是血管扩张、血压过低导致脑供血暂时性不足所致。晕厥的原因很多，器质性原因有心脏疾病（心动过缓、心动过速、心律失常等）、直立性低血压、低血糖，甚至短暂性脑缺血等；功能性原因包括烦闷或待在高温空间里、站立太久、憋尿后排尿腹压突降、恐惧或极度痛苦等。晕厥可分为反射性晕厥、心源性晕厥、脑源性晕厥和代谢性晕厥。

反射性晕厥相对危险性较小，常见的包括直立性低血压晕厥、颈动脉窦晕厥、咳嗽晕厥、排尿性晕厥，以及因悲痛、恐惧、打针、看见流血、献血时发生情境性晕厥等。而心源性晕厥的危险性最大，患者有发生猝死的可能，需要立即得到专业救护人员的治疗。

晕厥时可出现面色苍白，冒冷汗，眩晕、视物模糊，失去意识，昏倒，不省人事。水疗时发现上述情况，应立即将患者移出水池，使其平卧在池旁空地，解开衣襟，置于头低足高位，必要时可屈伸双下肢，按摩双足双手，促进血液回流，并将热毛巾敷在患者胸前，在面部拍冷水，以及在头部敷冷毛巾，开窗透气，促进大脑血管收缩和心脏血液供应。如果患者苏醒，视不同情况给予不同的急救措施。如无大碍，可给予患者少量饮水，并同时呼叫 120 急救专业人员。如果发现患者口唇出血，要及时检查伤口，并用纱布按压止血，将患者侧卧或使其头部偏向一侧，避免血液流入口腔，吸入肺内引起窒息，并等待急救人员到场说明情况，进行专业消毒、止血处理，甚至行急诊手术缝合止血。如果患者晕倒时头部磕破出血，也需及时用纱布或消毒棉球压迫止血，并观察患者意识变化。若患者意识模糊或昏迷，要考虑到颅内损伤或出血，不要轻易搬动患者，等待急救人员到场抢救。如果患者呼吸心跳骤停，按照心肺复苏急救处理。水疗时晕厥的急救流程见图 2-2。

在较长时间热浴时，患者也可出现心脏和神经系统症状，如无力、虚弱等表现，称为热衰弱，此时，患者需要尽快出浴，头部敷湿毛巾，保暖身体，饮常温水。

晕厥是突然发生的意外，所以要以预防为主，在水疗前应严格掌握适应证，排除禁忌证。此外，在水疗过程中严格掌握操作规程、治疗强度和时间，尤其在热疗时，切忌时间过长、水温过热，可冷热交替沐浴治疗，控制连续热浴时间。

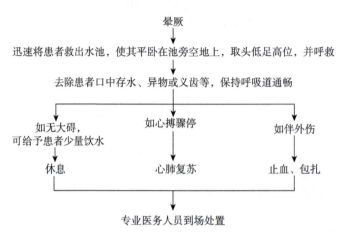

图 2-2 水疗时晕厥的急救流程

第三节 溺水的急救

溺水是指患者在水中挣扎、下沉、不能呼吸，以致呛水淹溺的状况，情况危急，如果未及时得救，有失去生命的危险。在水疗过程中有可能发生患者溺水的危险情况，应积极采取急救措施。

首先，尽快将患者的头露出水面，并积极实施人工呼吸。然后尽快将患者移出水疗池，检查溺水者的呼吸，去除口中异物。如果有微弱呼吸，尽快将患者置于俯卧位，利于口腔和呼吸道中水流出，同时保持呼吸通畅。如果患者呼吸停止、意识丧失，应按照心肺复苏程序紧急施救，并呼叫专业救护。如果溺水者呼吸微弱，身体冰冷，需要立即保暖，如覆盖轻薄、保暖的衣物或热水喷淋。

第四节 癫痫发作的急救

癫痫发作是大脑神经元反复发作的、自限性、过度的和（或）超同步化电发放，导致一过性脑功能障碍的临床表现。按照有关神经元的部位和放电扩散的范围不同，功能失常的表现可能不同，可出现运动、感觉、意识、行为、自主神经等不同障碍。因此，癫痫分为部分性癫痫和全面性癫痫。典型的癫痫大发作会出现突发意识障碍、全身抽搐、呼吸急促或中断、咬破舌尖、大小便失禁、摔伤等，一般持续 5～10min，然后意识逐渐恢复，并有全身疲劳和头痛、肌痛等症，是最危急的癫痫发作，需要现场积极救治。

癫痫通常是全身水疗的禁忌证，在做治疗前要仔细询问病史，然后排除之。但也不排除患者之前没有发病，而是在水疗过程中出现癫痫发作的情况。如果在全身水疗时发现患者突然抽搐，失去意识，要尽快将患者的口鼻露出水面，掐人中穴，并尽快将其移出水疗池，使其平卧在水池旁，如果是在局部治疗时癫痫发作，应尽快将患肢移出水面，将患者仰卧平放在池旁空地上，保持呼吸通畅。痉挛停止后将其头部偏向一侧，避免呕吐物引起窒息。将毛巾、手帕或用纱布裹上压舌板放置于患者上、下牙列之间，防止咬伤舌及舌根后坠堵塞呼吸道，如有吸氧条件尽快给予患者吸氧。同步呼叫 120 专业急救人员。急救后告知患者或其家属癫痫发作的防护知识及不宜水疗等注意事项。

第五节　水疗室突然断电应急处置

现代水疗室都是由电源控温、控湿、控空气流通的，并且防漏电技术也越来越完善，极少发生漏电伤人事故。然而，为避免出现停电再通致电伤事故，以及停电导致的水温和室温调节失控造成治疗事故，因此要积极采取防范措施和断电应急处置预案，以便更好地保障患者水疗安全。

1. 预防漏电措施　在水疗设备采买、安装和调试过程中将用电安全作为重中之重，以国家最高标准要求保障设备漏电报警、断电、检修智能化，从设备设施方面做到万无一失。此外，在水疗室增配备用电源，保障断电后及时更换备用电源和水疗安全。

水疗过程中突然断电需要积极应对，建立规章制度和应急处置预案。

2. 水疗过程中突然断电应急处置预案　对工作人员进行水疗过程中断电应急处置教育培训，使之了解断电处置方式方法、使用工具和联系有关人员等应急处置环节；在各个治疗区和洗浴室准备应急灯或手电筒等临时照明设备，做好标记，以便随时取用；在治疗区放置充电式或电池电源、扩音喇叭或播报器，当断电发生时工作人员及时广播，请患者和水疗康复师了解情况，各就其位，避免恐慌；及时联系维修人员进行应急检修处置。在水疗中发生断电时的具体处置流程见图 2-3。

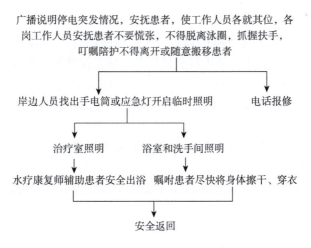

图 2-3　水疗过程中断电紧急处置流程

第六节　火灾的应急处置

火灾可以发生在任何地点，水疗室也不例外。防范火灾是公民每时每刻都不能松懈的义务和责任，在任何时候都要教育公民预防火灾的发生，因此，在开设水疗前，以及在执行治疗的过程中要定期进行预防火灾的安全教育和火灾发生时急救处置措施，包括使用灭火器灭火、呼救 119、保护呼吸道通畅和营救受困人员等。在水疗过程中如果发生火灾，应按照如下流程进行应急处置（图 2-4）。

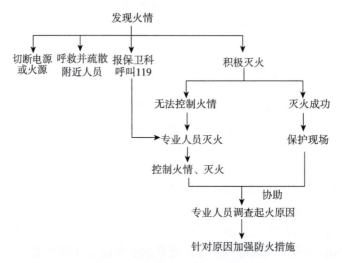

图 2-4　水疗室火灾紧急处置流程

第七节　水疗康复室需配备的应急处置物品

为了能够保障在水疗康复过程中患者的安全，并随时应对可能发生的意外情况，水疗室应常备一些紧急应对突发事件的物品，按照分类简述如下。

一、急救医疗器械

1. 自动体外除颤器　自动体外除颤器是突发心搏骤停时必备的急救设备，水疗康复室必备，而且在配备时应对所有工作人员进行全员培训，使之能够规范操作，以备不时之需。

2. 血压计（或电子血压计）和听诊器　血压计和听诊器是紧急救护时简单实用的医疗器械，对了解心血管基本情况非常有用，水疗康复室要配备齐全，并要定期检查校验，以备不时之需。

3. 氧气瓶或氧气袋　氧气瓶或氧气袋在急救时可发挥重要作用，水疗康复室需要配备，以备患者发生意外时急救。

4. 开口器和压舌板　开口器和压舌板用于患者出现意外时牙关紧闭、咬舌、阻碍呼吸时的必备之器。

5. 消毒包扎物品　手术钳、手术剪、无菌纱布、无菌棉签、碘伏、75% 乙醇也需配备，这些器具和消毒用品可防备患者出现外伤等意外情况时使用。

二、急救药品

硝酸甘油、速效救心丸、心痛定、藿香正气水、清凉油等也需准备，以备患者出现心脏急症或血压突然增高，或患者热晕厥时使用。

三、急救物品

1. 紧急照明设备 应急灯、手电筒应放置在各个水疗康复室和洗浴间，并放在固定位置，做好标记，以备突发停电或其他突发情况时使用。

2. 紧急呼叫装置 紧急呼叫装置比如安装报警铃，可用于发生突发意外情况时通知同伴或有关人员，请求紧急支援并报警求救。

3. 干毛巾 准备若干条干毛巾，在紧急救治现场可用于患者保暖和擦干身体，还可沾湿冷水给患者降温。

4. 消防设备设施 按照消防要求，足量配备灭火器、消防栓和消防用具，以备不时之需。

（黄力平）

测验题（单选题）

1. 在水疗过程中，尤其是全身水疗过程中存在的安全隐患包括（   ）

   A. 患者患病 B. 水疗设备故障 C. 水疗室火灾 D. 滑倒 E. 以上都是

2. 在水疗过程中患者突然出现心搏骤停时急救措施包括（   ）

   A. 将患者移出水池并呼救 B. 胸外按压 C. 人工呼吸 D.AED 除颤 E. 以上都是

3. 下列预防晕厥发生的方法，正确的是（   ）

   A. 了解病史 B. 控制水疗时间尤其是热水水疗时间 C. 教育患者了解晕厥的症状 D. 冷热水疗交替 E. 以上都是

4. 水疗过程中癫痫发作的处理措施包括（   ）

   A. 立即将患者移出水池 B. 去除患者口中异物、义齿 C. 在牙列间放置开口器，避免咬舌 D. 按压人中穴 E. 将患者头部偏向一侧，避免误吸 F. 以上都是

5. 预防水疗设备故障的措施包括（   ）

   A. 建立维护制度 B. 定期检查维修 C. 岗位责任制 D. 以上都是

6. 水疗康复室需配备的基本急救医疗器械，不包括（   ）

   A. 血压计和听诊器 B. 自动体外除颤器 C. 开口器、压舌板和消毒包扎物品 D. 氧气 E. 输液用品

7. 在水疗康复室，患者滑倒时的紧急处置包括（   ）

   A. 立即赶到患者身边 B. 扶患者就近坐起或躺下 C. 询问、查看患者受伤情况 D. 请医师进一步处置 E. 以上都是

8. 水疗康复室安全急救的工作包括（   ）

   A. 水疗康复师安全责任宣教和技术培训 B. 建立安全责任制 C. 紧急情况应急处置预案 D. 急救设施、设备和物品配备 E. 以上都是

9. 预防水疗康复过程中发生意外的措施包括（   ）

   A. 水疗前患者风险筛查 B. 每次水疗前了解患者当天基本情况 C. 做好热身与适应 D. 水疗康复中注意观察 E. 以上都是

10. 水疗康复室突然断电时康复师紧急应对措施包括（   ）

   A. 立即大声告知大家镇静、原地不动 B. 启用应急照明

C. 有序协助患者上岸并安全送回　D. 紧急呼叫维修管理人员　E. 以上都是

参考答案：1. E　2. E　3. E　4. F　5. D　6. E　7. E　8. E　9. E　10. E

参考文献

贾建平, 2024. 神经病学 .9 版 . 北京 : 人民卫生出版社 .

陆宁, 2014. 现场急救处置 . 苏州 : 苏州大学出版社 .

　　水疗康复是依托水及其衍生环境促进患者疾病或损伤康复的方法，水的环境包括液体环境、气体环境和固体环境，因此，水疗设备也包括容纳液体、产生气体和盛装固体3种类型。过去水疗主要依赖自然水域进行，而今随着工业制造的快速发展和人民生活水平提高需求加大，人工水疗产品丰富多彩，形成了琳琅满目的系列水疗产品，本章简述如下。

第一节　水疗池及其作用

　　水疗池又称水中运动池，是水中运动的基本设备。水疗池的大小取决于场地、功能需求和附属设备配置等条件，一般由光滑的瓷砖贴着、不锈钢或其他防水材料建成。大的水疗池可以是半池游泳池（25m×16m×1.8m），设置泳道，池底也可做成阶梯深度，浅部1.2m，深部1.8m，以满足不同的治疗要求。大水疗池中可以进行各种运动训练，单人或小组运动。一般水疗池可突出于地面，也可沉卧于地下，对于瘫痪、虚弱的患者，一般需要起重悬吊装置将患者移入水池，对于功能较好的患者可自行通过台阶进入水池，这类水疗池可满足2～3人运动的活动，活动内容相对局限。最新的现代水疗运动池具备整个池底升降功能，升降范围可达0～1.8m，根据需要可以任意调节升降高度，如在患者入水或出水时，升到池岸齐平高度，患者可直接走进池中或推轮椅进入水池，再调节到治疗水深，适用于成人和儿童。此外，这类水池可在一侧池壁上设置多个喷水孔，可通过不同喷射水流速度调节水的流动方向和阻力大小，减少了水疗空间。因此，水池占地面积极大缩小，例如，容纳4～6人水疗需求时，大小仅为4m×6m×1.8m即可，也可以根据用户的场地空间和需求调整水池大小，定制化设计。这种水流动化设计是运用卡门螺旋水流技术，使患者置身于流动的水流中，产生卡门漩涡，后者使得体表皮下脂肪和肌肉发生每秒8次的剧烈震动，产生治疗效果。此外，由于具有水流喷射功能，对那些局部紧张、疼痛患者还可起到按摩、解痉、止痛作用（图3-1～图3-5）。

　　水疗池内放置跑步机、固定功率车、双杠等辅助设备也是现代水疗的常规配备，先进的水疗池跑步机可以和升降池底同步进退，使水疗更加丰富和便捷。

　　单纯从事儿童水疗的机构，为节省预算通常会购买、安装儿童水疗池。儿童水疗池多采用圆形设计，面积较小，如0.6m×1.05m×2m，便于水疗康复师在池边指导患儿训练。

　　冷热水池：冷热水池多为两个小水池，水池大小一般为1.8m×1.8m×1.2m，水深在0.8～1.0m，热水池水温保持在38～40℃，冷水池水温在10～15℃。热水池浸泡可扩张血管，改善循环，而冷水池浸泡可减轻炎症和疼痛，冷热水池交替浸泡是运动疲劳恢复的有益措施。

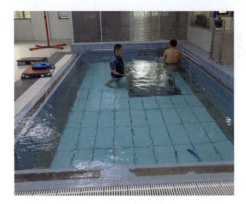

图 3-1　运动水疗池

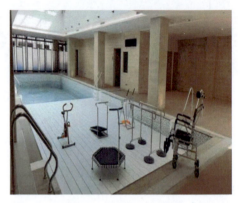

图 3-2　运动水疗池及其辅助设备（池底升降，可直接步行入池或坐轮椅入池）

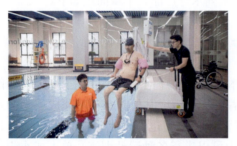

图 3-3　运动水疗池（悬吊移入池中，步行入池）

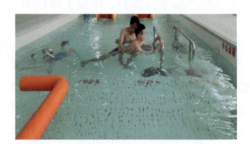

图 3-4　运动水疗池（辅助患者康复）

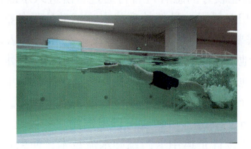

图 3-5　运动水疗池（游泳训练）

第二节　水槽及其作用

一、步行水槽

步行水槽（图 3-6）近些年发展很快，一般由有机玻璃钢建成，大小为 1.5m × 2.5m × 1.6m。内置跑步机，入槽口可自动打开或封闭，池水可在治疗患者前后与入槽口打开或封闭协调一致的自动引出或充入，深度可调，非常便于患者进出水槽和步行治疗。治疗时可根据患者情况设置跑步机的速度和定时，并可在池外自动调节，有情况时随时停止治疗。步行水槽四壁透明，便于水疗康复师观察和指导，水槽上部露天开放，使患者在治疗中感受更好，也更便于与水疗康复师沟通。

二、蝶形浴槽

蝶形浴槽，又称哈伯特（Hubbard）浴槽，外形呈"8"字，因其横截面呈蝶形而得名。蝶形浴槽其特殊的形状是根据人体工效学设计的，可适应大部分患者的治疗姿势，可为患者上肢、躯干和下肢提供充分的治疗和运动空间。同时方便医护人员从多个角度接近患者进行治疗指导。蝶形浴槽在池壁设计中加入了分布均匀的喷水孔和发泡装置，在治疗时可同步进行喷射水流和发泡治疗，促进循环和改善感觉。水疗康复师可在池边为患者实施被动运动、辅助治疗或指导患者进行主动活动。蝶形浴槽池边一般设计有台阶和扶手，用于患者出入浴槽，也有悬吊转移装置，方便行动不便患者进出浴槽。现代蝶形浴槽还加上音乐和灯光等设计，更人性化地满足患者身体和心理需求（图 3-7 ～图 3-9）。

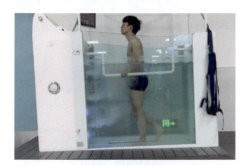

图 3-6　步行水槽

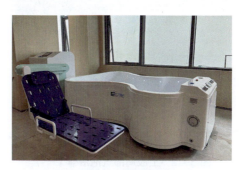

图 3-7　蝶形浴槽

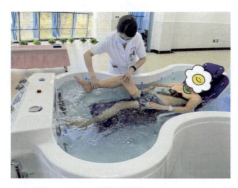

图 3-8　蝶形浴槽（康复应用）（一）

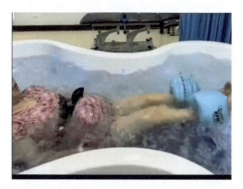

图 3-9　蝶形浴槽（康复应用）（二）

三、涡流气泡浴槽

涡流气泡浴槽是指在水槽内壁设计有喷射水流和打泡装置，在水疗同时有喷射水流和水泡治疗，且两种治疗可单独进行，也可同时进行，增加感觉输入和按摩效应，患者也可在此水槽中进行活动，改善关节活动度、痉挛和疼痛，加强肌力等。涡流气泡水浴一般分为全身型和局部型，前者主要用于腰部和下肢，后者可用于上肢、手部和下肢的治疗。涡流气泡装置亦可集成于水疗池、蝶形浴槽等水疗设备中（图 3-10 ～图 3-21）。

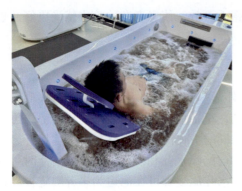

图 3-10　全身气泡浴槽（一）

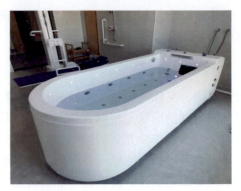

图 3-11　全身气泡浴槽（二）

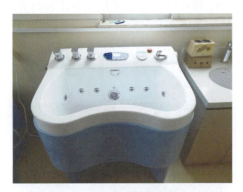

图 3-12　上肢局部气泡浴槽（一）

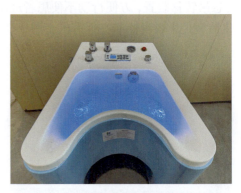

图 3-13　上肢局部气泡浴槽（二）

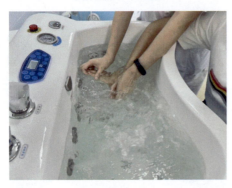

图 3-14　上肢局部气泡浴槽（康复应用）

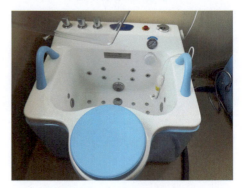

图 3-15　下肢局部气泡浴槽

四、烧伤专用浴缸

有烧伤创面患者和有其他皮肤疾病的患者在水疗时需要特殊护理，冲淋、浸浴皮肤局部，清洁卫生要求很高，因此，水疗设备中专门设计了烧伤专用浴缸。烧伤专用浴缸一般有固定式和升降式，浴缸由不锈钢、亚克力或陶瓷构成，四壁有喷水孔，喷射水流可自动调节，会从不同方向对患者烧伤焦痂或死皮，或皮肤病变部位进行冲淋、按摩，增加血液循环，促进焦痂等脱落。这些喷射孔也可配置超声波，合力促进皮肤清创、消炎。浴缸内设置治疗床，卧式、坐式可调，患者躺、坐在床上进行水中治疗惬意有效。烧伤专用浴缸易于单独换水、清洁和消毒。

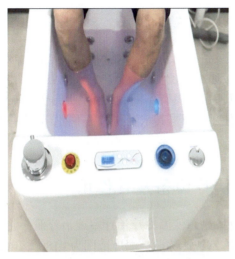

图 3-16 下肢局部气泡浴槽（康复应用）

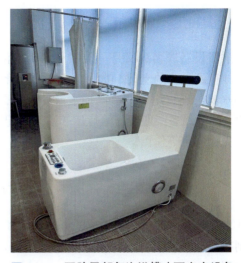

图 3-17 下肢局部气泡浴槽（可坐在设备座椅上，也可坐在轮椅上进行治疗）

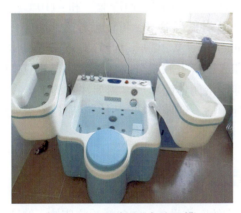

图 3-18 四肢涡流气泡浴槽

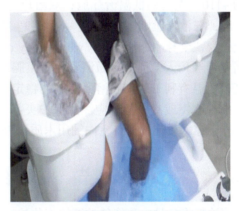

图 3-19 四肢涡流气泡浴槽（康复应用）

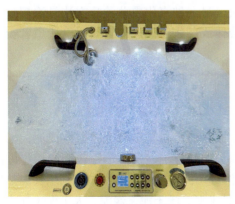

图 3-20 药浴水槽

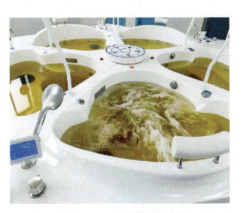

图 3-21 中药药浴水槽

第三节　冲淋浴设备及其作用

冲淋浴设备顾名思义是一类喷洒水流的治疗设备，由支架、水管和喷洒龙头组成，墙上固定悬挂喷洒龙头的支架，喷洒龙头连接软管，接通水源，可从上下左右不同方向喷淋患处，喷洒的水流可通过压力调节调控水流的强度，以使水流具有不同的力量作用于患部，达到治疗效果。喷淋设备一般都与治疗床、治疗椅配套使用，根据其水温和水压不同，可发挥按摩、降温、去除焦痂等作用。

第四节　超低温冷冻治疗设备及其作用

在水疗实践中有一种特殊的冷冻气体治疗设备是超低温冷疗治疗室或治疗舱，它是通过人工制冷（液氮或制冷压缩机）的方式建立的冷冻室或冷冻舱，温度范围为 –180 ～ –110℃，一般采用在 –140 ～ –110℃下站立 3 ～ 4min 来促进运动疲劳恢复和减低运动损伤、炎症，也有人用该方法治疗类风湿关节炎患者的炎性疼痛。液氮冷冻舱制冷简单，温度可直达 –140 ～ –110℃。压缩制冷舱一般分为单治疗舱、双治疗舱和三治疗舱 3 种类型。单治疗舱只有一个温度为 –110℃左右的低温治疗舱；双治疗舱有 –60 ～ –5℃的"预冷舱"和 –110℃左右的主体治疗舱；三治疗舱则有 –10℃、–60℃和 –110℃ 3 种低温舱室，可使患者逐渐适应。超低温冷疗全称为"全身冷冻疗法"（whole body cryotherapy，WBC）。WBC 可以降低机体感觉，减少痛觉神经传入；促进应激激素如肾上腺素和去甲肾上腺素分泌，增加抗炎效应；降低组织温度，低温有利于肌细胞溶酶体膜的稳定，抑制溶酶体酶释放。需要注意的是，在使用这种极寒的冷冻室或冷冻舱时应注意保护头部、耳、唇、四肢末梢，用保温棉具覆盖或将头部露出舱外，穿木质拖鞋或将室内铺用木质地板，以免这些部位冻伤。

第五节　熏蒸治疗设备及其作用

熏蒸治疗设备是一种特殊的液体汽化治疗疾病的医疗设备，它包括治疗床椅、储液装置、液体加热产汽装置和控温控时装置，其用途是运用物理加热方法产生的水蒸气作用到患部，起到改善血液循环和缓解疼痛功效。目前市面上大多是中药熏蒸仪，即将有功效的中草药液通过熏蒸治疗仪汽化作用到患部治疗疾病的方法。另一种汽化熏蒸治疗方法是治疗呼吸道疾病的雾化治疗，它是依靠超声汽化储液罐内的液体或药物，通过面罩或吸管让患者吸入而起到呼吸道消炎、化痰、排痰功效的仪器。

第六节　泥疗、冰疗设备及其应用

泥疗是水疗的固态形式，指将含有有效治疗成分的水与泥土混合并搅拌成泥，稀释、加热并覆盖患者全身或局部（泥疗分为全身治疗和局部治疗），发挥治疗作用的治疗方法。泥疗过程是先将泥加热、稀释，之后协助患者入泥浴或用泥包缠敷患病部位，利用其温热作用、化学作用和机械作用进行治疗。泥疗所用之泥有黏土泥、沃土泥、炭泥、人工泥（如中药泥）等。泥疗的特点是热传导低，保温时间长，且泥中有效治疗成分可通过透皮吸收的方式发挥治疗作用。泥疗前准备好治疗土，筛细去掉杂物，加水搅拌成泥，然后加热至 50 ～ 60℃时加入冷泥搅拌使泥温降至适合治疗的温度，这样既能杀菌，也更便于调制到治疗温度，一般泥层厚度为 3～7cm，温度为 34～42℃，每次治疗 20～30min，隔日 1 次。治疗后用热水冲浴，然后包裹毛巾休息 20min 左右。注意不能直接加热治疗泥到治疗温度，以免搅拌不均引起烫伤，一定要先加热再掺合冷泥搅拌均匀再使用；全身泥疗时泥包裹至胸部高度即可，并且在头部和心前区要敷冷毛巾，以减少对心脑的影响；泥疗时备好淡盐水以便饮用，适当补充因出汗丢失的水和电解质。

冰袋是水疗的一种特殊形式，是将水或化学物质通过冷冻或化学反应制冷凝固，放于患部，起到止血、消炎、镇痛短期效果的治疗方法，最常用于运动损伤现场处置和手法治疗后即刻，也可在重大疾病或严重中枢神经疾病时置于头部，用于降低大脑代谢，保护脑组织。

第七节　水中运动训练辅助设备

水中运动训练辅助设备包括有氧耐力训练类、力量训练类、平衡和协调训练类和功能性运动训练类设备等。

有氧耐力训练类辅助设备有水中跑台（嵌入式、移动式）、水中功率车、水中步行双杠、水中划船器等，也可配合浮力装置强化训练。

力量训练类辅助设备有下拉训练器、躯干屈伸训练器、躯干旋转训练器和各种浮力装置等。

平衡和协调类训练辅助设备有平衡垫、水下障碍物（跨栏、沙袋等）、功率自行车和各种制造涡流的水流搅动装置等。

功能性运动训练辅助装置如拉力绳和各种浮力装置等。其他包括各种小件辅助设备，如足蹼、浮力哑铃、泡沫棒、训练球和漂浮带等。

善用这些水中运动训练辅助设备可以有效提升水中康复训练效果或安全性。

（黄力平　袁大陆）

● 测验题（多选题）●

1. 水疗康复基本设备包括（　　）
   A. 水中运动池　B. 浸浴池　C. 喷淋设备　D. 超低温冷冻室　E. 熏蒸治疗仪
2. 超低温冷疗适用于（　　）
   A. 运动疲劳恢复　B. 解痉　C. 消炎镇痛　D. 消肿　E. 增强力量
3. 水中有氧运动可利用的设施有（　　）
   A. 水中运动池　B. 功率车　C. 跑步机　D. 趾蹼、挡水板等辅助设施　E. 喷流阻力
4. 水中力量训练可利用的设施有（　　）
   A. 水中运动池　B. 趾蹼、泡沫棒、挡水板等辅助设施　C. 喷流阻力　D. 跑步机
   E. 双杠
5. 冷热水池中交替治疗可发挥的作用有（　　）
   A. 减轻运动疲劳　B. 增强有氧耐力　C. 增强力量　D. 抗炎、消肿　E. 以上都是

参考答案：1.ABCE　2.ACD　3.ABCDE　4.ABC　5.AD

参考文献

顾旭东 , 2022. 临床实用水疗学 . 北京 : 人民卫生出版社 .

QU C Y, WU Z Z, XU M X, et al., 2020. Cryotherapy models and timing–sequence recovery of exercise–induced muscle damage in middle– and long–distance runners. Journal of Athletic Training, 55(4): 329–335.

第4章

运动康复评估

运动是指以神经控制为基础、以心肺代谢为支撑、以骨骼肌收缩为表现的各种协调、顺畅的功能性活动，因此，神经受损、心肺代谢障碍和肌肉骨骼损伤都可导致不同形式的运动功能障碍，影响患者的日常生活活动和生活质量。运动康复即指运用精心设计的、有目的、有计划、系统的运动训练方法，以改善或恢复患者因疾病或损伤所导致的各种运动功能障碍。常用的运动康复方法包括有氧耐力训练、肌肉力量训练、肌张力调整、平衡与协调训练、姿势矫正、步态训练和上肢与手功能训练等。在运动康复治疗之前，一定要发现患者功能障碍之所在、严重程度、恢复可能性、对患者当下或长期产生何种影响，这个过程就是运动功能评估，是运动康复的前提和观察运动康复疗效，以及调整训练方案的依据，对了解患者预后十分必要。

第一节　运动功能评估概述

1. 评估的目的　运动功能评估是运动康复治疗的基础，有时也称为运动康复评估，因此，通过运动功能评估应达到如下目的：①确定运动功能障碍类型、部位及其程度；②指导制订运动康复训练计划；③帮助选用康复辅助装置；④监测运动康复治疗效果；⑤判断患者的预后。

2. 运动康复评估分期　运动康复治疗始于评估，也终于评估，并且在康复治疗过程中需要反复评估，以确保康复治疗的针对性、及时性和有效性。一般在患者来诊时需进行初次运动功能评估，以确定患者的功能问题，并初步指导短期运动康复方案的制订。急性期患者病情变化快，进行运动康复治疗时一般需要在 1 ～ 2w 后进行再次评估，根据病情可多次重复评估，随时观察病情或功能变化，及时调整康复治疗方案；如为慢性疾病患者，一般在治疗 2 ～ 4w 进行中期评估，观察疗效，必要时修正完善康复方案，这些过程称为再次评估。结束运动康复治疗时要对患者进行最后评估（即末期评估），大多数患者在出院前或门诊治疗结束时进行，以便为患者制订家庭运动康复方案并予以指导。

3. 运动康复评估原则　评估是指主客观地检查和测量患者各项功能，并对其做出评价的过程。评估方法一般包括观察法、检查法、测量法等客观方法，也常运用李克特分级法对难以客观评估的内容进行主观评估。观察法最常用于步态、姿势、畸形等的评估，也常用于儿童运动活动的评估。检查法最常用，如运用临床查体或电生理检查等发现神经损伤、心肺功能障碍和肌肉骨骼功能障碍等，一些特定的评估量表多数运用的也是检查法。测量法也较常用，比如测量肢体长度、围度，身高，体重，腰围，腹围等。视觉模拟等级量表是评估疼痛程度、疲劳程度等的常用主观评估量表。各种运动功能都有其相应的业界比较公认的评估方法，但询问病史、临床检查和特定运动功能检查评估是运动功能评估的总原则，不可或缺，在此基础上方可确定运动功能障碍，并据此制订相关运动康复方案，形成询问病史（subjective，S）、客观检查（objective，O）、评估障碍（assessment，A）和制订康复计划（plan，P）一套"SOAP"运动康复诊治思路。

第二节　临床评估

临床评估是运动康复评估的首要工作，任何运动功能障碍都应与相关的临床疾病或损伤相联系，这样才能有助于寻找功能障碍的可能原因，指导制订康复方案。相同的功能障碍如果病因不同其转归和结局可能也不一样，比如小腿肌萎缩导致的肌无力，其原因可以是神经断裂所致，也可因制动引起，但这两种病因其运动康复方案却有很大差别，预后也明显不同，因此在运动功能评估前必须先进行临床评估。临床评估包括询问病史、体格检查、辅助检查和临床诊断。

1. 询问病史　询问病史是运动康复评估的首要环节，包括主诉、发病或受伤情况、诊疗过程（药物治疗或手术治疗）与效果、对日常生活活动的影响等；既往病史、个人史和家族史也需询问，这些信息可以为患者功能障碍提供疾病或损伤信息、遗传信息和与个人经历有关的可能的损伤原因信息，指示康复治疗方向和需求，是预测患者康复治疗效果和预后的重要参考信息。在运动康复评估中可以通过格式化的形式获得这些信息。

2. 体格检查　体格检查包括生命体征测量记录（体温脉搏、呼吸、血压），营养、语言、是否合作等一般情况检查和全身各个系统全面检查，以及专科疾病检查，其目的是提供损伤或疾病的诊断信息。

3. 辅助检查　临床上为了进一步确认病史和体格检查中发现的主要问题或明确病因、病理，常需要进行辅助检查以明确诊断。临床常用的辅助检查有以下几种。

（1）常规检查：血常规、尿常规、便常规，各种体腔穿刺液如脑脊液、胸腔积液、腹水或关节腔积液常规检查。常规检查中主要观察标本的性状、细胞学和生化项目。

（2）生化检验：最常见是血液生化检验，如肝功能、肾功能、电解质、蛋白质等。其他生化检验包括各种穿刺体液生化检查和尿液生化检查。

（3）电生理学检查：心电图、肌电图和脑电图是最常用的。

（4）影像学检查：放射线检查如X线检查、电子计算机断层扫描、磁共振成像和超声影像是临床上最常用的辅助检查方法，可协助判断疾病病因、结构和功能损伤，并有助于判断预后，也是运动康复中常用的参考依据。

（5）其他检查：如免疫学检查用于风湿免疫性疾病的诊断、治疗和预后判断；肿瘤标志物检查等用于发现肿瘤患者病情是否有恶化或好转；遗传学检查确诊患者病因、指导治疗等对运动康复评估都有一定的参考价值。

4. 临床诊断　综合病史、体格检查和辅助检查等结果可以得出临床初步诊断，诊断内容依据就诊主症和疾病重要性分为主要诊断和其他诊断依次列出。临床诊断为运动康复治疗提供疾病分期、病情严重程度、合并症情况、可能的功能障碍和治疗预后等宝贵临床信息，指导运动康复方案设计与实施。

第三节 身体形态评估

一、体重指数和腰臀比评估

（一）体重指数评估

体重指数（body mass index，BMI）评估，是判断人体胖瘦和罹患代谢性疾病风险的指标，由体重（kg）和身高（m）测量来决定，其数值用体重 / 身高 ^{2}（kg/m^2）表示，国际上通用 BMI 评估健康或肥胖，评估标准见表 4-1。

表 4-1　WHO BMI 肥胖判断标准

BMI（kg/m^2）	判断标准	BMI（kg/m^2）	判断标准
＜ 18.5	身体瘦弱	30 ～ 34.9	肥胖（轻度）
18.5 ～ 24.9	正常体重	35 ～ 40	肥胖（中度）
25 ～ 29.5	超重	＞ 40	肥胖（重度）

亚洲包括我国，属于亚裔人种，研究发现，BMI 在 18.5 ～ 23.9kg/m^2 为正常，BMI 在 24 ～ 27.9kg/m^2 为超重，＞ 28kg/m^2 即为肥胖，该超重和肥胖界值罹患相关疾病的健康风险与 WHO 国际标准的 25 ～ 29.9kg/m^2 和 ＞ 30kg/m^2 者健康风险相似。因此，我国采用亚洲 BMI 超重和肥胖诊断标准。

（二）腰臀比评估

腰臀比（waist-to-hip ratio，WHR）是以皮尺测量腰围和臀围的数据为依据计算两者比值所得，腰臀比高低反映腹型肥胖和代谢相关健康风险。我国成人正常值：腰围，男性＜ 90cm，女性＜ 85cm；WHR，男性 ＜ 0.9，女性＜ 0.8。

二、肢体长度和围度测量

肢体长度主要是判断肢体的结构短缺或功能性短缺。测量工具是长度测量卡尺。测量时以骨性标志为起点，测量到肢体末端或残端，包括肢体全长测量、上肢测量、上臂测量、前臂测量、手测量、下肢测量、大腿测量、小腿测量和足测量，以 cm 计。有时也可使用 X 线片观察肢体长度。

肢体围度测量主要用于测量肢体是否水肿、萎缩等病理情况，评估其对运动功能的影响。工具是皮尺，测量方法是根据肢体骨性标志点向上或向下延伸一定距离，测量肢体围度，以 cm 计。注意测量前后采用同一标注点。

三、身体姿势评估

身体姿势评估可以发现异常的功能性姿势或结构性姿势、畸形等，为康复矫正提供依据。姿势评估采用观察和测量相结合的方法，在患者坐位或站位下从正面、侧面和后面观察测量身体对称性和排列情况，常配合患者动态姿势变化确认特殊的姿势异常，如通过 Adam 向前弯腰试验观察脊柱侧弯情况，通过步行观察长短腿或其他动态姿势异常等，具体测量示例见图 4-1。

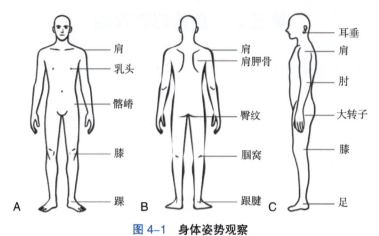

图 4-1 身体姿势观察

A. 正面观；B. 后面观；C. 侧面观

第四节 关节活动度评估

关节活动度对运动功能非常重要，ROM 异常不仅妨碍运动活动，也是运动损伤的致因之一。根据关节活动的维度，一般分为三轴（自由度）关节（6 个关节活动方向）、二轴关节（4 个关节活动方向）和单轴关节（2 个关节活动方向）。三轴和两轴关节都具有复合环绕的运动形式，因此，评估 ROM 时要根据关节的活动自由度进行评估。总的关节活动度有前屈、后伸、内收、外展、内旋和外旋及环转几种形式，根据各个关节的功能不同，活动范围不同，成人上肢、手、下肢和脊柱关节活动度可参照表 4-2～表 4-4。关节活动度测量用关节角度尺，测量时有被动 ROM 和主动 ROM 之分，主被动 ROM 不一致时可能提示受累的关节周围软组织及其功能不同，治疗方法也不同。

表 4-2 上肢和手的各个关节活动度正常值

部位	正常值（°）					
	前屈	后伸	内收	外展	内旋	外旋
肩关节	0～180	0～50	0	0～180	0～90	0～90
肘关节	0～150	150～0				
前臂					（旋前）0～90	（旋后）0～90
腕关节	0～90	0～70	（尺偏）0～55	（桡偏）0～25		
手掌指关节	0～90	0～20				
指间关节						
近端	0～100					
远端	0～80					
拇指关节			0～60	0～60		

注：测量时注意患者体位、关节轴心和测量尺固定臂，以及移动臂操作。

表 4-3　下肢各个关节活动度正常值

部位	正常值（°）					
	前屈	后伸	内收	外展	内旋	外旋
髋关节	0～125	0～15	0～45	0～45	0～45	0～45
膝关节	0～150	150～0				
踝关节	（背屈）0～20	（跖屈）0～45	（足内翻）0～35		（足外翻）0～25	

注：测量时注意患者体位、关节轴心和测量尺固定臂，以及移动臂操作。

表 4-4　脊柱各个关节活动度正常值

部位	正常值（°）					
	前屈	后伸	左侧屈	右侧屈	左侧旋转	右侧旋转
颈椎关节	0～60	0～50	0～50	0～50	0～70	0～70
胸腰关节	0～45	0～30	0～50	0～50	0～40	0～40

注：测量时注意患者体位、关节轴心和测量尺固定臂，以及移动臂操作。

第五节　肌张力评估

肌张力是指人静息、清醒条件下的肌肉紧张度。肌张力高会造成痉挛、挛缩，影响肌肉和关节功能，肌张力低，肌肉收缩无力，ROM 扩大，关节不稳定。因此，需要对肌张力进行评估。常用的肌张力评估方法有临床检查法，即活动肢体或躯干时可以感受到活动正常、困难或活动度变大，或者用叩诊锤敲击肌腱诱发腱反射来判断肢体肌张力，判断标准为：消失（-）、减弱（±～+）、正常（++）、亢进（+++）、阵挛（++++）。改良 Ashworth 肌张力评估量表也是临床上常用的通过被动活动肢体评估肌张力的方法（表 4-5）。

表 4-5　改良 Ashworth 肌张力评估量表

分级	标准
0 级	正常肌张力
1 级	肌张力略微增加。即受累部分被动活动时，在关节活动范围之末时呈现最小的阻力，或出现突然卡住和突然释放
1+ 级	肌张力轻度增加。在关节活动后 50% 范围内出现较小阻力抵抗
2 级	肌张力较明显地增加。通过关节活动范围的大部分时，肌张力均较明显地增加，但受累部分仍能较容易地被移动
3 级	肌张力严重增加，被动活动困难
4 级	僵直，受累部分被动活动时呈现僵直状态，不能活动

第六节　肌力评估

肌力是指肌肉最大收缩力，是运动的动力，因此，肌力大小对人体运动功能至关重要。评估肌力的方法有多种，可根据是否需要器械或机器分为徒手肌力评估和器械肌力评估；根据肌肉收缩形式分为等张肌力评估（向心肌力和离心肌力）和等长肌力评估；根据肌肉用力的持续时间分为最大力量评估和肌肉耐力评估；根据受试者年龄可进行直接肌力评估和功能性肌力评估。为简便起见，下面仅介绍几种常用的肌力评估方法。

1. 握力　当患者坐位或站位时，利手握住握力计，手臂伸直或屈肘 90° 进行最大用力检测可得到握力值，一般取 2 次测量中最大值，以 "kg" 计。握力大小可以反映机体全身肌肉力量，是疾病预后和诊断衰老综合征如肌少症、衰弱症的指标。

2. 徒手肌力检查　1906 年 Lovett 建立了临床徒手肌力检查方法，共分为 6 级：0 级，无肌力；1 级，肌纤维有收缩迹象，无肢体运动；2 级，去除重力体位下肌肉收缩可带动肢体全关节范围活动；3 级，抗重力体位下肌肉收缩带动全关节范围活动；4 级，抗阻条件下肌肉收缩可带动全关节范围活动；5 级，充分抗阻全关节范围正常活动。研究表明，徒手肌力测定可以很好地评估神经肌肉损伤情况，并与用设备评估的肌力良好相关。

3. 等长肌力评估　当关节活动受限条件下检测肌力时通常采用等长肌力评估，即肌肉对抗最大阻力收缩但不引起关节活动的最大收缩力。可徒手测试，也可用器械或等动测力仪测试。

4. 等张肌力评估（repetition maximum，RM）　是指当一个肌群或一块肌肉只能对抗阻力进行一次全关节范围最大收缩时所测得的数值，用 1RM 表示，测试时用器械进行。如果患者不宜直接进行 1RM 测试，还可减小阻力，进行亚极量多重复抗阻力量测试，如 7RM、10RM 等，然后用公式推算 1RM。

5. 等动肌力测试　是指用特定的等动测力仪进行的肌力测试，数据以扭力力矩［（kg·m），（N·m）］表示，可以获得向心肌力、离心肌力、等长肌力和肌肉耐力多项数据，并且在测试中还可观察 ROM、疼痛、拮抗肌肉间的协调等指标，是需要精密测量及研究时的良好工具。

6. 肌肉耐力测试　肌肉耐力测试方法有 3 种：一是测试亚极量负荷时肌肉工作的持续时间，比如测量腰部肌肉耐力时用的 30s 悬腰背伸肌力试验（biering-sorenson test）；二是肌肉承受某亚极量负荷尽最大努力重复活动次数，比如，承受自身肢体重量，尽可能多地进行手臂外展可评估肩外展耐力；三是评估功能性肌肉耐力，比如 30s 手握哑铃（男 3.6kg，女 2.4kg）重复屈伸肘关节次数评估老年人手臂耐力，30s 座椅起坐测试老年人下肢肌肉耐力。测试可以采用自身重量、自由重量进行或使用力量器械（如等动肌力测试仪）进行，还可联合肌电图共同评估肌肉耐力。

第七节　有氧耐力评估

有氧耐力评估是综合评估身体运动工作能力的方法，常用方法有递增负荷运动试验和现场有氧耐力评估试验。

1. 递增负荷运动试验　递增负荷运动试验是测试有氧耐力的金标准，有跑台方案（直接测试或间接测试）和固定功率自行车方案（直接测试或间接测试）。测试时患者佩戴呼吸面罩，在跑台或功率车上逐级递增负荷运动，运动过程中监测运动心率、血压、摄氧量和呼吸交换率（呼出的 CO_2 与摄入 O_2 的比值）等指标，根据最大摄氧量判断指标或任何需要及时终止运动试验的指标来判断最大摄氧量（maximal oxygen uptake，VO_{2max}）或峰值摄氧量（peak

oxygen uptake，VO_{2peak}），用 ml/（kg·min）表示，最著名的评估方案是 Bruce 测试方案。递增负荷运动试验优点是可以直接观察到患者运动的缺血阈值，建立安全训练心率范围。

注意在测试前需要排除不宜进行运动试验的禁忌证。在试验时密切观察患者的症状、体征和 Borg 主观用力程度报告，发现终止运动试验的指征时应及时终止试验，保障患者安全。

不宜进行递增负荷运动试验的指征：虚弱老年人，大病初愈在医院治疗中，各种手术后恢复早期或病变部位未愈合期，重大疾病失代偿期。

达到 VO_{2max} 的标准：随着运动负荷增加，摄氧量不再继续增加或增加量 < 150ml/min；随着运动负荷增加，心率不再相应增加或达到年龄预测最大心率；呼吸交换率 > 1.10；Borg 分级达到 17。

终止运动试验指征：患者出现临床症征；出现心肌缺血或心律失常心电图变化；机器设备故障；患者提出停止运动。

2. 现场有氧耐力试验　现场评估有氧耐力也是常用的方法，尤其当较大人群需要集中评估或患者病情比较重时可选用，如 12min 跑试验用于运动损伤后测试，6min 步行试验用于老年人和罹患慢性疾病的中、老年人测试，台阶试验用于某些临床患者的有氧耐力评估等。这些方法都是通过一定时间跑走距离或登台阶距离，用公式推算相应的有氧耐力。

第八节　平衡与协调功能评估

平衡功能是指人体保持动、静态姿势稳定的能力，它取决于神经肌肉的控制和肌力、体力等多种生理、病理因素。平衡功能包括静态平衡和动态平衡。

1. 静态平衡评估　静态平衡常用的评估方法有 30s 闭目单足站立、龙贝格试验（Romberg test）和平衡仪测试。在开始这些测试前先进行性睁眼测试，如果能够充分完成，再进行闭目测试，测试时保护患者。静态平衡测试可以评估影响平衡的不同感觉因素（视觉和本体感觉）及肌肉力量等。

2. 动态平衡评估　评估动态平衡的常用方法包括计时起立走、Berg 平衡功能量表和平衡仪评估等。动态平衡评估可以评估患者行进、转身、弯腰、起坐等功能性活动时姿势稳定性，也可发现本体感觉、前庭觉等的影响。

3. 综合平衡功能评估　Fugl-Meyer 坐位平衡和站位平衡是评估偏瘫患者的专有方法，包括静态平衡、自动态平衡和他动态平衡，详见实践篇。

简易身体功能测试包括双足站立平衡评估（睁眼静态双足并拢站立、半并拢站立和一字步站立各 10s 的静态平衡功能）、4m 步速（动态稳定性）和 5 次座椅起坐时间（动态稳定性），是评估老年人常用的功能性运动测试方法。平衡功能评估对了解患者功能性活动能力或预防摔倒有重要意义。

4. 协调功能评估　运动协调性评估方法主要是运用临床上指鼻试验、跟膝胫试验和运动功能性测试方法进行，运动协调性和平衡功能是相辅相成的，其评估有益于发现患者功能性问题并进行针对性训练。

第九节　步态评估

步态评估分为临床步态观察和运用生物力学方法精密评估步态两种方法，观察法主要是评估患者行走时身体姿势、稳定性等参数，以及特殊病理步态如大腿内收肌和伸肌痉挛的剪刀步态、两腿不等长的跛行步态、髋外展肌无力的鸭步步态、偏瘫足下垂画圈步态等。生物力学评估可以运用三维摄像机、关节角度仪、测力台和表面肌电图同步观察步行时各个关节角度变化、步长、步幅、步速等运动学参数；下肢各个关节及足受力等动力学参数；各个肌肉发力次序、大小、协调等肌肉功能参数。步态评估对指导功能训练有积极意义。

第十节　日常生活活动能力评估

日常生活活动能力评估包括基本 ADL 评估、工具性 ADL 评估和高级 ADL 评估。最常用的是 Barthel 指数评估基本 ADL，包含 10 项内容，都是人最基本的吃喝、大小便控制、个人卫生和基本行动能力，满分 100 分为完全正常，61～99 分为轻度残疾，小部分日常生活依赖他人照护，40～60 分为中度残疾，大部分日常生活依赖他人照护，< 40 分为重度残疾，日常生活需要完全依赖他人。具体评分量表可查阅有关康复评估书籍。功能性独立评估引入了语言交流和认知内容，扩展了 ADL 评估范围。综合身体功能评估是高级 ADL 评估量表，在基本 ADL 基础上，加入了户外行走、爬山、提重物和做家务等项内容，尤其适用于老年人，它共有 12 项内容，难度递增，根据功能是否存在或做的好坏，每项可得 0、1、2 分，0 分代表"不能完成"，1 分代表"需要帮助"，2 分代表"独立完成"，总分 24 分，14 分为完成基本 ADL，见表 4-6。

表 4-6　综合身体功能量表

		独立完成	需要帮助	不能完成
1	可以自己照顾自己，例如穿衣	2	1	0
2	在户外散步，步行 1～2 个路口	2	1	0
3	能够自己用浴缸或淋浴来洗澡	2	1	0
4	做家务，例如做饭、洗盘子、打扫卫生、擦地	2	1	0
5	自如上下楼梯	2	1	0
6	自己购物，步行约 365m 或是 1 站地	2	1	0
7	举起 5kg 的重物	2	1	0
8	步行 800m 或 1～2 站地	2	1	0
9	步行 1600m 或 3～4 站地	2	1	0
10	举起或携带 10kg 的重物	2	1	0
11	做重体力家务，例如擦地板、使用吸尘器、扫树叶	2	1	0
12	做剧烈的活动，例如爬山、挖洞、骑行、有氧健身操	2	1	0
总得分：				

（向　珩　黄力平）

测验题

1. 运动康复评估的原则包括（　　）

    A.询问病史　　B.临床检查和辅助检查　　C.CT 检查　　D.功能评估

2. 徒手评估肌力 3 级表述准确的是（　　）

    A.肌肉收缩不能对抗阻力　　B.肌肉收缩能对抗阻力

    C.肌肉收缩不能对抗重力　　D.肌肉收缩能对抗重力

3. 主动 ROM 和被动 ROM 评估不一致时考虑的因素不包括（　　）

    A.有无肌肉无力　　B.有无神经损伤　　C.有无血管损伤　　D.有无疼痛限制

4. 静态平衡评估所包含的成分包括（　　）

    A.肌肉力量　　B.神经控制　　C.视觉、前庭觉和本体感觉等　　D.关节障碍

5. 步态参数包括（　　）

    A.步长　　B.步幅　　C.步速　　D.步宽

6. 关于 Fugl-meyer 偏瘫平衡功能评估，描述不正确的是（　　）

    A.静态稳定　　B.自动态平衡　　C.步行平衡　　D.他动态平衡

7. SPPB 评估内容不包括（　　）

    A.双足站立平衡评估　　B.4m 步速（动态稳定性）

    C.30s 座椅起坐时间　　D.5 次座椅起坐时间

8. 关于基本 ADL 评估，表述正确的是（　　）

    A.日常生活中基本需求，如吃、穿、化妆、个人卫生等

    B.日常生活中基本需求，如吃、穿、化妆、个人卫生、上街购物等

    C.日常生活中基本需求，如吃、穿、化妆、个人卫生、串门聊天等

    D.日常生活中基本需求，如吃、穿、化妆、个人卫生、旅游活动等

9. 关于扩展 ADL，表述正确的是（　　）

    A.日常生活中基本需求，如吃、穿、化妆、个人卫生等

    B.日常生活中基本需求，如吃、穿、化妆、个人卫生、上街购物等

    C.日常生活中基本需求，如吃、穿、化妆、个人卫生、串门聊天等

    D.日常生活中基本需求，如吃、穿、化妆、个人卫生、旅游活动等

10. 关于高级 ADL，表述正确的是（　　）

    A.日常生活中基本需求，如吃、穿、化妆、个人卫生等

    B.日常生活中基本需求，如吃、穿、化妆、个人卫生、上街购物等

    C.日常生活中基本需求，如吃、穿、化妆、个人卫生、串门聊天等

    D.日常生活中基本需求，如吃、穿、化妆、个人卫生、旅游活动等

参考答案：1.ABD　2.D　3.C　4.ABCD　5.ABCD　6.C　7.C　8.A　9.BC　10.D

参考文献

纪树荣, 2011. 运动疗法技术学. 2 版. 北京:华夏出版社.

王玉龙, 2018. 康复功能评定学. 3 版. 北京:人民卫生出版社.

张海峰, 黄力平, 2018. 康复评定学. 北京:高等教育出版社.

第5章 水疗康复评估

水疗康复评估需要临床医师、康复医师、康复治疗师、康复水疗师及康复护士等多种角色共同参与完成；进行水疗专科评估时，康复水疗师需要与临床医师及康复团队其他成员充分沟通，对患者进行详尽的整体评价。

第一节　水疗前筛查

通常由临床医师或康复医师完成，包括实验室检查与体格检查相结合，排除水疗禁忌证（如肝炎、梅毒、艾滋病等）、皮肤完整性、伤口愈合情况、骨折愈合情况、造口情况、大小便控制能力、心肺功能、下肢深静脉血栓及血管内斑块情况、危险意识、自我保护意识、攻击倾向等，因此在水疗治疗前，患者要接受相关的各个器官系统结构与功能的筛查（表5-1）。

表5-1　水疗患者筛查表

项目	分级
一般情况	体温
中枢神经系统	头痛
	头晕
	癫痫发作
	眩晕
心血管系统	心脏情况
	血压
	外周血管疾病
呼吸系统	肺活量
	慢性或急性疾病
	气短/用力时气短

项目	分级
泌尿 – 生殖系统	尿失禁
	感染
	分泌物
	月经期
胃肠道	大便失禁
	呕吐
	腹泻
皮肤	一般情况
	感染
	皮疹
	开放性伤口
	化学性过敏
	冻疮
	头发：头虱 手：手癣
	足：足癣，足底疣
眼	视觉障碍
	隐形眼镜
耳	听力障碍
	感染
	前庭障碍
	耳内分泌物
急性炎症情况	免疫疾病，如中性粒细胞减少
感染情况	患者分组问题：切勿将慢性皮肤问题、烧伤患者、多重药耐药菌（MDRO）携带者等患者与其他患者混在一起。有相同类似问题的患者可以安排在一天的最后一组
其他资料	游泳者、非游泳者，在水中的信心
	岸上需要的帮助，包括转移、穿衣和一般活动等
	进入 / 退出泳池的方式：由水疗康复师 / 升降机等协助，或独立

第二节　陆上运动功能评估

陆上常规康复评估内容及方法与常规运动疗法康复评估基本一致，由物理治疗师、作业治疗师、心理治疗师等共同完成，包括肌力、肌张力、关节活动度、平衡与协调功能、疼痛、压疮、水肿、感觉、疲劳及体力活动水平、心理、睡眠、认知、日常生活活动能力和步行能力等。

第三节　水中运动功能评估

水中运动功能评估由物理治疗师或专职水疗康复师完成。目前可用于评价水中运动能力的方法较少，且多处于发展阶段，尚不成熟，主要有以下几种可供选择。包括 Alyn 水中适应性测试量表（water orientation test of Alyn，WOTA）、水中独立性测试量表（aquatic independence measure，AIM）、Halliwick 能力水平分级、基于 ICF 的评估、游泳独立性测试量表（swimming with independence measure，SWIM）、水中敏捷性评估（humphries assessment of aquatic readiness，HAAR）等。其中 Alyn 水中适应性测试量表（WOTA1 及 WOTA2）已经汉化并进行了信度效度分析，适合为不同类型的患者进行水疗前后功能进展的评价。

一、Alyn 水中适应性测试

WOTA 分 2 个版本，分别称为 WOTA1（表 5-2）和 WOTA2（表 5-3 和表 5-4），前者是后者的简化版本，专为无法听从口头指令的儿童设计。此方法经过信度和效度的检验，具有良好的重测一致性，且与儿童粗大运动功能评估（gross movement function measure，GMFM）相关性高，是目前水疗领域应用较广的评估量表。

WOTA 共 27 项，内容涵盖从"对水的一般适应"到"蛙泳"等具体泳姿，评分分为 4 级，对应的分值分别为 0、1、2、3 分，得分越高，功能越好，最高分为 81 分。

表 5-2　ALYN 水中适应性测试量表 1（中文版 WOTA1）

项目	分级
一般适应	4. 欣然进入泳池
	3. 稍有迟疑或态度淡漠
	2. 害怕，紧贴指导者，可能会间歇恢复平静
	1. 哭泣，抗拒
从池边进入泳池：面朝水面坐着	4. 独立（双臂前伸，头部跟随）
	3. 指导者只在手部给予支持，双肘不屈曲
	2. 指导者在前臂或上肢给予支持，或在手部给予支持但双肘屈曲
	1. 指导者在躯干处给予支持

续表

项目	分级
离开泳池到池边：在非站立位下握住池边栏杆，通过手推举抬升身体，转身并坐下	4. 独立完成，抬升自身身体并正确地坐下
	3. 爬出水面，无须支持，但不能独立坐下
	2. 可以启动，爬出水面，需要辅助（坐下时需要／不需要辅助）
	1. 不能启动和（或）因为虚弱不能执行
在水中吹气泡	4. 经鼻吹气泡
	3. 经口吹气泡
	2. 能将口浸入水中，不能吹气泡，也不会呛水
	1. 呛水或抗拒，或无法启动，或存在将口浸入水中的禁忌证
在指导者的帮助下侧卧漂浮：指导者面对游泳者，握住躯干上部的侧面　指令：将耳部没入水中并侧卧	4. 在骨盆、腰部、躯干上部等部位的侧面提供支持——启动漂浮（耳部没入水下）并回到垂直位
	3. 因虚弱不能启动或漂浮或恢复，但在全力支持下不抗拒漂浮
	2. 轻度抗拒，可以执行侧屈，耳部浸入水中
	1. 极度抗拒，可以执行侧屈，但拒绝将耳部放入水中
在指导者的帮助下仰卧漂浮：指导者面对游泳者，握住躯干上部的两侧　指令：向后躺下去	4. 在骨盆、腰部、躯干上部等部位的侧面提供支持——启动漂浮，放松，回到垂直位
	3. 因虚弱不能启动或漂浮或恢复，但在全力支持下不抗拒漂浮
	2. 轻度抗拒，将双耳浸入水中，不能放松并试图站起
	1. 极度抗拒，将双耳浸于水中，屈曲头部／骨盆／躯干（试图站起）
溅水	4. 用双手和（或）双腿溅起水花，水花溅到面部时不畏缩
	3. 小心翼翼地溅水，水花溅到面部时畏缩
	2. 不溅水，对水没感觉
	1. 不能执行
浸没　将头部或面部浸入水中	4. 潜入深处捡起物体并自己站起来（在或不在水疗康复师的帮助下）
	3. 能将脸浸入水中并控制呼吸，无支持下在水中保持一小段时间（1～2s）
	2. 不抗拒或能够启动将脸移向水面的动作，呼吸控制不充分
	1. 拒绝将脸移向水中或存在头部浸入水中的禁忌证
短臂或长臂抓握，保持直立位 10s	4. 能够完成，在手部下提供支持，双臂向前或向侧方伸直
	3. 能够完成，在前臂下及手部提供支持，或在手部提供支持，双臂屈曲
	2. 能够完成，在整个手臂下提供支持
	1. 不能完成，双肩下垂和（或）缺少头部控制和（或）恐惧脱离

续表

项目	分级
利用双手沿着池边前进，双足不能着地，沿着墙壁移动 1.5m	4. 能够完成，无须支持
	3. 能够完成，启动时需要在手部及躯干处给予支持。无须帮助便可抓住池边
	2. 能够完成，启动时需要在手部及躯干处给予支持。不施加帮助时不能抓住池边
	1. 不能启动动作或不能从墙壁脱离
站于水中，水深齐胸	4. 能够长时间站立或行走（在监督下）
	3. 能够站立或行走 10s 左右
	2. 扶扶手和（或）指导者在双手处给予支持
	1. 指导者在躯干处给予支持或不能站立
握住绳索，水深齐胸	4. 通过双手交替运动前进或侧向前进 1m
	3. 摇摆时双手抓握（10s），仰卧漂浮位或直立位
	2. 摇摆时需要在躯干侧面给予支持（10s）
	1. 不能握住绳索：不能或无法启动
在水中，坐在指导者的大腿上，下颌在水下保持 10s	4. 需要在骨盆处给予轻度支持
	3. 需要在腰部给予轻度支持
	2. 需要在躯干上部侧面给予轻度支持
	1. 拒绝脱离，紧贴指导者或需要在躯干上部侧面给予全力支持

备注：此评估适用于认知障碍人群的基于 Halliwick 理念的水疗评定

游泳者姓名：_____   诊断：_____   生日：_____

指导者姓名：_____   日期：_____   总分：_____

百分制得分：_____

    Alyn 水中适应性测试量表 2（中文版 WOTA2）共有 2 个领域 27 个条目，满分 81 分。两个领域为心理适应和水中技能（包括平衡和运动控制），满分分别为 39 分和 42 分，详见表 5-3 WOTA2 的结构和表 5-4 评分标准。

    WOTA2 各部分评分标准：条目分 A、B、C 和 D 4 类。对于 B、C、D 3 类条目，评分 0 分有以下两种情况：①无法评估，记为"x"，表示游泳者目前因身体残疾不能执行此项任务，且短期内完成该项任务的可能性非常小，如完全瘫痪者无法走着或跳着穿过泳池、留置气管插管者不能将面部浸入水中；②无法执行，记为"0"，表示游泳者因为任务难度过大、缺少启动支持和心理适应较差而不能完成任务，但未来可能完成。

表 5-3　Alyn 水中适应性测试量表 2 的结构（中文版 WOTA2）

领域 / 条目	分值	类型
心理适应	0 ～ 39	
1. 对水的一般心理适应	0, 1, 2, 3	A
2. 经口吹气泡	x, 0, 1, 2, 3	B
3. 经鼻吹气泡	x, 0, 1, 2, 3	B
4. 头面部浸于水中吹气泡	x, 0, 1, 2, 3	B
5. 移动时有节奏地呼气	x, 0, 1, 2, 3	B
6. 口鼻交替呼气	x, 0, 1, 2, 3	B
7. 入水	x, 0, 1, 2, 3	C
8. 出水	x, 0, 1, 2, 3	C
9. 椅状（盒状）姿势	x, 0, 1, 2, 3	C
10. 双手扶池边前行	x, 0, 1, 2, 3	C
11. 走着穿过泳池	x, 0, 1, 2, 3	C
12. 跳着穿过泳池	x, 0, 1, 2, 3	C
13. 钻入水中和跃出水面	x, 0, 1, 2, 3	C
水中技能——平衡和运动控制	0 ～ 42	
14. 改变体位（从站立位到仰卧漂浮位）	x, 0, 1, 2, 3	C
15. 静态仰卧漂浮 5s	x, 0, 1, 2, 3	C
16. 改变体位（从仰卧漂浮位到站立位）	x, 0, 1, 2, 3	C
17. 俯卧滑行 5s	x, 0, 1, 2, 3	C
18. 改变体位（从俯卧漂浮位到站立位）	x, 0, 1, 2, 3	C
19. 右侧长轴旋转	x, 0, 1, 2, 3	C
20. 左侧长轴旋转	x, 0, 1, 2, 3	C
21. 联合旋转（站立—俯卧—仰卧）	x, 0, 1, 2, 3	C
22. 联合旋转（仰卧—俯卧—站立）	x, 0, 1, 2, 3	C
23. 潜入水下	x, 0, 1, 2, 3	C
24. 仰卧简单推进	x, 0, 1, 2, 3	D
25. 自由泳	x, 0, 1, 2, 3	D
26. 仰泳	x, 0, 1, 2, 3	D
27. 蛙泳	x, 0, 1, 2, 3	D
总分	0 ～ 81	
百分制总分	0 ～ 100	

表 5–4　WOTA2 各部分评分标准

类型	内容	编号	分值	评分标准
A	整体适应	1	0	害怕 / 哭泣 / 抗拒
			1	漠不关心
			2	稍有迟疑，部分享受
			3	高兴，放松，溅水
B	呼吸控制	2 ～ 6	x	因身体残疾无法评估
			0	不执行或看起来能够完成但不配合
			1	低质量表现
			2	中质量表现
			3	高质量表现
C	水中运动	7 ～ 23	x	因身体残疾无法评估
			0	不执行或看起来能够完成但不配合
			1	在指导者的完全支持下完成任务
			2	在指导者的部分支持下完成任务
			3	独立完成任务，无须指导者的支持
D	游泳推进	24 ～ 27	x	无法评估
			0	不执行
			1	游进 20m，中途停下来休息 3 ～ 7 次
			2	游进 20m，中途停下来休息 1 ～ 2 次
			3	连续游进 20m，中途没有停下来休息

各项评分相加为总分，百分制总分计算公式如下：

$$百分制总分 = \frac{总分}{81-3 \times 评分为 "x" 的项目数} \times 100$$

二、水中独立性测试量表

水中独立性测试量表（AIM）内容包括"沿泳池行走 3m""向水中呼气（吹泡泡）连续 5 次""从 1m 深的池底捡起一个物品"等共计 22 项，有研究表明它与粗大运动功能测试量表（GMFM）及儿童残疾评估量表之间有着显著的相关性，其信度和效度较好。

水中独立性测试量表通过不同的任务来评估患者在水中的安全性、独立性、平衡能力及运动控制能力。例如，"沿泳池行走 3m"可以判断患者在水中的平衡能力和步行能力，以及患者的心理是否恐惧怕水等。"向水中呼气（吹泡泡）连续 5 次"可以评估患者的呼吸功能，以及在水中进行训练是否可以维持正常呼吸，是否有误吸窒息的风险，从而评估患者在进行水中训练的安全性。"从 1m 深的池底捡起一个物品"这项任务可以看出患者的视觉是否正常，同时还可以评估患者的协调能力，以及在水中维持平衡能力的水平。

对水中运动疗法而言，一个重要的问题是在水中获得的运动能力提高能否转移到陆上并应用于日常生活之中。上面提及的水中运动评估结果与陆上评估结果之间具有良好的相关性，再加其信度和效度较好，所以适用于临床水疗评估中。

三、Halliwick 能力水平分级

英国游泳疗法协会开发了基于 Halliwick"十点程序"的评估方法。目前，该评估方法尚未进行过信度和效度检验，其严谨性有待检验。

"十点程序"分别指心理调适、矢状旋转控制、横向旋转控制、纵向旋转控制、联合旋转控制、上浮 / 心理反转、静态平衡、湍流中滑行、简单前进和基本动作这 10 点。总的来说是从心理、平衡、运动这 3 个阶段来让患者提高对身体的控制能力，从而脱离帮助走向独立。其中心理调适要贯穿整个过程，在水中要随时关注患者的心理状态，降低患者的恐惧感才能使其获得最真实的运动表现。矢状旋转控制、横向旋转控制、纵向旋转控制主要是在水中围绕着矢状轴、冠状轴和垂直轴进行的动作，联合旋转控制是将 3 个轴的运动结合在一起完成，从而评估与训练患者在水中的运动控制能力。上浮 / 心理反转、静态平衡、湍流中滑行、简单前进和基本动作是在患者完成上述三轴控制的基础上，进行在水中独立维持稳定的训练，再进行水疗康复师设定的目标动作，从而评估与训练患者的独立性和运动控制能力。

四、基于国际健康与功能分类的评定

国际健康与功能分类（international classification of functional，disability and health，ICF）是目前比较倡导的康复评估国际规则，它将每一项人体功能都编码，通过对不同功能的评估来了解患者在解剖功能、生活能力和健康方面的总体情况，并结合患者的环境因素和个体需求，可以比较全面地评估患者健康情况，并且有利于数字化记录分析患者功能情况。基于 ICF 的评估内容主要涵盖呼吸功能（b440）、改变基本身体位置（d410）、保持身体位置（d415）、行走、移动和自我转移（d420、d450、d455）等共 8 大项，目前正处于开发之中，尚不成熟，暂无相关的信度、效度研究。

基于 ICF 的 Halliwick 理念水疗评估见表 5-5。

呼吸功能：在水中训练中患者是否可以保持正常呼吸尤为重要，是否可以做到在水面以上吸气和水面以下呼气是能否安全进行水中训练的重要指标，每当患者口鼻接触到水时就会自动"吹气"，将防止误吸和呛水，在此过程中头部及躯干的控制也很重要。

改变基本身体位置（d410）、保持身体位置（d415）行走、移动和自我转移（d420、d450、d455）可以评估患者是否在水中独立维持平衡和在水中进行行走和转移的能力，第一可以通过这几项来判断患者在水中训练的安全性，以及水疗康复师对患者的支持保护程度；第二可以通过这几项评估为患者的水中训练提供更有针对性的运动训练方案，从而提高患者的平衡能力及运动控制能力。

表 5-5　基于 ICF 的 Halliwick 理念水疗评估

	结合 ICF 的评估	Halliwick 要点	无困难（3）高质量表现	稍有困难（2）中等质量表现	严重困难（1）低质量表现	完全困难（0）无表现	不可用（0）不能评估	包括呼吸控制
呼吸功能——b440	口：气泡（5s）	MA						
	鼻：气泡（3s）	MA						
	头在水下：吹气（5s）	MA						
	有节律地呼气（用口，6～9次/分）	MA						
	口鼻交替呼气（3次）	MA						
Halliwick——d510	水没过头部	MA						
改变基本身体位置——d410	重心前后转移（25cm）	TRC						
	重心左右转移（25cm）	SRC						
	坐下	TRC						
	站起	TRC						
	躺下	TRC						
	坐起	TRC						
	向右旋转	LRC						
	向左旋转	LRC						
	转身和滑行/结合矢状和横向旋转控制	CRC						
保持身体位置——d415	站（30s）	BIS						
	坐（40s）	BIS						
	仰卧/斜躺（15s）	BIS						
	浮起（5s）	MI						
	仰卧滑行（10s）	TG						
	俯卧滑行（5s）							

续表

结合 ICF 的评估	Halliwick 要点	无困难（3）高质量表现	稍有困难（2）中等质量表现	严重困难（1）低质量表现	完全困难（0）无表现	不可用（0）不能评估	包括呼吸控制
移动、行走和自我转移——d420，d450，d455	行走（6m 或以上） MA						
	改变方向 CRC						
	360° 旋转（＜4s） LRC						
	跳（和吹气，5次） MA						
	游泳（15～25m） BM						
	俯卧位游泳（15～25m）						
	入						
	出						
使用手、上肢或精细的手使用——d435，d440，d445	腿：踢						
	上肢：推，拉						
	上肢：够物						
	手：传递物体						
携带物体——d430	转移物体						
使用设备移动——d465	面罩或防护眼镜						
	通气管						
	鳍片						
	其他						

注：MA. mental adjustment，心理调适；SRC. sagittal rotation control，矢状旋转控制；TRC. transversal rotation control，横向旋转控制；LRC. longitudinal rotation control，纵向旋转控制；CRC. combined rotation control，联合旋转控制；TG. turbulent gliding，湍流中滑行；BM. basic Halliwick movement，基本 Halliwick 动作；BIS. balance in stillness，静态平衡；MI. mental adjustment and inhibition，心理稳定与控制

（李　玲　江　山）

○◇○ 测验题 ○◇○

1. 下列属于水疗禁忌证的是（　　）
   A. 肥胖症　B. 糖尿病　C. 艾滋病　D. 脑卒中　E. 骨性关节炎

2. 下列不属于水中运动功能评估量表的是（　　）

　　A. 徒手肌力评估 MMT　　B. Halliwick 能力水平分级

　　C. 水中敏捷性评估　　D. 水中独立性测试量表

3. 以下不属于 Halliwick "十点程序"的是（　　）

　　A. 心理调适　　B. 横向旋转控制　　C. 纵向旋转控制　　D. 矢状旋转控制　　E. 沿泳池行走 3 m

4. 水疗康复评估需要共同参与完成的成员角色有（　　）

　　A. 临床医师　　B. 康复医师　　C. 康复治疗师　　D. 康复水疗师　　E. 康复护师

5. 下列不属于基于 ICF 的 Halliweick 理念水疗评估的是（　　）

　　A. 呼吸功能　　B. 保持身体位置　　C. 行走　　D. 本体感受功能

6. Halliwick 中的心理调适应该在"十点程序"的阶段是（　　）

　　A. 评估与训练开始时　　B. 平衡控制训练阶段　　C. 滑行阶段　　D. 贯穿始终

7. Halliwick 横向旋转控制的主要训练是（　　）

　　A. 重心转移　　B. 围绕冠状轴所做的旋转控制

　　C. 在冠状面做的旋转控制　　D. 围绕矢状轴所做的旋转控制

8. 以下属于水疗患者筛查的内容是（　　）

　　A. 中枢神经系统　　B. 心血管系统　　C. 呼吸系统　　D. 皮肤　　E. 胃肠道

9. 以下不属于水疗禁忌证的是（　　）

　　A. 肝炎　　B. 梅毒　　C. 艾滋病　　D. 不会游泳

10. 陆上常规康复评估不包括（　　）

　　A. 肌力　　B. 肌张力　　C. 关节活动度　　D. 平衡功能　　E. WOTA

参考答案： 1. C　2. A　3. E　4. ABCDE　5. D　6. D　7. B　8. ABCDE　9. D　10. E

参考文献

崔尧，丛芳，金龙，等，2013. Halliwick 理念及其在水疗康复中的应用. 中国康复理论与实践，19(3): 239-245.

崔尧，丛芳，李建军，等，2018. Alyn 水中适应性测试量表 2 的汉化及在脊髓损伤患者中的信度与效度. 中国康复理论与实践，24(11): 1302-1308.

顾旭东，2022. 临床实用水疗学. 北京：人民卫生出版社.

侯晓辉，2017. 水中运动疗法手册. 北京：华夏出版社.

金龙，丛芳，崔尧，等，2015. Alyn 水中适应性测试量表 1 的汉化及信度与效度研究. 中国康复理论与实践，21(5): 539-543.

唐丹，2018. 实用水疗技术. 北京：人民卫生出版社.

中国康复医学会康复治疗专业委员会水疗学组，2019. 水疗康复技术专家共识. 中国康复医学杂志，(7): 756-760.

AUSTRALIAN PHYSIOTHERAPY ASSOCIATION AQUATIC PHYSIOTHERAPY GROUP, 2015. Australian guidelines for aquatic physiotherapists working in and/or managing hydrotherapy pools(second edition). Australian Physiotherapy Association.

第6章 水中运动训练概述

第一节 有氧运动训练概述

一、概念

有氧耐力是指人体以有氧供能为主要形式的持续运动能力。以提高有氧耐力为目标,调动全身各大肌群参与的周期性、持续较长时间的运动即为有氧运动。有氧运动能力提升的主要生理学因素包括肺的呼吸摄氧能力、心血管泵血功能、血红蛋白的携氧功能、肌肉骨骼及全身组织器官利用氧的能力。通过有氧运动训练可以改善上述各项生理功能,同时也可改变身体形态和素质,如减肥塑身和增加躯体柔韧性等。最大摄氧量是用以评价有氧耐力的最精确指标,是通过递增负荷运动试验测得的人在极量运动时机体在单位时间内利用氧的上限或机体在单位时间内消耗氧的最大能力。有氧运动耐力也可用台阶试验、12min 跑或 6min 步行能力试验等进行检测。

影响有氧耐力的因素有心肺功能、血液循环状态、血红蛋白含量、肾功能,以及肌肉摄取氧气和将能源底物氧化供能的能力;增龄因素,一般人 20 岁左右达到 VO_{2max} 峰值,之后,随年龄增长逐渐下降;性别也影响 VO_{2max} 水平,相同年龄的健康人,女性低于男性;运动影响有氧耐力水平,长期坚持有氧耐力运动可以显著提升 VO_{2max} 水平,而静坐少动则使有氧耐力下降;疾病或损伤也可因病理原因或制动而导致有氧耐力降低;特殊环境也可影响有氧耐力,如高原缺氧低气压气候、深海高压环境和航天飞行失重环境会对有氧耐力产生显著影响。

二、有氧耐力运动训练的作用

有氧耐力训练可以增加人体功能性做功能力,提升 VO_{2max} 水平,使人充满活力,不易疲劳;有氧耐力训练可以减少慢性疾病的发生、发展。研究表明,坚持有氧运动可以降低血压,减轻体重,调控血脂,增加组织血糖利用,有助于防治糖尿病、高血压、心脏病、肥胖症和癌症,减少发病率和死亡率;有氧耐力运动有助于保持大脑健康和日常生活活动能力,是延缓衰老、增寿和提高生活质量的良好生活方式,研究发现低强度有氧耐力运动可改善老年人认知功能;有氧耐力运动有助于减低身体慢性炎症,提高机体免疫力,预防感染;有氧耐力运动可以改善血液中红细胞、血小板、纤维蛋白原等数量和功能,促进血液循环,减低血液凝固性。

三、水中有氧耐力训练方法

（一）有氧耐力训练的核心要素

有氧耐力训练的核心要素是全身大肌群参与的、周期性、持续 10 ～ 30min 以上的长时间运动活动，比如步行、跑步、骑车、游泳、爬山、蹬椭圆机、划船等都是大众健身中常见的有氧运动形式。

（二）水中有氧耐力训练运动处方

运动处方的 6 大要素（FITT-VP）包括运动频率（frequency，F）、运动强度（intensity，I）、运动类型（type，T）、运动时间（time，T）、运动量（volume，V）和运动进程（progression，P）。水中有氧耐力训练遵循该运动处方规律，同时对水中运动环境也有一定的要求。

运动环境的水池水温一般要求保持在 28 ～ 33℃，具体温度取决于患者病情和运动活动能力。患者病情较重、活动能力较低时，水温可取 33℃。相反，如果患者年轻，病情较轻，活动水平较高，水温可取 28℃。水深则根据患者病情选用齐颈深、齐胸深、齐剑突深等不同深度。如果是流水池，还需根据患者具体情况确定水流速度。水中有氧运动器械包括水下跑台、水下功率车、水中双杠、泳道等，患者可穿水中跑鞋进行运动。

1. 运动频率　一般推荐每周 3 ～ 5 次，从每周 3 次开始，循序渐进。

2. 运动强度　水中运动强度是靠运动速度和持续时间决定的，尤其是前者。在水中运动速度较陆地上慢，但机体耗能则较陆地上多，故相同心率水平，水中运动比陆上运动看起来速度较慢，但强度相似。水中运动时可使用防水 Polar 表监测心率以给出较为精准的运动强度水平。一般有氧训练靶心率（target heart rate，THR）通过公式计算或运动试验获得。THR=［220- 年龄（y）-HRrest］×（40% ～ 80%）+HRrest（HRrest 为静止时心率），公式中的［220- 年龄（y）-HRrest］为储备心率（heart rate reserve，HRR），40%HRR 的靶心率为低强度有氧运动，40% ～ 60%HRR 的靶心率为中等强度有氧运动，60% ～ 80%HRR 的靶心率为高强度有氧运动。高强度运动时要间歇进行，比如 1min 80%HRR 运动，3min 50%HRR 强度运动，重复 5 ～ 6 组。中、低强度有氧运动可以采用持续运动方案。

3. 运动类型　游泳（蛙泳、仰泳、自由泳、蝶泳等）、水中步行（向前走、向后走、横向走）、水中跑台运动、水中骑功率车、水中对抗水流行进或游泳。可以持续运动，也可间歇运动。

4. 运动时间　一般推荐 20 ～ 45min，最长不超过 60min。如果患者身体虚弱，可从每次 10min 开始，中间休息 3 ～ 5min，然后再运动 10min，重复 2 ～ 3 次，累计运动时间为 20 ～ 30min 即可。

5. 运动量　运动强度与运动时间的乘积为运动量。因此，一旦运动强度和运动时间确定了，就可计算出运动量。一般而言，高强度运动，运动持续时间相应较短，而中、低强度运动时，运动时间则较长。

6. 运动进程　循序渐进，从适应性水中运动开始，逐渐增加运动时间，或运动强度达到运动处方要求，按照运动处方方案，持续训练 2 ～ 8w 方可见效。

注意事项：运动前热身 10 ～ 15min，运动后及时擦干身体并用浴巾裹住，整理 5min，休息 15 ～ 20min 后再洗澡。如果患者心功能不全，水深不宜超过剑突水平，并且建议患者进行间歇训练，水疗康复师要密切观察患者情况。患者在运动时可穿上水中跑鞋以保护足。

（三）水中有氧耐力训练的临床应用

水中有氧耐力训练是提升体力的基础训练，对某些疾病如糖尿病、心肺疾病、肾病、肥胖症和风湿性疾病等，水中有氧训练可以显著改善患者的机体代谢、减重、减脂、改善呼吸功能和心功能，提升有氧耐力，因此，各种伤病、衰老和儿童都需要进行有氧耐力运动训练。

第二节　水中力量训练概述

一、概念

肌肉力量是指肌肉对抗阻力主动收缩所产生的最大收缩力。根据肌肉收缩形式不同，分为等张肌肉力量和等长肌肉力量。等张肌肉力量是指肌肉对抗阻力在整个关节活动范围内主动收缩产生的最大收缩力，是动态肌肉力量，一般以最大重复收缩一次的收缩力表示，即1RM。根据肌肉收缩时肌肉起止点间距离和关节活动方向不同，将抗阻肌肉收缩时肌肉起止点相互靠近，关节角度变小时测得的等张肌力称为等张向心肌力，而将抗阻肌肉收缩时肌肉起止点相互远离，关节角度变大时测得的等张肌力称为等张离心肌力，通常离心肌力大于向心肌力。等长肌力是指肌肉抗阻收缩时肌肉起止点和关节活动度均不变所产生的肌肉最大肌力，一般用最大主动用力表示，是静态肌肉力量，因关节所处不同位置时肌肉的初长度不同，收缩力可能不同，因此，在各个关节角度时所测得相应的等长肌肉力量数值可能不同。

肌肉耐力是指肌肉在亚极量负荷下持续收缩工作的能力，一般用亚极量负荷时肌肉持续收缩时间表示，如自身体重时腰背肌持续抗重力伸展1min的能力，30%负荷时斜方肌持续6min用力等，或用亚极量负荷时肌肉收缩重复次数表示，如肩痛患者手臂抵抗自身重量外展次数。

肌肉力量受诸多因素影响：①生理学方面如肌肉横截面积、神经肌肉兴奋性等对肌力影响较大，肌肉萎缩时肌力变小，甚至在肌肉出现明显萎缩前，肌力就已提前降低。因此，神经结构和功能都可影响肌力变化。年龄越大，神经肌肉结构和功能随之降低，肌肉力量也随之下降；女性肌肉较少，脂肪较多，肌力较小，而男性相对肌肉较多，肌力较大；训练也会影响肌力，进行抗阻训练可以增强肌肉功能，提升肌力，而长期制动则可致肌肉萎缩，肌力下降。②病理方面，如伤病可因损伤或疾病导致的各种病损使关节疼痛和肢体制动，导致肌肉萎缩，肌力下降；神经功能受损时，肌肉动员能力下降，导致肌力下降，神经离断产生的肌肉失神经支配，导致肌肉萎缩和力量下降等。③特殊环境亦可导致肌力下降，如失重状态和航天环境会导致肌肉萎缩和肌力明显下降。

二、肌肉力量训练的作用

肌肉力量是所有人体运动的基础，也是生命活动的基本所需。肌肉力量训练可在如下方面发挥作用。

（一）肌肉力量反映肌肉质量多寡和神经控制能力

肌肉力量形成的生理学因素主要是由肌肉质量和神经控制构成。肌肉质量是指肌细胞数量和大小的总和，通常以肌肉横截面积大小表示，构成了肌肉力量的基础。肌力训练可使肌肉肥大，肌肉横截面积增大，肌肉力量增长，反之，制动使肌肉横截面积减小、肌肉萎缩、肌肉力量下降。此外，神经控制在肌力产生中发挥重要作用，每个运动神经元与之支配的所有肌肉纤维构成运动单位，运动单位放电频率增加或多个运动单位同步兴奋是力量快速增长的因素之一，肌力训练使支配肌肉的神经系统兴奋增加，神经动员增多，运动单位兴奋更同步，肌肉力量较大，反之，肌肉力量则较小。

（二）肌力训练可调节机体代谢功能

肌肉重量约占全身体重的 40%，肌肉功能显著影响机体代谢。肌肉收缩可消耗能源底物如糖、脂肪和蛋白质等，对调控血糖、血脂、血浆蛋白等有重要影响，其主要调节机制是通过各种代谢调节激素作用的敏感性和酶的活性实现。肌力训练可使肌肉发达，肌力增强，肌细胞胰岛素受体活性增强，增加组织对胰岛素的敏感性，促进血糖进入细胞参与代谢供能，并使三羧酸循环和线粒体呼吸酶活性增强，降低血糖和血浆胰岛素水平。脂质代谢、蛋白质代谢亦是如此。

（三）肌力训练可改善血液循环

肌肉耐力训练可增加肌肉毛细血管密度和肌红蛋白含量，提高肌细胞线粒体呼吸功能，改善肌肉的微循环和组织供血携氧能力，为肌肉代谢活性增强提供了结构基础。

（四）肌肉力量训练可以预防老年人跌倒致残

跌倒是老年人常见的致残原因，它可造成老年人骨折、卧床和失去生活自理能力。肌力训练增强肌肉力量，有助于提升老年人维持身体平衡能力，有效应对地滑、障碍物多和上下楼梯等情况时所出现的腿打软、跌倒等情况的发生，进而起到预防残疾的作用。

（五）肌肉力量训练有助于延年益寿

相关研究表明，肌肉力量是反映老年人肌少症和衰弱症的核心指征。肌肉力量下降，步速减慢，身体疲劳增加是肌少症和衰弱症的早期表现。相关研究已经证实，肌少症和衰弱症与老年人病后恢复差、合并症多、再住院率高、残疾和早死相关，因此，增强肌肉力量有助于延年益寿，提高健康寿限。

三、水中肌肉力量训练方法

（一）水中肌肉力量训练的核心要素

肌肉力量训练的核心要素是抗阻训练。在水中人体的阻力负荷来源于水浮力、水流（涡流、湍流和流速）、压力和身体的自身重力，并可通过改变受阻物体的形状和表面积而增减阻力负荷。

水深不同静水压不同，身体各部位所受浮力也不同。水较深，静水压加大，身体活动时阻力增加；反之，水较浅，静水压减小，身体活动时阻力减小。水较深，浮力较大，身体对抗浮力运动时阻力增加，训练强度较大；反之，水较浅，浮力较小，身体对抗浮力时运动阻力减小。

同样水深的情况下，水流速度改变，也会影响运动时阻力的大小。水流湍急，流速快，身体对抗流速运动，黏滞性大，阻力增加；反之，水流平缓，身体对抗流速运动黏滞性较小，阻力也较小。

水中力量训练中也可选择辅助器械配合训练，如浮力板、泡沫棒、趾蹼板、泡沫哑铃等，可使用这些辅助训练器械进行对抗静水压、浮力、水流等，提升肌力训练效果。

此外，在病伤或手术早期，因疼痛、伤口或卧床等原因导致肌力不足以抵抗重力或阻力时，也可借助水的浮力，早期开展患部活动，进行无负重或减重肌肉力量训练，避免肌肉萎缩的发生。

（二）水中肌肉力量训练运动处方

水中力量训练时，训练处方与陆上类似，符合运动处方的 6 大要素：运动类型（水量、水深、水温、水流和辅助器械应用）、运动负荷（阻力大小、重复次数和组数）、运动时间、训练频率（次 / 周）、训练量和训练进程。例如，下肢利用自身体重进行力量训练：水温 28 ～ 33℃，水深齐胸、喷射水流，向上踢腿和向下压腿往复运动，重复 10 次，间歇 2min，重复 3 组，两腿交替进行，每周 3 次，隔日进行，4w 为 1 个疗程；或者同样水环境，俯身向后踢腿、向下压腿往复运动，或者小腿穿戴漂浮泡沫进行上述动作加大阻力，或对抗流水加大阻力训练等，根据需要运动方式可以变换多样。注意训练中要循序渐进，保持核心稳定，不要跌倒，必要时可扶池边，并在下次训练前报告是否有身体疲劳、睡眠情况及腿部酸沉感等。训练中运动速度也很重要，在水中运动时水的黏滞性和摩擦力较大，一般运动速度低于陆上运动，但在水池中通过增减运动速度也可改变训练负荷和对神经肌肉的刺激，是运动强度调节的因素之一。训练前在陆上先做 10min 准备活动，训练后出浴时要用干毛巾擦干并裹住身体稍事休息，并做整理活动 5min。

注意事项：要根据患者的年龄、病情选择水疗参数和进行肌肉力量训练或肌肉耐力训练。

四、水中肌肉力量训练的临床应用

肌肉力量训练是骨骼肌肉损伤、神经系统疾病及心血管和内脏疾病康复训练的基础项目。水中肌肉力量训练在关节不能承受身体负荷时有较大优势，可以在减重情况下训练身体抗阻的能力，并可作为陆上训练的优化方案和补充方案，几乎适用于无水疗禁忌证的所有伤病的康复训练。

第三节　水中平衡与协调训练概述

一、概念

平衡功能是指在不同的环境和情况下维持身体直立姿势的能力。其有三大作用，即维持正常的姿势体位、在随意运动中调整姿势、安全有效地对外来干扰做出反应的能力，是人体的综合能力。平衡功能分为静态平衡和动态平衡，两者在控制平衡的因素比例方面有所不同，静态平衡更多依赖感觉输入后运动的控制来调节姿势稳定性，而动态平衡更多依赖感觉输入的变化和运动的即时反应来调节姿势稳定性。平衡功能不足是妨碍竞技运动能力和造成运动损伤的主要因素之一，也极易导致老年人跌倒损伤。

协调功能是指在中枢神经控制下各个肌群间平滑、准确、协同合作的运动能力，表现在运动的速度、力度、方向、节奏、距离等恰到好处的适应目的性运动需求的能力。

影响人体平衡功能的因素众多，主要分为两类，即自身因素和环境因素。自身因素有神经系统功能，比如感觉、运动、脑对姿势的控制和认知等；骨骼肌肉系统功能，包括肌力，尤其是核心肌肉功能和下肢肌肉力量，关节活动范围，肌张力，疼痛等因素也对平衡产生影响；视听觉功能，如视力差、白内障、听觉障碍等都影响人体平衡功能，本体感觉和前庭觉对平衡影响极大，是精准运动的重要影响因素；体力弱、易疲乏等有氧耐力差也是造成平衡不稳的因素。环境因素包括路面是否平坦、宽阔，路面是否光滑、无摩擦力，抑或崎岖不平或有台阶，环境光线是否充足、噪声大小等都考验平衡控制能力。因此，在平衡训练时既要训练自身姿势稳定，又要进行环境适应性训练或改造环境，并对患者进行教育，这样才能综合防治平衡能力下降。综合起来，影响平衡的因素可归结为人体肌肉力量大小、身体重心高低、支撑面大小和是否稳定、光线是否充足。

　　人体协调运动能力主要受到神经系统功能，尤其是中枢神经功能和骨骼肌肉功能的影响，前者任何损伤都可造成运动协调不稳定，小脑损伤可表现出异常的协调运动障碍，其原因在于小脑是接收和整合大脑运动指令、脑干前庭感觉信息和躯体本体感觉信息的重要脑中枢，当小脑受损，感觉整合和运动控制同时受到干扰，运动协调性就会出现异常，表现为闭眼难立、运动震颤、不稳和辨距不良。此外，骨骼肌肉疾病由于肌无力、肌张力异常、ROM障碍、疼痛等，也可造成运动协调性障碍。

二、平衡协调训练的作用

　　平衡协调训练可以促进本体感觉、前庭感觉，以及视觉、触觉等多感觉输入和神经中枢信息整合，更好地控制运动的精准和流畅，有利于伤病运动员竞技运动能力的恢复；平衡协调训练可以更好地提高神经系统的反应速度和姿势控制，减少患者跌倒的风险。

三、水中平衡协调训练方法

（一）水中平衡协调训练的核心要素

　　平衡训练的核心要素是支撑面大小、不稳定支撑面、人体重心高低和动静态姿势转换。水具有流动与波动的特性，形成了不稳定条件，因此，可利用水的这个特性进行平衡控制训练；水的另一个特性是浮力，它也是造成不稳定的因素，同时它还为疼痛关节提供减负荷训练环境，这些都有利于平衡训练；在水中也可利用身体重心高低和支撑面大小进行训练，比如在坐位下训练、站立位训练、单足站立训练、高抬腿步行训练等都是平衡训练的方法；在水中还可使用训练器械如平衡板站立、沙袋力量训练和抛接球训练等加强平衡功能。

　　协调训练的核心要素是运动的协同、稳定、流畅。水环境的浮力、流动性和黏滞性可以为其提供训练的极好需求，在水环境中利用上述因素进行手眼协调、肢体间协调非常有益。

（二）水中平衡训练处方

　　水中平衡训练处方主要包括躯干控制训练和下肢力量训练两项内容。躯干控制训练的形式多样，在水疗康复师辅助患者仰卧漂浮于水面时，患者可以通过头颈和躯干向后用力、双臂张开、双下肢伸展、平稳呼吸保持浮在水面；当水疗康复师拉动患者身体或按压患者不同部位时，就打破了患者的平衡稳定，需要患者及时调整姿势恢复平衡；水疗康复师也可通过搅动水流，增加水的波动性甚至涡流来破坏患者的稳定性，促进患者身体调节适应以增强其身体控制能力。在仰卧位情况下，也可使用Halliwick技术反复打破平衡-恢复平衡训练躯干控制和平衡稳定（第7章）。在水中也可进行坐位和站位平衡练习、躯干左右前后倾斜-恢复平衡训练、双腿交替左右移动、前后移动训练等，也可利用水中平衡训练小件增加难度进行训练。此外，加强下肢力量训练对促进姿势平衡控制，提升步行能力等也是必要的（本章第二节）。

　　水中协调性训练最经典的是水中太极（第10章）和拉格斯圈训练法（第8章）。此外，可以让患者在任何体位下进行手眼协调训练、上肢与上肢协调、两侧肢体间协调，以及上下肢体间的协调性运动训练。

　　注意事项：平衡协调训练时需要加强对患者的保护，避免患者呛水、淹溺；大多数有平衡协调障碍的患者都存在不同程度的疼痛、痉挛和运动障碍，在训练前应先镇痛治疗，在水中可应用Watsu技术（第9章）先松解痛点和缓解紧张、痉挛的肌肉，然后再进行训练。此外，关节活动度受限是妨碍平衡训练的重要因素，因此，在平衡训练前应做好准备活动或关节活动度训练以利于促进平衡功能恢复。训练水温宜 33 ～ 35℃，水深 1.2 ～ 1.5m。

四、水中平衡协调训练的临床应用

水中平衡协调训练在临床上可用于脑卒中、帕金森病、多发性硬化和脑瘫，对这些神经系统疾病患者可以改善 Berg 平衡分数、Fugl-meyer 平衡能力、功能性独立测评的 ADL 能力，增强行走能力，单独应用优于陆上运动，若与陆上运动协同，应用效果较单纯陆上运动更好。水中平衡训练也可改善糖尿病患者平衡功能和生活质量。研究报道，对这些慢性病患者达到训练效果需持续 8 ～ 16w，每周 3 ～ 5 次，每次持续 30 ～ 45min。水中平衡训练对运动损伤恢复极为有利，不仅促进早期康复，也可防治损伤后关节不稳定和姿势失控。健康人进行水中运动也可促进平衡功能提升，训练疗程至少需要持续 12w，每周 2 ～ 3 次，每次 45 ～ 65min。

第四节　水中关节活动度训练概述

一、概念

关节活动度训练是指运用各种方法维持和恢复因疾病或损伤所致的关节活动功能障碍。疼痛、痉挛、挛缩或瘢痕等最易导致关节活动受限，影响关节功能；关节囊松弛亦可造成关节过度活动，关节活动度过大容易导致关节不稳定；或做某些动作时关节脱位，也是关节功能障碍之一。无论是关节活动受限还是活动度过大都需要通过训练加以改善，以恢复功能。水疗康复对关节活动受限更有优势。

影响 ROM 的因素主要有关节内因素，如关节内异物、积血、水肿及关节骨融合等；关节外因素包括疼痛、肌痉挛、软组织挛缩、瘢痕等，其中绝大多数是可非手术治疗改变的因素，康复训练是有效措施，有些因素需要先手术后康复，以便恢复 ROM。

二、ROM 训练的作用

ROM 是保持正常运动活动和身体功能的基本条件，正常 ROM 可以使运动自然流畅，减少运动损伤。

三、水中关节活动度康复训练方法

关节活动度包括主动活动度和被动活动度。在水疗康复训练前，首先要对关节活动度进行评估，关节主动活动受限而被动关节活动正常，通常与肌无力或疼痛、肿胀有关，关节周围软组织如关节囊、韧带等不是主要的受限因素，应先解决这些问题。关节被动活动受限可能受到疼痛、肿胀、肌痉挛、软组织挛缩、瘢痕形成等多因素影响，着重解决这些问题有利于改善关节活动度。当关节主动活动度和被动活动度都受限时，表明疼痛、软组织挛缩和肌无力同时存在，需要全面进行康复。

（一）关节被动活动训练

水疗康复师根据患者 ROM 受限原因可以帮助患者在水中进行关节被动活动训练，包括患者放松训练，牵拉痉挛肌肉，缓解肌紧张；水中按压痛点减痛，降低关节的保护性拘谨；水中牵伸关节或实施关节松动术，降低关节囊等关节周围软组织张力，增加关节滑液营养，

扩大 ROM；水中瘢痕按摩松解，减低关节限制；被动扩大受限关节到活动极限并保持，逐渐扩大 ROM。训练每日进行 1 次，每次每个受限关节活动 5 ~ 10 次，10 次为 1 个疗程，观察 ROM 有无改善。水温宜 36 ~ 43℃，水深根据训练部位和目的有所不同，一般建议剑突水平，躯干或上肢关节可坐位训练。Watsu 方法是运用中医按压与水疗结合的专门改善疼痛和 ROM 水中康复方法，将在第 9 章描述。

（二）主动 ROM 训练

患者可借助浮力先训练无负重条件下肌肉力量和 ROM，逐渐增加对抗水的流动性或湍流、涡流条件下增强肌力和 ROM；训练也可借助辅助器具进行，比如泡沫棒、脚蹼、蹬车等改善患部肌力和 ROM。水温在 28 ~ 36℃，水深根据训练部位和目的确定，一般在齐剑突水平或齐胸水平。

注意事项：如果有关节肿胀、疼痛应优先处理，可应用局部水疗、冷热水交替水疗进行消肿止痛治疗；如果是慢性疼痛，肿胀不明显，一般选用温热水疗促进血液循环，减低疼痛，改善 ROM；对烧伤瘢痕或手术瘢痕等感觉缺失患者，要注意调控水温在 33 ~ 36℃，不要引起烫伤；关节手术或其他手术后 ROM 训练时，要保障伤口愈合且无感染条件下开始；在水中获得 ROM 要求患者在陆地保持训练，以巩固疗效。

四、水中 ROM 训练的临床应用

水中 ROM 训练的优势在于浮力、水温和水深的协同作用可以发挥陆上训练难以实现的早期康复、难治性康复效果，因此，水疗康复在扩大受限的 ROM 中可应用于临床各科，如神经康复中脑卒中康复、帕金森病康复、脑瘫康复、截瘫康复；肌肉骨骼损伤康复如韧带修复手术后早期（ACL 术后）、跟腱断裂修复术后早期、关节术后早期训练等；退行性骨关节病如膝骨关节炎等；风湿性疾病如类风湿关节炎、强直性脊柱炎等；重症后恢复 ROM 的康复训练等，有广泛的临床应用范围。

（邱继文）

○ 测验题 ○

---

1. 水中有氧训练的常用方法有（   ）

    A. 游泳、骑车、浸泡、水中健身操等　　B. 游泳、骑车、步行、水中健身操等

    C. 游泳、骑车、喷淋、水中健身操等　　D. 游泳、骑车、按摩、水中健身操等

2. 关于水中力量训练中阻力来源，不正确的是（   ）

    A. 浮力　　B. 水深　　C. 水温　　D. 水流

3. 运用器械辅助水中抗阻训练时基本原则不包括（   ）

    A. 增加浮力器械　　B. 增加与水接触面积的器械　　C. 增加水温的器械

    D. 增加训练时水流流动的器械

4. 水中平衡训练的优势有（   ）

    A. 水的浮力　　B. 水的不稳定性　　C. 水的温度可变　　D. 水深调节

5. 水中骑车可以改善（   ）

    A. 有氧耐力　　B. 肌肉耐力　　C. 下肢协调性　　D. 下肢 ROM

6. 患者，男，80 岁，有糖尿病病史 10 年，血糖控制较好。主诉近 1 年走路无力，跌倒 1 次，未受伤，1w 前医院查体未见明显异常，来诊。 请问：如果为患者制订水疗康复处方前需要进行的工作包括（　　）

　　A. 进行问诊和阅读他的体检报告　　B. 进行跌倒评估

　　C. 进行感觉和运动功能评估　　D. 进行神经功能评估

7. 请给出该患者水疗康复训练内容（　　）

　　A. 防跌倒教育　　B. 上下肢肌肉力量训练　　C. 下肢 ROM 训练　　D. 平衡训练

8. 该患者具体的水疗力量训练方法是（　　）

　　A. 水中骑车训练　　B. 不同体位下水中上肢力量训练　　C. 扶杠水中高抬腿原地踏步训练

　　　D. 在小腿绑浮力物，水中腿前屈、后伸、外展和内收训练

9. 该患者具体的水中平衡训练方法有（　　）

　　A. 水中往返行走，左右转身训练　　B. 水中骑车训练

　　C. 水中抛接球训练　　D. 水中平衡垫训练

10. 该患者训练中注意事项有（　　）

　　A. 量力而行，循序渐进　　B. 加以保护，避免跌倒

　　C. 水温 33～38℃，水深齐剑突水平　　D. 训练后检查下肢有无损伤

参考答案： 1. B　2. C　3. C　4. ABCD　5. ABCD　6. ABCD　7. ABCD　8. BCD　9.ACD　10. ABCD

参考文献

黄力平 , 张钧 ,2022. 体育康复 . 2 版 . 北京 : 高等教育出版社 .

纪树荣 ,2011. 运动疗法技术学 . 2 版 . 北京 : 华夏出版社 .

王雪强 , 王于领 ,2022. 运动疗法 . 北京 : 高等教育出版社 .

FAÍL LB, MARINHO DA, MARQUES EA, et al., 2022, Benefits of aquatic exercise in adults with and without chronic disease-A systematic review with meta-analysis. Scand J Med Sci Sports, 32(3): 465-486.

GRGIC J, 2023. Effects of post-exercise cold-water immersion on resistance training-induced gains in muscular strength: a meta-analysis. Eur J Sport Sci, 23(3): 372-380.

LI D, CHEN P, 2021. Effects of aquatic exercise and land-based exercise on cardiorespiratory fitness, motor function, balance, and functional independence in stroke patients-A meta-analysis of randomized controlled trials. Brain Sci, 11(8): 1097.

OIKONOMOU E, SIASOS G, MARINOS G, et al., 2021. High-intensity endurance and strength training in water polo olympic team players: impact on arterial wall properties. Cardiology, 146(1): 119-126.

PARK H K, LEE H J, LEE S J, et al., 2019. Land-based and aquatic trunk exercise program improve trunk control, balance and activities of daily living ability in stroke: a randomized clinical trial. Eur J Phys Rehabil Med, 55(6): 687-694.

WIRTH K, KEINER M, FUHRMANN S, et al., 2022. Strength training in swimming. Nimmerichter A, Haff GG.Int J Environ Res Public Health, 19(9): 5369.

第7章 Halliwick 疗法

第一节 Halliwick 的关键要素

Halliwick 理念（Halliwick concept）对于水疗康复来说具有深远的意义及影响。Halliwick 理念是指一种用来教授所有人，尤其是那些有运动功能障碍或学习能力障碍的残疾人，学会水中活动，最终能够在水中独立运动及游泳的技术体系和治疗理念。现代 Halliwick 理念主要由两大系统组成，即"十点程序（the ten point programme）"和"水中特殊治疗（water specific therapy，WST）"。"十点程序"主要用于教授游泳技能，其背后的设计逻辑是旨在使"游泳者"从最初接触水环境开始，自然合理地过渡到可以独立在水中进行基础的游泳。"水中特殊治疗"则侧重于治疗身体功能障碍和结构缺陷。两者间无严格界限，在应用时互为补充。

一、核心理念

Halliwick 基于"机会平等"理念，将水中训练对象称为"游泳者"，不论他能否独立游泳，功能障碍者与正常人有同等的参与机会与权利，且每个人都能参与水中活动并从中获益。

许多训练对象在陆地上需要使用轮椅、拐杖等辅助器具，为了使其能在水中摆脱外在限制以获得最大程度的功能独立和身心自由，Halliwick 理念提倡在整个学习过程中不借助任何辅助设备（如游泳圈、救生衣、漂浮物等），而是采取"一对一"的治疗模式，即一个指导者帮助一个游泳者，由指导者实时给予游泳者适当的最小支持，直至其完全独立在水中活动。此外，Halliwick 理念非常重视小组训练，多人同时训练可以提高游泳者训练的动力及效率，还可以为游泳者们创造彼此学习、交流、社会交往的环境。在小组训练中，可依据游泳者的年龄、水中活动能力及兴趣爱好等进行分组，不同功能水平的小组接受不同难度的训练，而同一小组内的每位患者所接受的训练内容大体一致。

二、理论基础

Halliwick 理念具有扎实的理论基础和丰富的实践技术，并能很好地与《国际功能、残疾和健康分类》关联。Halliwick 理念的理论基础主要为流体力学和人体力学。Halliwick 理念运用最多的是一种特殊的流体力学原理——定倾中心效应（metacentric effect），定倾中心是指浮体因受外力倾斜后浮力作用线与浮轴的交点，浮体稳定与否，取决于其重心与定倾中心的相对位置。Halliwick 技术的精华在于利用定倾中心效应产生的旋转力矩来进行各个维度的旋转训练，如横向旋转控制、纵向控制、联合旋转控制等。在运动理论方面 Halliwick 技术从陆上运动疗法中借鉴了大量的理论和技术，在 Halliwick 理念中，既可以利用原始反射诱发所需动作，又可以利用定倾中心效应训练平衡能力，也可以选择性地加强肢体近端及躯干中轴部位的运动控制，还可以进行等张训练、等长训练、开链运动、闭链运动等。需要注意的是，Halliwick 治疗技术并不是传统陆上运动训练在水中的重复，而是根据水环境的特点改进形成。为易化运动输出和感觉输入，Halliwick 训练大都是主动和动态的，但也有静态的成分，如特定肌肉的选择性收缩和特定关节的稳定性训练。

在发展过程中，水中特殊治疗借鉴了许多其他水疗技术和陆上康复理念，如拉格斯圈水中运动疗法、Bobath 理念、PNF 技术、运动再学习技术等，使其技术不断完善。为进一步增强疗效，Halliwick 治疗技术也常与其他水中及陆上运动疗法技术合用，如在进行儿童康复时，常与多感官治疗、引导式教育、音乐疗法等康复理念相结合，而在进行成人康复时，常与 Watsu、Ai Chi 及关节松动术等康复技术合用。

此外，Halliwick 理念还十分强调训练的趣味性及游戏在治疗中的作用，重视音乐和节律对运动学习的积极影响，提倡寓教于乐，鼓励指导者在充分了解训练对象个人能力及兴趣爱好的前提下设计具有针对性的游戏及个体化训练方案，以获得最佳治疗效果。

第二节　Halliwick "十点程序" 和水中特殊治疗

一、Halliwick "十点程序"

Halliwick "十点程序" 依次为：心理调适（mental adjustment，MA）、矢状旋转控制（sagittal rotation control，SRC）、横向旋转控制（transversal rotation control，TRC）、纵向旋转控制（longitudinal rotation control，LRC）、联合旋转控制（combined rotation control，CRC）、上浮（upthrust，Up）、静态平衡（balance in stillness，BS）、湍流中滑行（turbulent gliding，TG）、简单前进（simple progression，SP）、基本 Halliwick 动作（basic Halliwick movement，BHM）。在实际应用中，这 10 个步骤又被简化为 "心理适应" "平衡控制" 和 "运动 3 个训练阶段，也有人将其分为 4 个阶段，即心理调适阶段、平衡恢复阶段、抑制阶段和易化阶段，其中，抑制指消除不必要的运动，以保持静态平衡与体位和姿势的稳定，易化则是指从一个稳定位置启动有目的的自主运动，如游泳及前进等。

（一）心理调适

水环境对于人类来说是一个陌生的环境，在水中感到紧张、恐惧是人类的本能，使得开始阶段在水中进行活动要比在陆地上更为困难，其潜在的危险也更大（溺水、呛咳）。只有充分适应了水环境，才能保证游泳者在水中的安全，只有让患者学会在水中放松地进行活动，才能保证后续训练的有效性。因此，对初学者而言，要先经历一个心理适应阶段，其主要任务是利用各种方式（如游戏、活动、交谈等）使游泳者学会适应水的特性（浮力、静水压、黏滞性、密度、光线折射、惯性和定倾中心效应等），并学会在水环境中对突发状况做出适当的反应。心理调适是 "十点程序" 中非常重要的一个环节，应贯穿于整个学习过程。

在水中保证游泳者的安全是首要任务，正确地让游泳者掌握在水中的呼吸控制是保障安全的基础。水疗康复师应先教会游泳者如何保持安全的呼吸位置，以及在身体失去平衡时如何快速恢复平衡。安全的呼吸意味着每次吸气都应在空气中进行，而不能在水下。此外，良好的呼吸控制还需要良好的头颈部及躯干控制，以使口鼻能在合适的时间露出水面。

呼吸控制的学习，既可以作为一个独立的技能进行训练，如在水面上吹气、吹乒乓球、在水中屏气和吐气（图 7-1 和图 7-2）等，也可以与其他训练结合起来，如与游泳动作结合进行肢体动作及呼吸的配合训练，或坐于浅处池底练习呼吸控制。

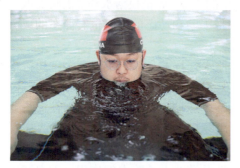

图 7-1　屏气

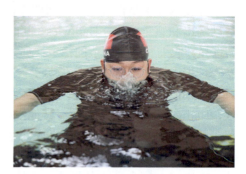

图 7-2　吐气

（二）矢状旋转控制

矢状旋转是指沿矢状轴在冠状面内向左右两侧的转动。例如，直立位下颈部侧屈以使耳朵浸于水中；直立位下向侧方移动；直立位下向左右侧屈身体或进行体重转移；侧卧位两腿交替进行蹬车动作并沿矢状轴摆动；坐位下进行重心转移和躯干侧屈拉伸（图 7-3 ～图 7-5）。

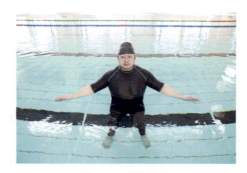

图 7-3　直立体位

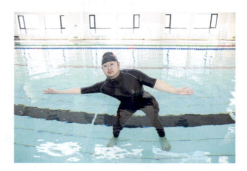

图 7-4　向右侧屈转移重心

（三）横向旋转控制

横向旋转是指沿冠状轴在矢状面内向前后方向的转动。例如，直立位低头吹泡泡；从直立位转换体位到仰漂于水面；从仰卧漂浮位恢复到直立位；维持稳定的直立姿势并避免身体前后晃动，避免跌倒及后退；在水疗康复师支撑下身体沿冠状轴前后摆动等（图 7-6 ～图 7-8）。

（四）纵向旋转控制

纵向旋转是指沿垂直轴在横断面内的转动，可在直立位或水平卧位进行。例如，直立位下原地转动（向后、向左、向右等）；从面部浸于水下的俯卧漂浮位转换到面朝上的仰卧漂浮位；游泳时旋转躯干以进行呼吸；两腿交替屈伸使身体沿垂直轴转动等（图 7-9 ～图 7-11）。

（五）联合旋转控制

联合旋转控制是指将矢状旋转控制、横向旋转控制和纵向旋转控制 3 种旋转动作任意结合的能力，可使游泳者在水中控制各个自由度的运动。例如，从池边坐位进入泳池向前漂浮并旋转至仰卧漂浮位；向前倒下时旋转躯体恢复至仰卧位；抓住池边的扶手并站起来；游向池边时改变方向等。

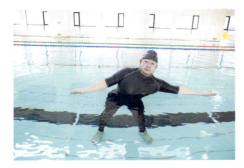

图 7-5　向左侧屈转移重心

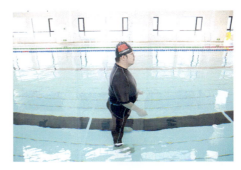

图 7-6　直立体位

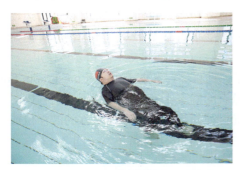

图 7-7　向背侧躺倒（一）

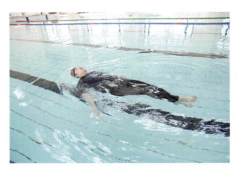

图 7-8　向背侧躺倒（二）

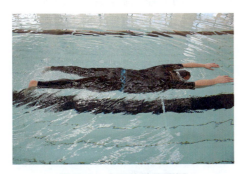

图 7-9　水平俯卧位漂浮

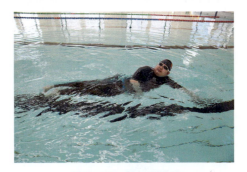

图 7-10　翻向仰卧位

（六）上浮

在浮力的作用下，任何比重＜1 的物体浸于水中时都会上浮。人体的平均比重为 0.974，因此，大多数人都可漂浮于水面上。该阶段的主要任务是让游泳者相信水能支撑自己漂起来，因为人们一般都认为自己会在水中沉下去，经过正确的引导和尝试，学习者会渐渐意识到他们会在水中浮起来而非沉下去。

上浮的例子有：游泳者用足蹬离池底并且感受到水可以将他们托起来（兔子跳）；从池底捡东西并体会被浮力带到水面的感觉（池底捡物）；潜水时很难一直待在水下，放松便能漂向水面等（图 7-12）。

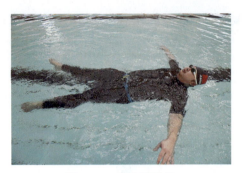

图 7-11　翻向仰卧位

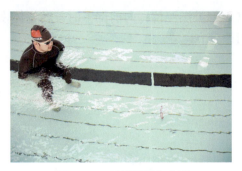

图 7-12　兔子跳飘向水面

（七）静态平衡

静态平衡是指在水中保持一个静止放松的身体位置及姿势并能维持一段时间，该阶段的训练可在各种体位（如仰卧位、俯卧位、坐位、直立位等）进行。"先平衡、后运动"，良好的平衡控制是其他活动的基础，良好的平衡要求受训者在精神及身体控制上都达到独立。也有人称此阶段为"抑制阶段"，即通过抑制不必要的运动来保持平衡和姿势稳定。

漂浮是静态平衡的一个例子，如水平位漂浮、垂直漂浮和蘑菇漂浮（mushroom float），蘑菇漂浮指双手抱膝、背朝上漂浮于水面。当患者的静态平衡能力提高到一定程度时，水疗康复师可利用湍流或定倾中心效应对其进行干扰，如患者保持沿中线对称的漂浮位或直立站立位，水疗康复师通过制造湍流对其进行干扰，并嘱患者尽力保持不动（图 7-13）。

（八）湍流中滑行

进行湍流中滑行时，水疗康复师用手在患者的肩部下方制造湍流并向后移动，通过湍流带动仰漂于水面的患者移动，水疗康复师和患者之间没有任何肢体接触，运动完全通过湍流的引导来实现。滑行中患者必须能够有效控制不必要的身体转动且不能做任何推进动作（图 7-14）。

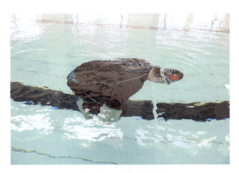

图 7-13　蘑菇漂浮

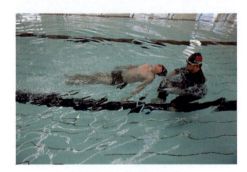

图 7-14　湍流中滑行

（九）简单前进

简单前进是指做简单的推进动作，可以是上肢、下肢或躯干的运动。例如，在水平仰卧位下，通过两手划水或腿部上下打水来向前推进（图 7-15）。

（十）基础游泳动作

基础游泳动作，需要更为复杂的协调运动，通常包括手臂出水、入水、抱水、划水、腿部打水和滑行等, 如简化式蛙泳等 (图 7-16)。

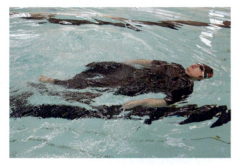
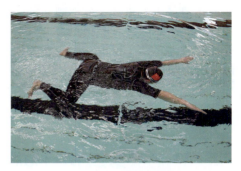

图 7-15 四肢打水简单前行   图 7-16 简单蛙泳动作

　　掌握上述 "十点程序" 中的所有技能后, 患者便可在水中获得功能独立, 能够参加各种各样的水中活动, 如游戏、潜水、游泳、比赛等。需要说明的是, 上述 10 个步骤并非界限严格的独立内容, 而是有所重叠; 训练也无须严格按顺序进行, 可根据患者的具体情况灵活掌握, 对训练内容及顺序进行个体化调整。

二、水中特殊治疗

　　Halliwick "十点程序" 的主要目的是使游泳者可以独立在水中游泳, 而在临床康复治疗中, 掌握游泳技能并不是患者亟待解决的问题。水疗康复师的最终目的也不是教会患者游泳, 而是改善患者的功能障碍。因此, Halliwick 高级课程中加入了许多实用的治疗技术, 使水疗康复师能够更好地借助水环境的特性来改善运动训练效果。基于水环境和水中运动的特点, Halliwick 理念将平衡控制和核心稳定性作为其主要关注点。因此, 下面着重介绍水中障碍训练和水中核心稳定性训练。

(一) 水中障碍训练

　　水环境是训练平衡功能的理想介质。因为在水中运动时, 受到的阻力与运动速度之间的关系是非线性的, 阻力的增加是速度平方 (v^2) 的函数。一旦速度翻倍, 相应的阻力就会翻 4 倍。黏滞阻力可以抵消惯性动量, 降低运动速度, 增加患者反应时间。加上浮力对身体的支托作用, 在水中失去平衡而跌倒这一过程将被 "放慢", 也就是说患者有更多的时间来努力尝试调整身体的平衡, 也可以更好地体会和练习某些动作, 同时可以大大降低跌伤的风险。在练习某些动作时, 可以加大运动的幅度, 即使在接近甚至超过稳定性极限后, 也不会害怕跌倒。

　　障碍训练利用结构化或个体化的障碍场地来训练患者在障碍环境中的平衡和协调能力。障碍训练有助于改善平衡和协调功能, 并能降低跌倒风险。Halliwick 理念将陆上障碍训练引入水疗之中, 借助水中平衡板、水中平行杠及各式各样的水下障碍物等搭建的障碍场地, 可在水中模拟日常生活环境进行各种障碍训练, 以便在一个较为安全的环境中进行针对性的平衡策略练习。训练时难度渐增, 由静态到动态, 由辅助到独立, 由深水区到浅水区。系统性水中障碍课程, 在改善平衡功能, 尤其在老年人跌倒预防方面很有意义, 与陆上障碍训练相互配合, 疗效更佳。

（二）水中核心稳定性训练

Halliwick 理念十分重视姿势控制训练。早在创始之初，Halliwick 理念的创始人就观察到姿势稳定性差是导致患者"不稳定、不安全、不独立"的主要原因。良好的姿势稳定性是在水中安全而独立地运动（行走、跑步、游泳等）的基础。"十点程序"的核心思想便是先获得稳定的姿势控制，而后进行独立运动。

作为"十点程序"的延续，水中特殊治疗中更加强调姿势控制与核心肌群的强化训练，其内容包括一系列的核心稳定性训练。Halliwick 理念更加强调水中核心稳定性训练。

第三节　Halliwick 的临床应用

Halliwick 理念推荐使用"以解决问题为中心的方法"进行临床推理，通过有序分析每位患者的潜能和限制条件，从 Halliwick "十点程序"和水中特殊治疗中选择相应的治疗项目，并以一定的组合顺序对疾病进行系统性干预，以帮助患者提高功能独立水平。

需要说明的是，每一治疗项目都有多方面的训练效果；同一项目应用于不同的患者时，其侧重点不同。因此，在选择 Halliwick 理念进行训练时应根据每位患者的具体情况对每一项目进行综合分析，以制订出具有针对性的个体化治疗计划。例如，横向旋转控制在感觉方面，可改善视觉追踪、促进平衡觉等感觉整合；在运动方面，可促进上肢伸展动作与躯干屈曲动作的协调，并通过更好的腹部活动促进直立位下的躯体稳定性；在认知方面，可减少仰卧位下的恐惧心理，使患者意识到自己可以安全地在这一姿势下活动；在呼吸方面，旋转时伴随的吐气动作（吹泡泡）可以改善呼吸控制。

Halliwick 理念在临床上可应用于各种疾病的临床康复中。Terrens 等的研究显示，Halliwick 理念对于帕金森病患者来说是一种可行且安全的治疗方式，并有助于帕金森病患者的肌肉放松。Vivas 等的研究发现，与常规陆上康复相比，以 Halliwick 技术为主的水中运动疗法在改善帕金森病患者姿势稳定性及姿势控制方面效果更佳。

Tripp 等的研究评估了 Halliwick 理念对脑卒中患者平衡和姿势稳定性的影响，随机将患者分为两组，一组采用 Halliwick 理念结合传统疗法，另一组采用传统疗法，每周 5 次，每次 45min。在 2w 的试验后，Halliwick 组在步行能力和平衡功能方面表现出更大的改善。Noh 等对脑卒中患者进行了一项水中康复与陆上治疗的对比，结果显示使用水中太极技术和 Halliwick 理念的水中康复组在平衡功能及膝关节屈肌肌力方面优于陆上康复组。

Ballington 等使用 Halliwick "十点程序"对脑瘫患者进行治疗，结果显示为期 8w 的 Halliwick 治疗可以提高脑瘫患儿的粗大运动功能。侯晓晖等的研究显示，在常规康复疗法的基础上运用 Halliwick 技术，能明显改善痉挛型脑瘫患儿的步态功能。Rachel 等的一项关于水疗对于自闭症儿童的 Meta 研究显示，以 Halliwick 方法为基础的水疗干预可能有效地改善自闭症儿童的社会交往能力和行为。

Halliwick 技术也应用于纤维肌痛、脊柱侧弯、风湿性关节炎、骨性关节炎、下腰痛等的康复治疗中。

Halliwick 理念是在综合了流体力学、生物力学、神经生理学、心理学、教育学等背景知识基础上开发的一种"心理 - 感觉 - 运动学习策略"。作为一种重要的水疗技术，Halliwick 理念已被广泛应用于小儿脑瘫、脑卒中、脊髓损伤、运动损伤等疾病的康复治疗及正常人群的健身锻炼中。Halliwick 技术通过有针对性的水中运动，结合水的理化性质及机械刺激来增强肌力、提高耐力、扩大关节活动度、改善姿势和运动控制、增强平衡及协调能力、提高心肺功能、促进感觉整合。Halliwick 理念理论扎实、操作性强、疗效确切，在国外水疗康复中应用十分广泛，有"水中 Bobath 疗法"之誉。

（王轶钊　赵 骅）

⟡ 测验题 ⟡

1. Halliwick 旋转技术理念运用最经典的特殊的流体力学原理是（　　）

   A. 液体静力学　B. 涡量拟能　C. 速度环量　D. 定倾中心效应

2. Halliwick 理念将水中训练对象称作（　　）

   A. 患者　B. 功能障碍者　C. 游泳者　D. 非健康客户

3. 以下属于 Halliwick "十点程序" 中心理调适的是（　　）

   A. 坐在水中和其他患者聊天　B. 在水面下吐气　C. 在水中抛接球

   D. 把漂浮在水面上的乒乓球吹走

4. 矢状旋转是指沿矢状轴在（　　）内向左右两侧的转动

   A. 冠状面　B. 矢状面　C. 水平面　D. 垂直面

5. 以下属于横向旋转控制的是（　　）

   A. 站立在水中，然后身体向后仰，躺在水面上　B. 在水中半蹲

   C. 直立位下向左右侧屈身体　D. 在水中练习"向右转"

6. 某人在水中进行蛙泳练习，又转换成仰泳，最终站立于水中，属于 Halliwick "十点程序" 中的（　　）

   A. 矢状旋转控制　B. 横向旋转控制　C. 混合旋转控制　D. 纵向旋转控制

7. 以下 4 位患者，可以使用 Halliwick 理念的是（　　）

   A. 脑卒中患者，运动性失语　B. 颅脑损伤患者，气管切开未愈合

   C. 脊髓损伤患者，大小便失禁　D. 帕金森病患者

8. 在进行 Halliwick "十点程序" 中的"湍流中滑行"练习时，滑行的动力来源于（　　）

   A. 水疗康复师的牵引　B. 水疗康复师制造的湍流　C. 患者肢体的运动　D. 以上都不是

9. Halliwick "十点程序" 的目的是使"游泳者"（　　）

   A. 恢复步行能力　B. 提高呼吸控制能力　C. 改善患者感觉功能

   D. 独立在水中进行基础的游泳

10. Halliwick 技术通过有针对性的水中运动，结合水的理化性质及机械刺激，可以起到的作用是（　　）

   A. 增强肌力、提高耐力　B. 改善姿势和运动控制　C. 增强平衡及协调能力

   D. 促进感觉整合

参考答案： 1. D　2. C　3. ABCD　4. A　5. A　6. C　7. AD　8. B　9. D　10. ABCD

参考文献

崔尧, 丛芳, 金龙, 2013. Halliwick 理念及其在水疗康复中的应用. 中国康复理论与实践, 3: 239-245.

顾旭东, 2022. 临床实用水疗学. 北京: 人民卫生出版社

侯晓晖, 万宇, 李初阳, 等, 2010. Halliwick 技术对学龄期痉挛型脑瘫儿童步态的影响. 中国康复医学杂志, 25(9): 870-874.

唐丹, 2018. 实用水疗技术. 北京: 人民卫生出版社.

BECKER B E, 2020. Aquatic therapy in contemporary neurorehabilitation: an update. PM&R, 12(12): 1251-1259.

BECKER B E, COLE A J, 2014. 综合水疗学. 3 版. 黄东锋, 李建新, 王宁华, 等译. 北京: 金盾出版社.

FLORIAN T, KARSTEN K, 2014. Effects of an aquatic therapy approach(halliwick–therapy)on functional mobility in subacute stroke patients: a randomized controlled trial. Clinical Rehabilitation, 28(5): 432-439.

HASTINGS P, 2010. The Halliwick concept: Developing the teaching of swimming to disabled people. Interconnections Quarterly Journal, 8: 1-3.

LAMBECK J F, GAMPER U N, 2011. The halliwick concept. Comprehensive Aquatic Therapy. 3rd ed. Pullman, WA: Washington State University Publishing.

MORTIMER R, PRIVOPOULOS M, KUMAR S, 2014. The effectiveness of hydrotherapy in the treatment of social and behavioral aspects of children with autism spectrum disorders: A systematic review. Journal of Multidisciplinary Healthcare, 7(1): 93-104.

NAIDOO R, BALLINGTON S J, 2018. The carry–over effect of an aquatic–based intervention in children with cerebral palsy. African Journal of Disability, 7: 361.

NOH D K, LIM J Y, SHIN H I, et al., 2008. The effect of aquatic therapy on postural balance and muscle strength in stroke survivors––a randomized controlled pilot trial. Clinical Rehabilitation, 22(10-11): 966-976.

TERRENS A F, SOH S E, MORGAN P, 2020. The safety and feasibility of a Halliwick style of aquatic physiotherapy for falls and balance dysfunction in people with Parkinson's disease: a single blind pilot trial. PloS one, 15(7): e0236391.

第 8 章

拉格斯圈法水中运动

第一节　拉格斯圈法水中运动概述

拉格斯圈法（Bad Ragaz ring method，BRRM）是主动性的有针对的进行一对一治疗的水中运动疗法。在水中治疗过程中，水疗康复师会为患者提供一个固定的阻力点，利用拉格斯圈等浮力设备为患者提供支撑，让其主动进行抗阻运动的运动治疗模式。

一、背景

BRRM 的治疗理念最初是在 20 世纪 30 年代由瑞士拉格斯地区的物理治疗师研究开发，是利用水的物理特性，结合水疗的早期技术，加强和调动水中浮力与阻力，并结合人体运动的治疗方法。20 世纪 50 年代和 60 年代，美国神经生理学家 Herman Kabat 及其助手基于本体感觉神经肌肉促进疗法（proprioceptive neuromuscular facilitation，PNF）的原则建立 BRRM，该方法注重强化本体感觉和动态抗阻运动（Kabat，1953），由 Davies 于 1967 年出版。随着 PNF 技术的发展，三维活动被欧洲治疗师引入水中治疗中。Egger 在原有运动模式基础上进行了拓展创新，新方法中融合了泳圈模式，形成新的 BRRM，并于 1991 年出版。

BRRM 是基于 PNF 原则强化本体感觉和动态抗阻运动模式的水中康复方法，又被认为是"水中 PNF"。BRRM 更是一个系统的物理治疗概念，利用特定的技术在控制疼痛和肌肉放松方面有非常显著的疗效。

二、治疗机制和力学原理

生物力学、流体力学和神经生理学的知识为 BRRM 提供了坚实的理论依据。在水中运动时，当肢体的某一关节受运动强度、速度、方向发生改变时，邻近关节受其影响发生一系列连续的运动，进而使身体的平衡状态发生改变，迫使身体根据这种不稳定状态做出相应的反应，以找到新的平衡状态。这些反应可通过两种运动策略来实现。

1. 主动反作用力（推力）　患者使用运动方向相反的动作停止连续运动，被称为主动反作用力。例如，左手伸直向前，将运动环套在前方的海绵条上，驱使脊柱背伸来限制向前的运动（图 8-1）。

2. 被动反作用力　患者通过改变部分肢体的位置来平衡连续运动带来的影响，称为被动反作用力。例如，在上面的运动中，脊柱背伸是不足以使身体保持平衡的，需要提供更多相反的重力，此时，右腿后伸和在水面上右手臂屈曲、外展运动形成被动反作用力（图 8-1），进而维持身体平衡状态。

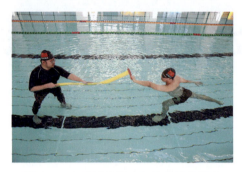

图 8-1　主动反作用力和被动反作用力

在 BRRM 中通常需同时使用主动反作用力和被动反作用力。从运动生理学的角度讲，主动反作用力非常重要。适当激活相应的模式，对正确使用 BRRM 至关重要，例如，使用单侧交互模式时，重心偏离身体中线，身体发生转动，必须使用反作用力原则来防止这种情况的发生。可以设计丰富的反作用力模式适当激活相应的需求运动。从治疗角度来讲，被动反作用力也非常重要，患者在运动过程中往往会自发出现这种反应，当患者患侧活动受限或发生疼痛时，这种自发的被动反作用力会使运动变得省力，且给患者提供一定的帮助，促使其完成动作。

3. 阻力　当身体自由漂浮在水面上时，单侧受到牵拉力，另一侧肢体或躯干也会产生类似的运动，产生转矩，导致身体向牵拉侧移动，这是水中各个方向产生的机械力导致的。在水中一旦启动运动，身体移动的速度会加快，在身后形成的湍流增加，产生的拉力也会越大，且由于水的黏滞性，导致正面压力剧增。

水中的阻力较大是因为水和空气的密度和黏滞性不同。安静状态下，水和空气的阻力比例为 1 : 14，也就是说在水中运动的阻力至少是空气中运动的 14 倍，BRRM 中常借助这些机械力作为阻力。由于患者在水中会承受较大阻力，故 BRRM 治疗过程要始终保持患者浮在水面上。

三、BRRM 与 PNF

BRRM 是基于 PNF 原则而建立，BRRM 中运用了不少 PNF 技术，比如调整阻力、牵引、挤压等。但是，BRRM 和 PNF 技术又存在诸多不同之处。

1. 位置　PNF 是一种特定在陆上使用的治疗方法，通常使患者固定不动或保持一个相对稳定的支撑面上，由水疗康复师变换位置，对患者施加阻力引导动作增加患者运动能力和保持稳定的能力。BRRM 则在水中进行，水疗康复师位置相对固定，通过控制患者靠近或远离水疗康复师而达到治疗目的。

2. 牵拉　PNF 技术牵拉刺激可引起肌肉产生牵张反射，可充分延长肌肉的起点和止点间距离；BRRM 在水中进行，在漂浮时，因水的黏滞特性，不能快速牵张肌肉在最大程度上牵拉肌肉的起点和止点，肌肉张力无法得到有效的释放，不能形成 PNF 技术中的牵张反射。

3. 关节活动　PNF 技术对关节进行牵引、挤压及一些特定技术，激活关节周围的神经、肌肉，促进关节伸展，可以做到最大关节活动范围。BRRM 由于水疗康复师全程在水中进行操作，受水的阻力影响，往往不是在所有的运动模式中都能达到最大关节活动范围。通常，只有部分 PNF 技术动作可应用到 BRRM 中（表 8-1）。

表 8-1　BRRM 中 PNF 技术应用

PNF 技术		在 BRRM 中的应用
基本手法技术	手法接触	正确的控制与触摸刺激患者皮肤、肌肉、本体感受器，诱使患者向所需方向进行运动
	牵引和挤压	通过牵引和挤压刺激关节感受器，促进关节的稳定及抗阻肌群的收缩
	最大阻力	根据患者的能力调节运动过程中施加的阻力，使患者自身可完成关节活动范围内的运动
	扩散和强化	刺激反应的传播，对一侧肢体进行一定形式的抗阻运动后，强化其他肢体的收缩
	口令与交流	控制言语的语气与速度，刺激患者完成相关动作，提高动作质量
特殊手法技术	节律启动	沿运动方向被动地、反复给患者运动感觉的输入，诱导患者主动进行该方向运动及抗阻运动
	动态逆转	在患者维持主动朝着一个方向运动的情况下，转换到向相反的方向，运动过程中关节和肌肉保持不放松，增加肌力和协调能力
	重复收缩	在一定范围内反复牵拉主动肌，增加其收缩能力
	等张组合	连续做等张向心、离心和稳定性活动，整个运动过程不放松。增加主动关节活动度和肌肉力量
	收缩 - 放松	功能受限的肌肉在进行等张抗阻收缩后放松，再沿原来的方向进一步运动后放松，重复之前的动作，直到关节活动度不再增加，有助于增加患者关节活动度
	维持 - 放松	水疗康复师被动活动患者达到最大关节活动度后，让患者做抗阻运动，适当调节阻力，维持 5s 后放松，有利于增加患者关节活动度

第二节　拉格斯圈法运动模式

BRRM 分为上肢、躯干和下肢几种运动模式，也可分为单侧或双侧运动模式，其中双侧运动模式又分为对称运动模式和不对称运动模式。

一、BRRM 治疗的稳定因素

（一）水疗康复师控制的位置

水疗康复师控制的位置，是 BRRM 中最重要的稳定因素。在 BRRM 治疗过程中，患者运动都是围绕水疗康复师作为运动中心点。水疗康复师在水中体位非常重要，体位过深会影响其稳定性，故水疗康复师在水中站立时水深应不超过第 9 胸椎，髋关节和膝关节略屈曲，保持自身稳定性。

（二）患者的稳定性支撑

患者治疗体位：在 BRRM 治疗过程中，患者全程需仰卧漂浮在水面上。

在 BRRM 中需借助浮力颈枕、泳圈等浮力设备为患者提供在水中治疗时的安全性和稳定性支撑，防止患者在治疗过程中出现旋转。

1. 颈部　患者颈部通常用浮力颈枕或颈部救生圈为患者提供支撑。要保持颈椎处于中立位，并要保证患者能清楚听到水疗康复师的指令。

2. 臀部　通常使用泳圈或环形海绵条为患者提供躯干支撑。值得注意的是，泳圈位置应放在骶骨中心部（骨盆上缘），而不要放在腰部。水疗康复师需根据患者情况适当调节泳圈充气量，充气过多会影响患者浮在水面上的稳定性，降低肌力训练的预期效果。

3. 踝关节　通常用小泳圈或海绵条为患者踝关节提供支撑，可单侧或双侧支撑。需注意适当调节充气量，以保证患者的稳定性。

二、下肢运动模式

（一）下肢双侧不对称交互模式

下肢双侧不对称交互模式需熟悉掌握身体功能的运动链，以及它们对平衡的影响。例如，下肢双侧不对称交互模式伴随下肢等张收缩时的膝关节屈曲（右），这个模式主要是患者仰卧浮于水面移动、伸展右腿。以髋关节伸展、内收、外旋，膝关节伸展为起始位，随着膝关节屈曲，髋关节进行屈曲、外展、内旋的运动。右髋关节屈曲和外展运动的最终结束位置会使骨盆产生一系列运动，导致左髋关节向外转动；右髋关节屈曲、内旋则引起左髋关节外展。在右髋关节运动过程中，为维持身体稳定的运动模式，左髋关节要做出相应的反应（表 8-2，图 8-2 ～图 8-13）。

表 8-2　下肢双侧不对称交互模式

序号	交互模式	起始位	结束位
1	等张收缩（一侧），等长收缩（另一侧）	一侧 髋关节：伸展 – 外展 – 内旋 膝关节：伸展 踝关节：足跖屈 – 外翻 另一侧 髋关节：伸展 – 内收 – 外旋 膝关节：伸展 踝关节：足跖屈 – 内翻 图 8-2　下肢不对称 PNF 模式（一）	一侧 髋关节：屈曲 – 内收 – 外旋 膝关节：屈曲 踝关节：足背伸 – 内翻 另一侧 髋关节：伸展 – 内收 – 外旋 膝关节：伸展 踝关节：足跖屈 – 内翻 图 8-3　下肢不对称 PNF 模式（二）

续表

序号	交互模式	起始位	结束位
2	等张收缩（一侧），等长收缩（另一侧）	一侧 髋关节：伸展 – 内收 – 外旋 膝关节：伸展 踝关节：足跖屈 – 内翻 另一侧 髋关节：伸展 – 外展 – 内旋 膝关节：伸展 踝关节：足跖屈 – 外翻 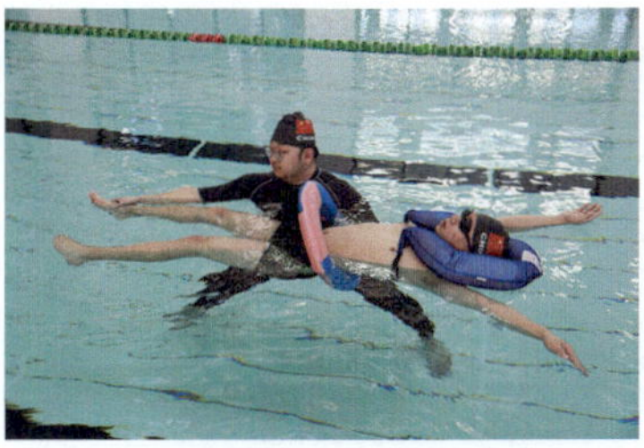 图 8–4　下肢不对称 PNF 模式（三）	一侧 髋关节：屈曲 – 外展 – 内旋 膝关节：屈曲 踝关节：足背伸 – 外翻 另一侧 髋关节：伸展 – 外展 – 内旋 膝关节：伸展 踝关节：足跖屈 – 外翻 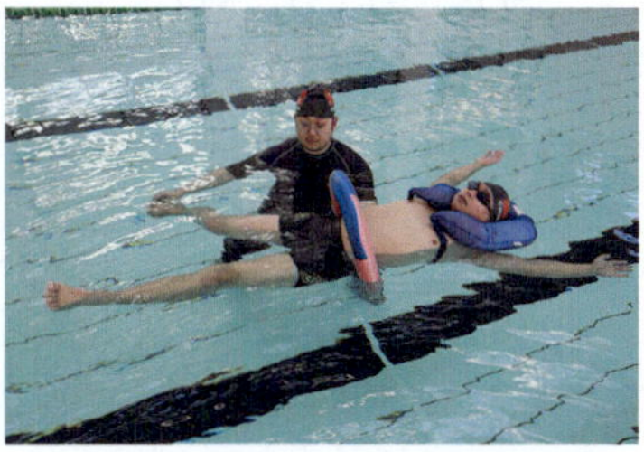 图 8–5　下肢不对称 PNF 模式（四）
3	等张收缩（一侧），等长收缩（另一侧）	一侧 髋关节：屈曲 – 外展 – 内旋 膝关节：伸展 踝关节：足背伸 – 外翻 另一侧 髋关节：屈曲 – 内收 – 外旋 膝关节：伸展 踝关节：足背伸 – 内翻 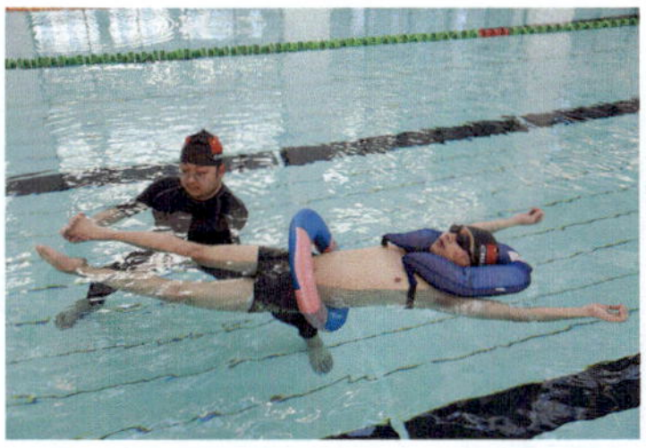 图 8–6　下肢不对称 PNF 模式（五）	一侧 髋关节：伸展 – 内收 – 外旋 膝关节：屈曲 踝关节：足跖屈 – 内翻 另一侧 髋关节：屈曲 – 内收 – 外旋 膝关节：伸展 踝关节：足背伸 – 内翻 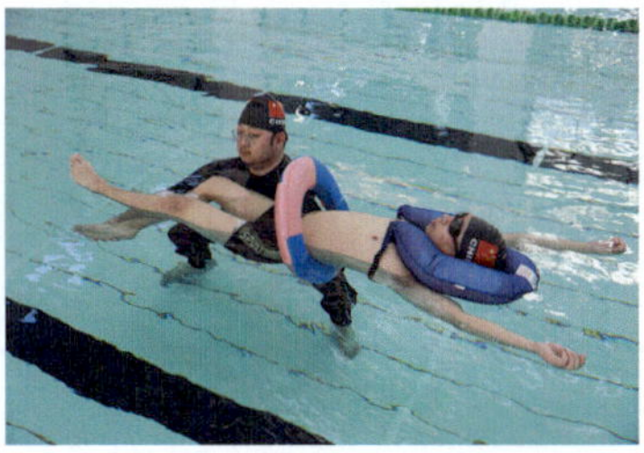 图 8–7　下肢不对称 PNF 模式（六）

续表

序号	交互模式	起始位	结束位
4	等张收缩（一侧），等长收缩（另一侧）	一侧 髋关节：屈曲－内收－外旋 膝关节：伸展 踝关节：足背伸－内翻 另一侧 髋关节：屈曲－外展－内旋 膝关节：伸展 踝关节：足背伸－外翻 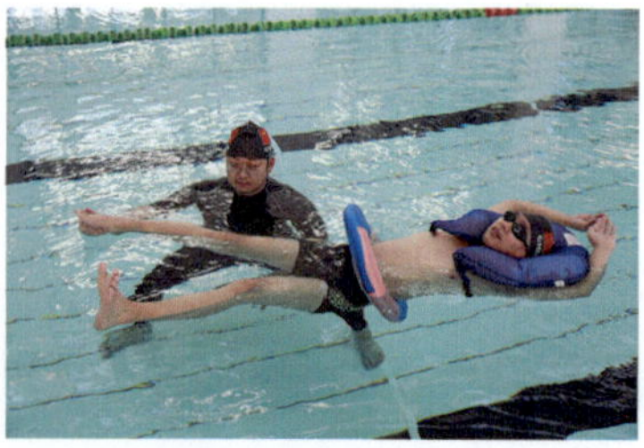 图 8-8　下肢不对称 PNF 模式（七）	一侧 髋关节：伸展－外展－内旋 膝关节：屈曲 踝关节：足跖屈－外翻 另一侧 髋关节：屈曲－外展－内旋 膝关节：伸展 踝关节：足背伸－外翻 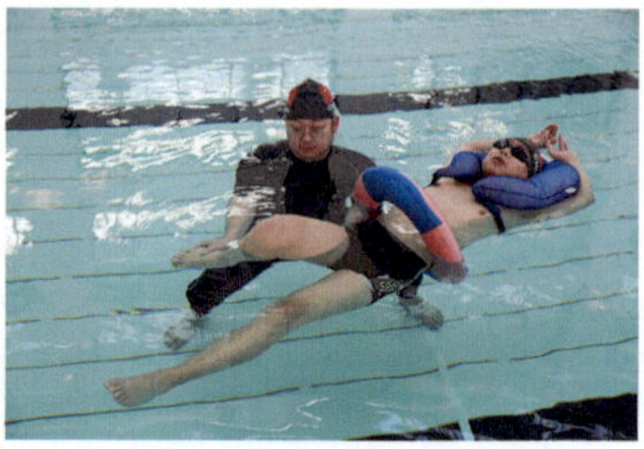 图 8-9　下肢不对称 PNF 模式（八）
5	等张收缩（一侧），等长收缩（另一侧）	一侧 髋关节：伸展－内收－外旋 膝关节：伸展 踝关节：足跖屈－内翻 另一侧 髋关节：屈曲－内收－外旋 膝关节：伸展 踝关节：足背伸－内翻 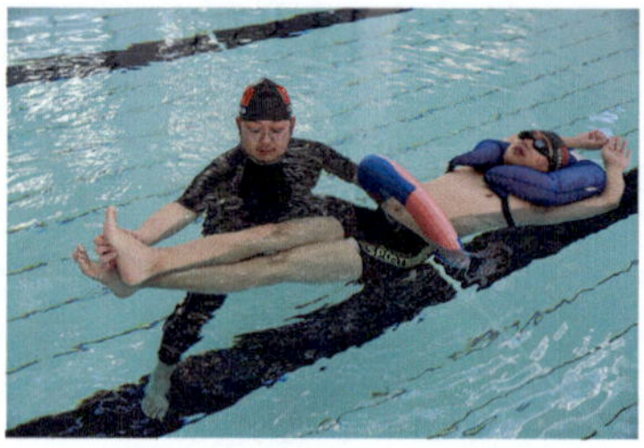 图 8-10　下肢不对称 PNF 模式（九）	一侧 髋关节：屈曲－外展－内旋 膝关节：伸展 踝关节：足背伸－外翻 另一侧 髋关节：伸展－外展－内旋 膝关节：伸展 踝关节：足跖屈－外翻 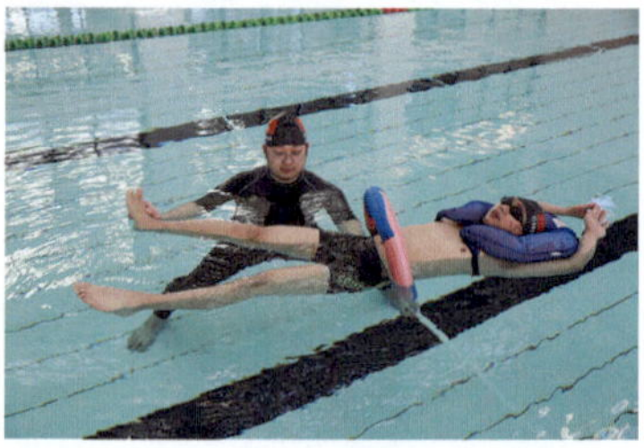 图 8-11　下肢不对称 PNF 模式（十）

续表

序号	交互模式	起始位	结束位
6	等张收缩（一侧），等长收缩（另一侧）	一侧 髋关节：屈曲 – 外展 – 内旋 膝关节：伸展 踝关节：足背伸 – 外翻 另一侧 髋关节：伸展 – 外展 – 内旋 膝关节：伸展 踝关节：足跖屈 – 外翻 图 8-12　下肢不对称 PNF 模式（十一）	一侧 髋关节：伸展 – 内收 – 外旋 膝关节：伸展 踝关节：足跖屈 – 内翻 另一侧 髋关节：屈曲 – 内收 – 外旋 膝关节：伸展 踝关节：足背伸 – 内翻 图 8-13　下肢不对称 PNF 模式（十二）

（二）下肢双侧对称模式

下肢双侧对称模式（表 8-3，图 8-14 ～图 8-27）可在膝关节伸展（无屈曲运动）的情况下进行。当运动中双腿出现内收并靠近时停止运动。在此模式中，由于躯干也参与髋关节的屈曲和伸展，所以更容易出现横向旋转。

表 8-3　下肢双侧对称模式

序号	交互模式	起始位	结束位
1	等张运动	髋关节：伸展 – 外展 – 内旋 膝关节、躯干：伸展 踝关节：足跖屈 – 外翻 图 8-14　下肢对称 PNF 模式（一）	髋关节：屈曲 – 内收 – 外旋 膝关节、躯干：屈曲 踝关节：足背伸 – 内翻 图 8-15　下肢对称 PNF 模式（二）

续表

序号	交互模式	起始位	结束位
2	等张运动	髋关节：屈曲 – 内收 – 外旋 膝关节、躯干：屈曲 踝关节：足背伸 – 内翻 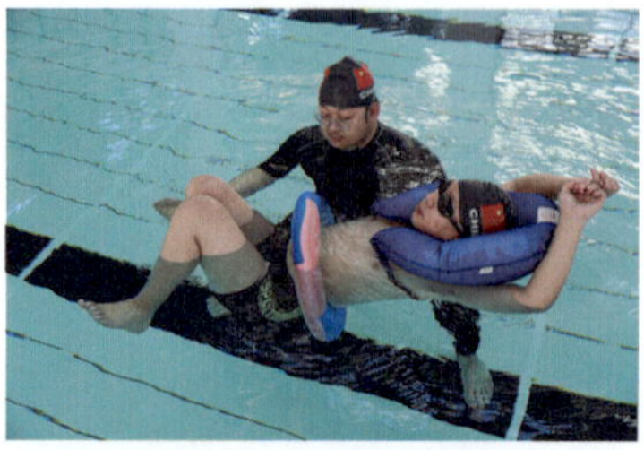 图 8-16 下肢对称 PNF 模式（三）	髋关节：伸展 – 外展 – 内旋 膝关节、躯干：伸展 踝关节：足跖屈 – 外翻 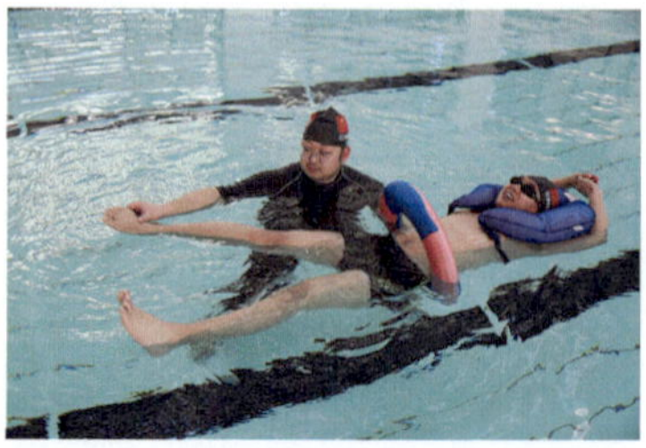 图 8-17 下肢对称 PNF 模式（四）
3	等张运动	髋关节：伸展 – 外展 – 内旋 膝关节：伸展 躯干：伸展 踝关节：足跖屈 – 外翻 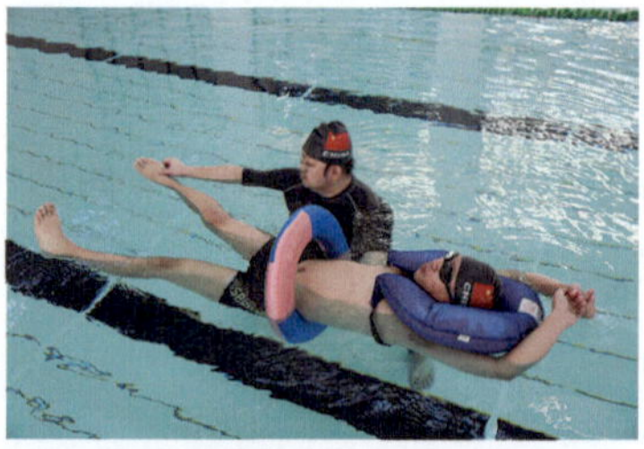 图 8-18 下肢对称 PNF 模式（五）	髋关节：屈曲 – 内收 – 外旋 膝关节：伸展 躯干：屈曲 踝关节：足背伸 – 内翻 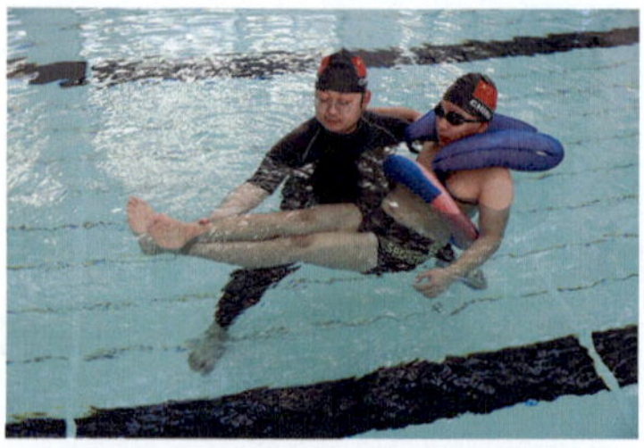 图 8-19 下肢对称 PNF 模式（六）
4	等张运动	髋关节：屈曲 – 内收 – 外旋 膝关节：伸展 躯干：屈曲 踝关节：足背伸 – 内翻 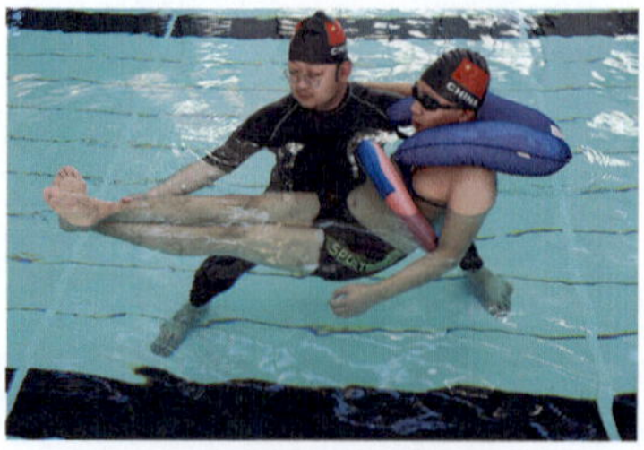 图 8-20 下肢对称 PNF 模式（七）	髋关节：伸展 – 外展 – 内旋 膝关节、躯干：伸展 踝关节：足跖屈 – 外翻 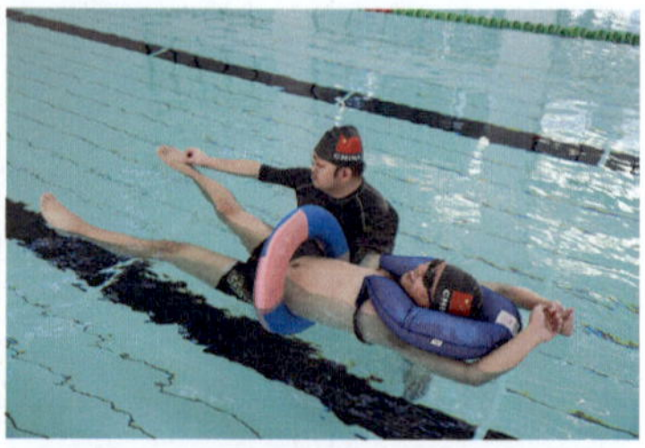 图 8-21 下肢对称 PNF 模式（八）

续表

序号	交互模式	起始位	结束位
5	等张运动	髋关节：伸展 – 内收 – 外旋 膝关节、躯干：伸展 踝关节：足跖屈 – 内翻 图 8-22　下肢对称 PNF 模式（九）	髋关节：屈曲 – 外展 – 内旋 膝关节、躯干：屈曲 踝关节：足背伸 – 外翻 图 8-23　下肢对称 PNF 模式（十）
6	等张运动	髋关节：屈曲 – 外展 – 内旋 膝关节、躯干：屈曲 踝关节：足背伸 – 外翻 图 8-24　下肢对称 PNF 模式（十一）	髋关节：伸展 – 内收 – 外旋 膝关节、躯干：伸展 踝关节：足跖屈 – 内翻 图 8-25　下肢对称 PNF 模式（十二）
7	等张运动	髋关节：伸展 – 内收 – 外旋 膝关节、躯干：伸展 踝关节：足跖屈 – 内翻 图 8-26　下肢对称 PNF 模式（十三）	髋关节：屈曲 – 外展 – 内旋 膝关节、躯干：伸展 踝关节：足背伸 – 外翻 图 8-27　下肢对称 PNF 模式（十四）

三、躯干运动模式

　　躯干稳定性是指人体在运动时，身体躯干部位有效传递能量和保持身体姿势的能力。躯干稳定性分为两种：①屈伸稳定性，是指对完成对称的上下肢运动所表现出来的躯干在矢状面中的稳定程度；②旋转稳定性，是指对于上肢和下肢进行不对称活动时，躯干在矢状面和额状面稳定性要求。

躯干稳定性不足会导致患者出现姿势控制能力下降，重心不受控制出现大幅度偏离，步行时姿势摆幅增加，影响身体平衡，增加跌倒的风险，其他部位的稳定性也会随之降低。旋转稳定性不足使身体处在扭曲状态，导致部分肌肉和关节承受过大的负荷，造成损伤，影响运动表现。躯干旋转稳定性不足会让人体在各种状态下消耗更多的能量，更容易疲劳。

躯干稳定性的提高，可以有效地确保人体在运动过程中机体成为一个有机的整体，保证完成动作时能量或力的有效传递，高质量完成动作。稳定性训练练习主要通过量的刺激来完成肌肉协调用力和对关节稳定控制的。躯干运动模式（表 8-4，图 8-28～图 8-51）主要通过结合躯干左右侧屈和躯干旋转来进行。

表 8-4　躯干运动模式

序号	模式	运动模式	起始位	结束位
1	活动双侧肢体末端	等张运动	身体呈直线 踝关节：足跖屈 图 8-28　躯干 PNF 模式（一） 图 8-30　躯干 PNF 模式（三） 图 8-32　躯干 PNF 模式（五）	身体侧向弯曲 踝关节：足背伸 图 8-29　躯干 PNF 模式（二） 图 8-31　躯干 PNF 模式（四） 图 8-33　躯干 PNF 模式（六）

续表

序号	模式	运动模式	起始位	结束位
2		等张运动	身体呈直线，骨盆或躯干旋转 30° 踝关节：足跖屈 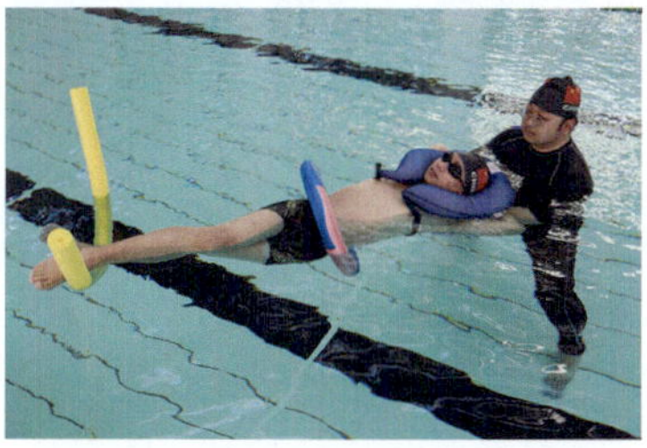 图 8-34　躯干 PNF 模式（七） 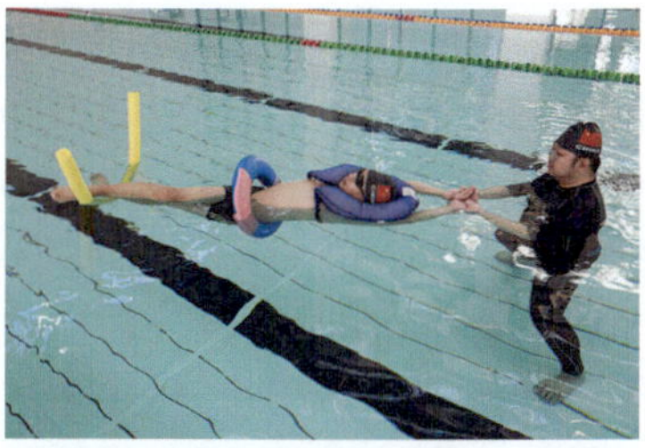 图 8-36　躯干 PNF 模式（九） 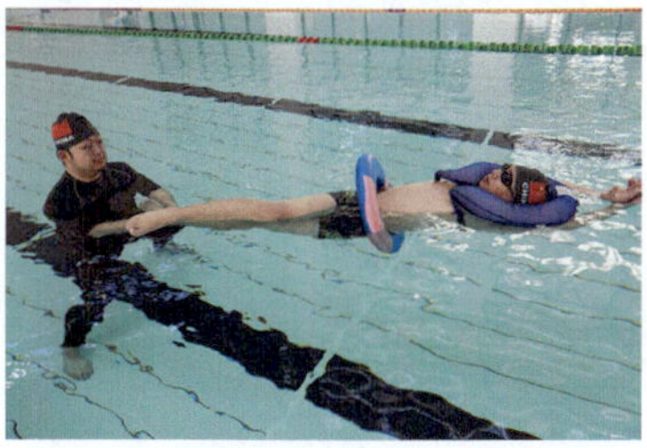 图 8-38　躯干 PNF 模式（十一）	躯干：屈曲 – 侧弯 – 旋转 踝关节：足背伸 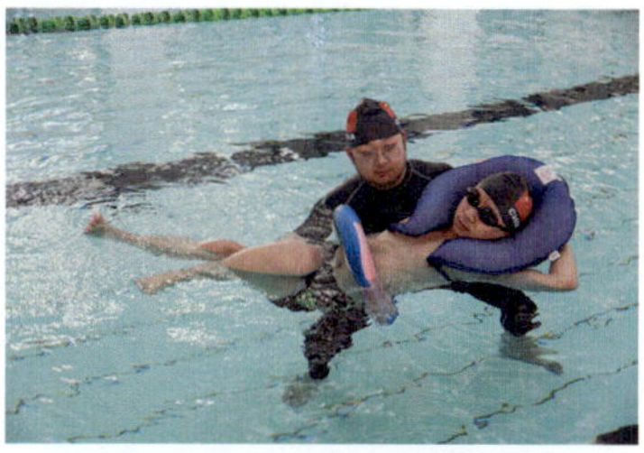 图 8-35　躯干 PNF 模式（八） 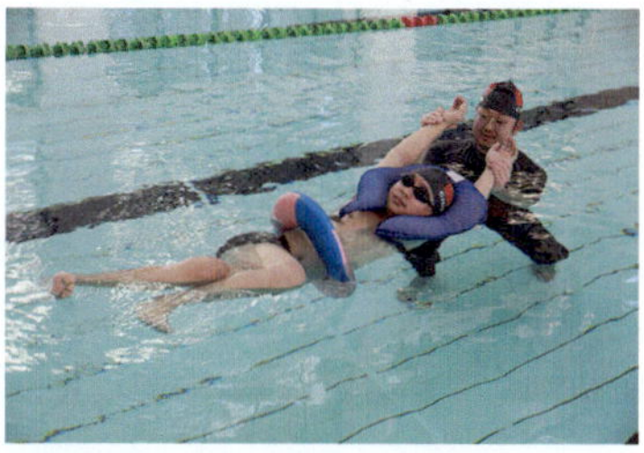 图 8-37　躯干 PNF 模式（十） 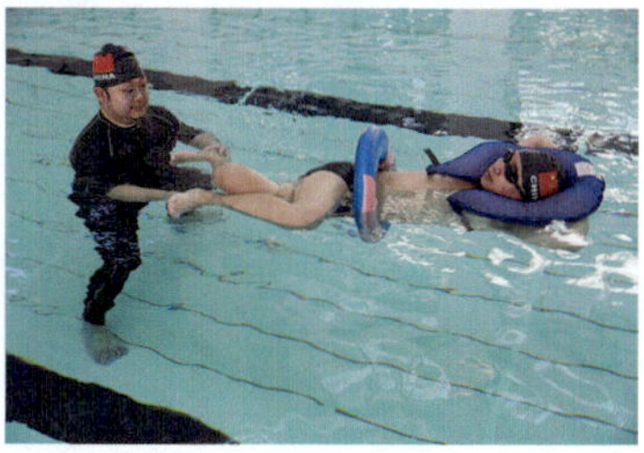 图 8-39　躯干 PNF 模式（十二）
3		等张运动	身体呈直线，骨盆或躯干旋转 30° 踝关节：足背伸 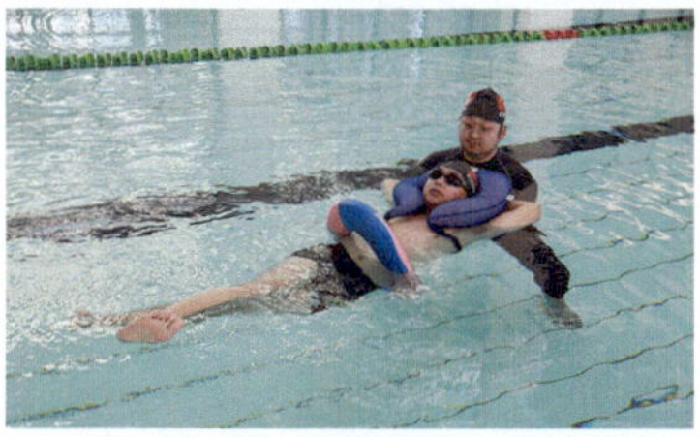 图 8-40　躯干 PNF 模式（十三）	躯干：伸展 – 侧弯 – 旋转 踝关节：足跖屈 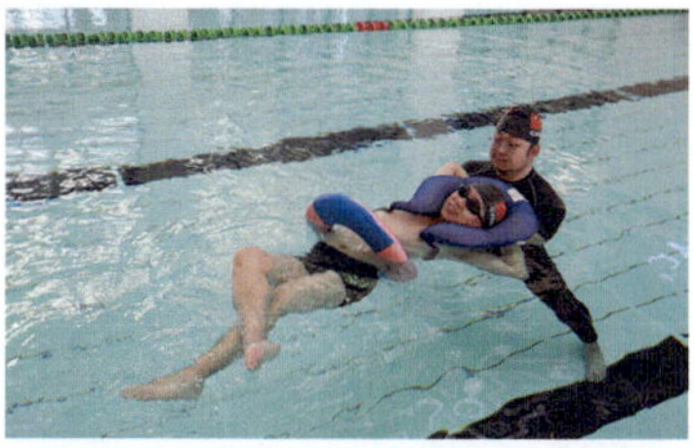 图 8-41　躯干 PNF 模式（十四）

续表

序号	模式	运动模式	起始位	结束位
			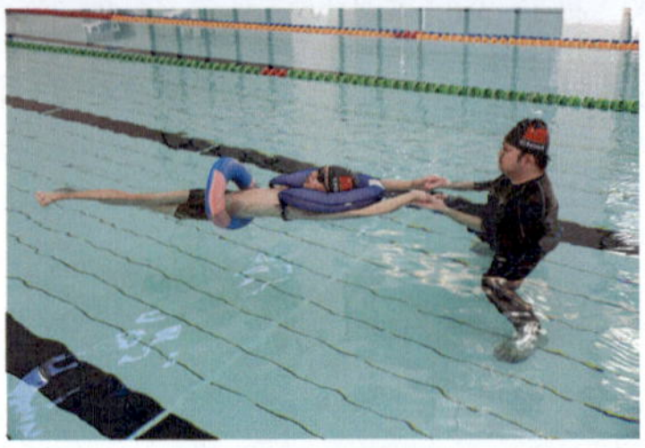 图 8-42 躯干 PNF 模式（十五）	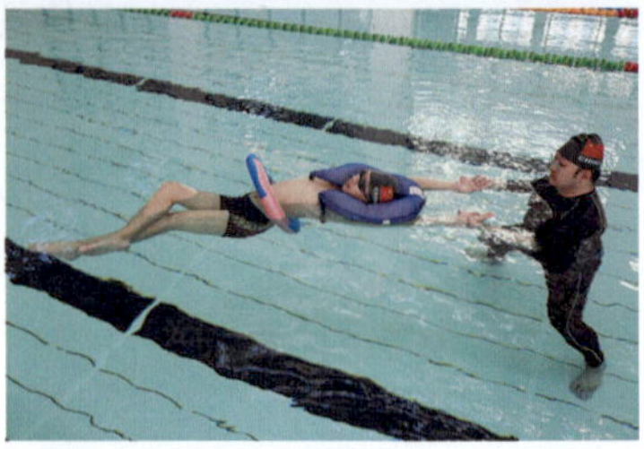 图 8-43 躯干 PNF 模式（十六）
4	活动同侧上、下肢	等张运动	身体呈直线 上肢：屈曲-内收-外旋 手指、腕关节：屈曲 肘关节：伸展 髋关节：屈曲-内收-外旋 膝关节：伸展 踝关节：足背伸-内翻 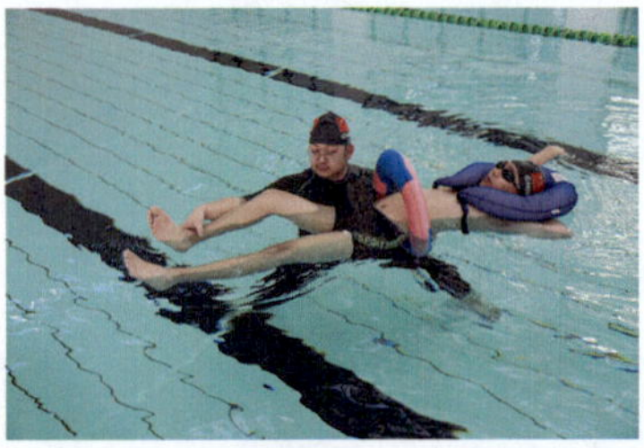 图 8-44 躯干 PNF 模式（十七） 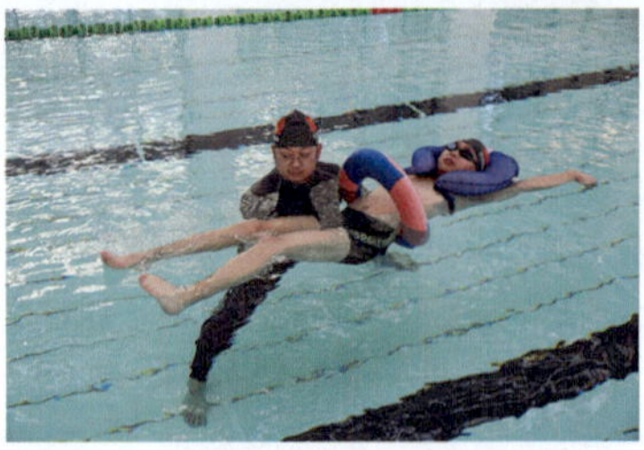 图 8-46 躯干 PNF 模式（十九）	躯干：伸展-旋转 上肢：伸展-外展-内旋 手指、腕关节：伸展 肘关节：伸展 髋关节：伸展-外展-内旋 膝关节：伸展 踝关节：足跖屈-外翻 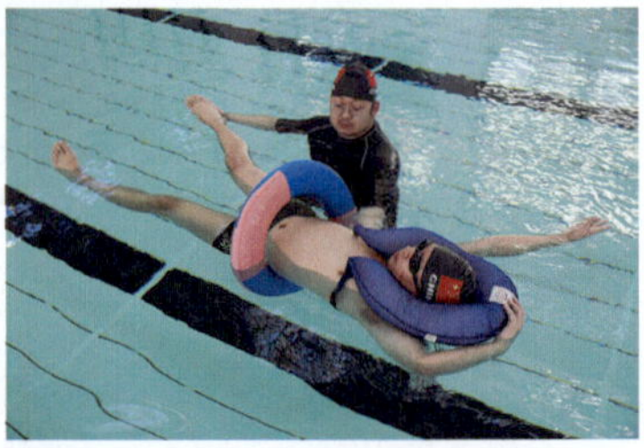 图 8-45 躯干 PNF 模式（十八） 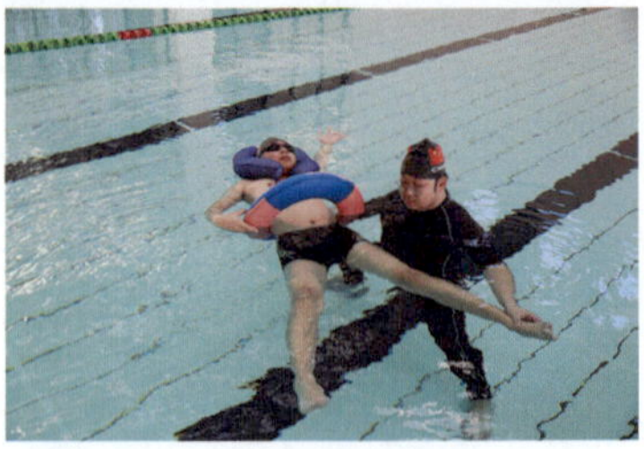 图 8-47 躯干 PNF 模式（二十）

续表

序号	模式	运动模式	起始位	结束位
5		等张运动	躯干：伸展 – 旋转 上肢：伸展 – 外展 – 内旋 手指、腕关节：伸展 肘关节：伸展 髋关节：伸展 – 外展 – 内旋 膝关节：伸展 踝关节：足跖屈 – 外翻 图 8-48　躯干 PNF 模式（二十一） 图 8-50　躯干 PNF 模式（二十三）	身体呈直线 上肢：屈曲 – 内收 – 外旋 手指、腕关节：屈曲 肘关节：伸展 髋关节：屈曲 – 内收 – 外旋 膝关节：伸展 踝关节：足背伸 – 内翻 图 8-49　躯干 PNF 模式（二十二） 图 8-51　躯干 PNF 模式（二十四）

四、上肢运动模式

在 BRRM 中肩关节的治疗受肩关节的复杂性、流体力学及杠杆阻力臂过长限制。且 BRRM 治疗中，患者处于仰卧位浮于水面，肩关节的屈曲和伸展运动无法在水中进行，故 BRRM 治疗中只做肩关节的外展、内收、外旋和内旋。上肢 BRRM（表 8-5，图 8-52～图 8-55）主要侧重于增加关节的活动范围。

表 8-5　上肢运动模式

序号	运动模式	起始位	结束位
1	等张运动	肩关节：内收 – 内旋 – 外展 手指、腕关节：伸展 肘关节：伸展 图 8-52　上肢 PNF 模式（一）	肩关节：外展 – 外旋 – 屈曲 手指、腕关节：伸展 肘关节：伸展 图 8-53　上肢 PNF 模式（二）
2	等张运动	肩关节：外展 – 外旋 – 屈曲 手指、腕关节：伸展 肘关节：伸展 图 8-54　上肢 PNF 模式（三）	肩关节：内收 – 内旋 – 伸展 手指、腕关节：屈曲 肘关节：伸展 图 8-55　上肢 PNF 模式（四）

第三节　拉格斯圈法水中运动的临床应用

BRRM 在慢性疾病的康复治疗中得到广泛的应用，在早期康复阶段治疗效果显著。BRRM 是整个水疗康复计划中的一部分，通常结合其他水疗技术（Halliwick 理念、水中被动运动等）联合使用，根据患者治疗目标不同，进行针对疼痛、肌肉力量、关节活动度等的康复治疗。

一、治疗目标

BRRM 技术的治疗目标主要集中在提高身体功能水平。BRRM 治疗的所有目标都能在《国际功能、残疾和健康分类》（ICF）中找到，可应用 ICF 基于患者的现有诊断和疾病阶段全面描述并评估其功能水平（表 8-6）。

表 8-6　BRRM 治疗目标与 ICF

身体功能	BRRM 目标	身体功能	BRRM 目标
肌力	增加肌肉力量	关节稳定	增强关节稳定性
肌张力	降低肌张力	痛觉	降低疼痛
肌肉耐力	提升肌肉耐力	不随意运动	加强身体协调性
关节活动	增加关节活动度	步态功能	改善步态，纠正异常运动模式

二、BRRM 技术应用

BRRM 技术是康复训练计划的一部分，通常应用于早期康复阶段。不同的治疗目标需应用特定的 BRRM 技术。如治疗目标是抑制疼痛，则优先考虑使用维持 – 放松技术；如治疗目标是增强肌肉力量，则需考虑使用反复收缩和等张收缩增强患者肌力。

BRRM 技术通常会结合其他水疗技术进行应用。在进行 BRRM 治疗之前，调节患者的身体状态对后期 BRRM 治疗是非常有必要的，以防患者出现身体僵硬、难以维持平衡、心理排斥等影响治疗过程和治疗效果。通常会运用 Halliwick 理念中的心理调适技术缓解患者的情绪和对水的适应性，避免患者在练习时出现呼吸困难等不适情况。运用水中被动运动（Watsu 法）放松或调整患者的肌张力及对脊柱进行牵伸。

（一）治疗时间和强度

通常根据患者的治疗目标，设定相应的治疗时间，每次治疗时间不少于 15min。

BRRM 治疗可分为几个小节进行，由于肌肉训练（≥ 80% 重复最大力量）容易让患者产生疲劳，所以每小节训练持续时间不宜过长（约为 3min）。

1. 根据患者肌力不同，练习收缩次数也不尽相同，肌力较弱的患者可从 6 次肌肉收缩开始练习，肌力较强的患者可进行 12 ～ 16 次肌肉收缩练习。

2. 根据练习强度，每一组练习后需要有适当的休息时间，高负荷练习时，休息时间应为 2 ～ 3min。

3. 肌耐力或有氧能力训练，应适当延长练习持续时间（≤ 30min）。

4. 肌耐力训练强度应低些，每组肌肉收缩次数应≥ 20 次，组间休息时间约为 1min。

（二）进阶练习

由于水的特性，在水中运动会产生极大的拖拽力，而这种力量对于患者来说将成倍数增长。水疗康复师可利用湍流根据患者的能力水平进行适当的阻力训练。

BRRM 治疗遵循循序渐进的康复治疗原则，水疗康复师可通过阻力设备增加运动时的阻力，逐步增加关节活动范围，加快运动速度，调整身体正面与水的有效接触区域，减少患者的浮力设备，加入一些技术如等张收缩或重复收缩，改变对患者的支撑（从近端到远端），改变患者身体形态、延长杠杆力臂等对患者进行进阶性练习。

值得注意的是，BRRM 治疗时，为避免患者产生疼痛不适，不要直接对患者需要训练的部位进行练习，而是要从远端开始逐步练习并过渡到需训练的部位。

（三）临床应用

BRRM 技术广泛应用于慢性疾病康复中，是整个康复计划的重要组成部分。

骨折术后，水疗康复师帮助患者在水池中完成屈曲、旋转等康复动作，更大强度的刺激神经肌肉兴奋性，建立突触连接，增强神经支配效率，有助于恢复肌张力和肌肉力量；在下肢和脊柱术后早期，避免患者下肢和脊柱承受额外负荷，通过躯干和肢体活动训练，恢复患者肌肉力量和核心力量；促进大脑皮质对肢体支配的活跃性，协调躯干屈伸和旋转，建立中枢稳定性和灵活性，强化下肢分离运动。同时，BRRM 技术也可帮助患者放松肌肉，降低肌张力，缓解肌肉疼痛。

BRRM 技术适用的病症有骨关节炎、神经系统疾病（如卒中、脑瘫、周围神经病变等）、损伤术后（如关节置换术等）、炎症性疾病（强直性脊柱炎等）及运动性损伤的康复治疗。

BRRM 技术是主动性的一对一的针对性水中治疗，不适用于进行团体力量训练。单纯使用不对称交互模式对患者进行水中力量训练，患者肌力最大程度可增加肌力到 3 级水平，而使用 BRRM 技术则可使患者肌力增加到 5 级。

BRRM 技术是早期康复阶段最为有效的水中运动康复技术。患者通过水疗康复师的指令配合完成多项康复训练，可减轻疼痛和肿胀，有效缩短康复时间，改善身体功能水平。

（张　琳）

○ 测验题 ○

1. BRRM 治疗中，最重要的稳定因素是（　　）

   A. 水疗康复师控制的位置　　B. 患者的浮力设备　　C. 同侧的肌肉收缩

   D. 运动时产生的阻力

2. BRRM 技术中，水疗康复师的位置始终保持在（　　）

   A. 与患者头部位置持平　　B. 第 9 胸椎以下浸入水中

   C. 双足与肩同宽　　D. 肩部以下浸入水中

3. BRRM 技术最好的实践是（　　）

   A. 团体形式进行　　B. 一对一的水中治疗

   C. 小组形式，每位水疗康复师 2 ～ 3 名患者

   D. 水疗康复师在岸边给予指令指导患者运动

4. 对于 BRRM 治疗，下列说法正确的是（　　）

   A. 治疗时间不宜过长，不能超过 15min

   B. 针对单个肌肉进行重复多次训练，至少 12 ～ 16 次

   C. 当肌肉疲劳后应立即再进行重复收缩练习

   D.BRRM 治疗前，需对患者进行相应的心理调节

5. BRRM 治疗时，应把浮力设备位于（　　）支撑躯干

   A. 腰部中间位置　　B. 胸骨剑突位置　　C. 臀部底端位置　　D. 骨盆上缘位置

6. 对 BRRM 治疗而言，最重要的水的物理原则是（　　）

   A. 浮力　　B. 热传导　　C. 湍流和黏滞性　　D. 静水压力

7. 在 ICF 中，BRRM 的治疗目标是（　　）

   A. 提高社会参与水平　　B. 提高活动水平　　C. 提高身体功能水平　　D. 增加社会融合水平

8. 应用 BRRM 技术时，下列说法错误的是（　　）

   A. BRRM 技术就是水中 PNF，PNF 技术可完全应用于 BRRM 中

   B. 在 BRRM 中，普遍应用离心收缩和向心收缩

C. BRRM 中，患者的位置比水疗康复师位置更为重要

D. BRRM 中，水疗康复师的口头指令是一个主动启动动作的技术

9. BRRM 技术主要应用于（　　）

A. 骨折术后的肢体运动功能　　B. 运动员的运动损伤

C. 脑瘫患者平衡和协调训练　　D. 关节炎患者增加关节活动度

10. BRRM 技术可（　　）

A. 增加关节活动范围　　B. 缓解疼痛　　C. 增强肌肉力量　　D. 增强躯干稳定性

参考答案： 1. A　2. B　3. B　4. D　5. D　6. C　7. C　8. AC　9. ABCD　10. ABCD

参考文献

丛芳，崔尧，2020. 脑卒中水中运动治疗中国循证临床实践指南 (2019 版). 中国康复理论与实践，26(3): 249-262.

丛芳，崔尧，2020. 水中运动治疗的发展现状与展望. 华西医学，35(5): 527-533.

檀志宗，李男，邹荣琪，等，2020. 水中运动康复理论与实践. 1 版. 北京：人民体育出版社 .

王俊，王建强，王轶钊，等，2019. 水疗康复技术专家共识. 中国康复医学杂志，34(7): 756-760.

余雨荷，许明，张泓，2019. 双重减重智能步态康复水疗训练系统的设计与研发. 中国康复，34(2): 93-97.

赵燕挺，陈伟，苑杰华，等，2021. 水疗法治疗脑瘫患儿的康复效果. 中华物理医学与康复杂志，43(6): 538-540.

钟锡波，陈国，梁嘉妍，等，2020. 水疗联合关节松动训练对手外伤患者术后康复的影响. 黑龙江医药科学，43(6): 30-31.

BECKER B E, COLE A J, 2014. 综合水疗学 . 3 版. 黄东锋，李建新，王宁华，等译. 北京：金盾出版社 .

ELLAPEN T J , HAMMILL H V, SWANEPOEL M, et al., 2018. The benefits of hydrotherapy to patients with spinal cord injuries. African Journal of Disability, 7: 450.

GIRARD J , FERRE P , PEGORIER J P, et al., 1992. Muscles, testing and functions with posture and pain. Physiol Rev, 72(2): 507-562.

HAGGLUND E, HAGERMAN I, STROMBERG A, et al., 2017. Effects of yoga versus hydrotherapy training on health–related quality of life and exercise capacity in patients with heart failure: A randomized controlled study. European Journal of Cardiovascular Nursing, 16(5): 381-389.

KABAT H, KNOTT M, 1953. Proprioceptive facilitation techniques for treatment of paralysis. Phys Ther Rev, 33(2): 53-64.

KNOTT M , VOSS D E, 1957. Proprioceptive neuromuscular facilitation(pattern and techniques). The American Journal of the Medical Sciences, 234(4): 490.

MCARDLE W D, KATCH F I, KATCH V L, 2005. 5/e.Essentials exercise physiology. Philadelphia: Lippincott Williams & Wilkins.

SHAW–BATTISTA J, 2017. Systematic review of hydrotherapy research: does a warm bath in labor promote normal physiologic childbirth? The Journal of Perinatal & Neonatal Nursing, 31(4): 303-316.

WEGNER S, THOMAS P, JAMES C, 2017. Hydrotherapy for the long term ventilated patient: A case study and implications for practice. Australian Critical Care, 30(6): 328-331.

第9章 水中被动运动

第一节 水中被动运动概述

水中被动运动也称 Watsu 水疗方法（图9-1），Watsu 是由水（water）和指压按摩（shiatsu）组合而成，指在水中进行的指压按摩。一般为患者仰卧浮于水面，由水疗康复师帮助患者进行反复牵拉、关节伸展或旋转肢体，从而缓解患者肌肉疼痛、改善关节活动度，有助于提高患者的身体功能和生活质量，是一种在水中进行"一对一"的被动治疗方法。

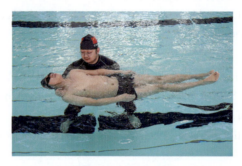

图 9-1　Watsu 法

一、背景

20世纪80年代初期，Harold Dull 在加利福尼亚温泉中心进行水中指压按摩教学。在教学过程中，Dull 改进了禅宗的指压按摩技术并开展创造性的试验，整合呼吸模式，在课程中建立冥想观念。Dull 发现，在温泉中进行指压按摩和牵拉放松，可以使患者身体得到深度放松，对患者身体和情绪产生积极的影响，在此基础上开发出自己独有的水中治疗技术——Watsu 水疗技术。

20世纪80年代后期和90年代初期，更多的水疗康复师把 Watsu 法应用到骨科疾病患者的水中治疗中，并对该技术进行改进和整合。之后通过培训将 Watsu 法融合了更多职业人员的理解和创新技术，涵盖了按摩、肌肉拉伸、关节松动、指压、舞蹈等多方面元素，在患者治疗中发挥了显著的疗效。20世纪80年代末起，水疗康复师将 Watsu 法扩展用于各类外科后和神经疾病的康复治疗。如今水疗中心、医疗诊所、医院等都引入 Watsu 法，作为具有治疗价值的水疗技术，在全球得到广泛的应用。

二、生理效应

1. 身心放松效应　Watsu 治疗技术结合水的物理特性,依据中医理论的经络和穴位为基础,对患者进行水中被动放松。Scaer 在对患者进行 Watsu 技术治疗时发现,Watsu 法对患者的身体功能产生一系列的生理学效应,对自主神经系统有一种平衡效应,引起交感神经抑制和副交感神经兴奋,从而降低心率和呼吸频率,呼吸深度增加,肌张力降低,使患者达到深度放松状态。

2. 消肿、减痛,扩大关节活动范围　Watsu 法通过利用水的静水压力,可以有效帮助患者减少水肿问题。在温水中,利用 Watsu 法让患者呼吸带动身体移动(脊柱和四肢各个方向温和的牵拉),使患者进入深度放松状态,有利于降低肌张力,减轻患者疼痛,提高软组织活动性,增强患者关节活动度。

3. 刺激前庭系统,调节肌张力　Watsu 法的节律性摇摆结合躯干的旋转和延伸动作,有助于帮助患者进一步降低肌张力,提高关节活动度。这些动作温和地刺激前庭系统,引起肌张力的抑制效应。过度刺激前庭系统则会适得其反,因此,在 Watsu 过程中应时刻关注前庭系统的反应。

4. 调节神经肌肉,促进运动控制　Watsu 法可同时影响神经肌肉和肌肉骨骼系统,使患者可以减轻疼痛,更大程度上帮助患者完成更大关节活动范围内的运动,增强运动控制。

三、心理效应

1. 放松并减缓创伤应激障碍　在应用 Watsu 技术的过程中,水疗康复师和患者都发现 Watsu 技术在很大程度上帮助患者减轻创伤障碍及日常生活压力,有利于患者进行心理调节。

2. 多感觉刺激有助于镇静　在温水中应用 Watsu 技术,进行有节律性的温和动作,会向患者输入触觉、听觉和前庭觉,有镇定作用。水疗康复师对患者逐步的接触及对患者无条件接纳,为患者创造了更为安全的治疗环境,对患者心理产生更为积极的作用。

第二节　Watsu 法的要素及基本动作

一、Watsu 水疗技术要素

1. 倾听患者需求,接纳患者　Watsu 水疗技术的基础是无条件接纳患者。在 Watsu 水疗技术中,水疗康复师需要注重患者个人特殊需求,完全开放并无条件接受患者,主要表现在水疗康复师安静聆听患者需求并给予响应。

2. 在治疗技术应用中根据患者需要随时调整治疗　在 Watsu 法中,水疗康复师需要引导患者动作,并且在引导患者动作时需要跟随患者的动作调整位置。水疗康复师需要时时注意患者的肌张力或呼吸的细微变化,及时给予调整。在患者运动过程中水疗康复师应给予患者鼓励,当患者出现不适或疼痛时,应立即停止动作,患者也可拒绝做一些动作,切不可为达到特殊目的强制让患者做特定的动作。

3. Watsu 法可整合更多软组织松动技术　Watsu 法缓慢实施每一个动作时,患者均有部分肢体在水中移动,借助水的湍流产生拖拽效应,可对患者进行更好的牵伸,可轻易地整合更多的软组织松动技术。

4. Watsu 法治疗动作具有多样性　Watsu 技术灵活多变，针对患者需求，Watsu 动作多种多样。水疗康复师根据患者的不同需求，应对 Watsu 动作进行细微的调整，甚至会创造全新的 Watsu 动作，所以每节 Watsu 动作都是不尽相同的。

二、Watsu 法基本动作

（一）体位及水温

1. 体位　水疗康复师操作位置应在齐胸水深。患者起始体位多为靠近岸边并站立水中，由水疗康复师引导其半蹲于水中，头颈部向后仰，水疗康复师一手肘托住患者颈部，一手支撑患者腰部，使患者仰卧漂浮于水面上。

2. 水温　水温在 Watsu 法中非常重要。热中性适用于大多数的患者，让其感觉水温舒适，不会因温度过高或过低产生不适反应。Watsu 法的理想水温是 33.3 ～ 35℃。特殊情况下，需根据患者的具体情况及外环境的影响因素对水温进行调节，如多发性硬化患者更适用低温，周围气温过低也需适当调高水温。

（二）基本动作

Watsu 法是一对一的被动水中运动，包括呼吸的配合及不同姿势下的活动与按摩，常见的形式有节律性牵拉（上肢和下肢）、躯干旋转和拉伸、按摩、摆动等。

1. 水中平躺漂浮　水疗康复师在水中一手托着患者颈部，另一手微微托住患者骨盆上缘，引导患者调整自身呼吸，随着呼吸身体在水中上下浮动。由于水的浮力作用，平躺可使全身肌肉完全放松，脊柱得到充分的伸展（图 9-2）。

2. 摆动　水疗康复师在水中一手托着患者颈部，另一手微微托住患者骨盆上缘，或者水疗康复师双手托于患者腋下，轻柔地带动患者左右摇摆，释放压力（图 9-3）。

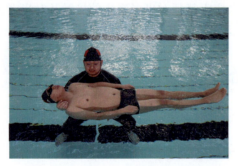 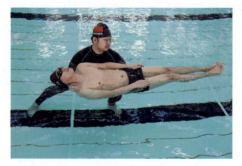

图 9-2　水疗康复师一手托住患者颈部，另一手微微托住患者骨盆上缘　　　图 9-3　水疗康复师摆动患者身体

3. 脊柱缓慢拉伸　水疗康复师在水中一手托着患者头颈部，另一手微微托住患者骨盆上缘，托着患者头颈部的手轻柔地向患者头部方向牵拉脊柱，或托着骨盆上缘的手轻柔地向患者骶部方向进行牵拉（图 9-4）。

4. 放松脊柱　水疗康复师在水中一手托着患者头颈部，另一手缓慢、轻柔地震动患者脊柱（图 9-5）。

5. 单下肢 / 双下肢模式　水疗康复师在水中一手托着患者头颈部，另一手托住患者单下肢或双下肢，托着患者头颈部的手轻柔地向患者头部方向牵拉脊柱（图 9-6），或托着患者单下肢或双下肢的手轻柔地向患者骶部方向（尾向）进行联合牵拉（图 9-7）。

6. 双下肢被动屈伸折叠　水疗康复师在水中一手肘托着患者头颈部，另一手肘托于患者双腿腘窝处，水疗康复师配合患者的呼吸带动患者双腿做靠近或远离躯干的动作（图 9-8）。

7. 双下肢被动屈伸旋转折叠　水疗康复师在水中一手肘托着患者头颈部，始终保持枕部支撑，让头部有更多的活动空间，另一手托于患者双腿腘窝处并带动膝关节靠近或远离躯干的同时增加旋转动作（图 9-9）。

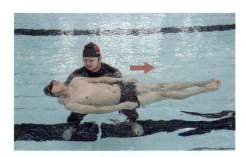

图 9-4　水疗康复师拉伸患者脊柱

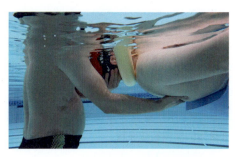

图 9-5　水疗康复师震动患者脊柱

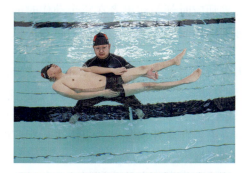

图 9-6　水疗康复师从颈部牵伸患者身体

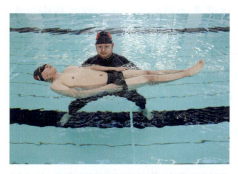

图 9-7　水疗康复师从下肢方向牵伸患者身体

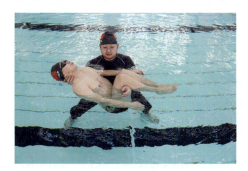

图 9-8　水疗康复师托住患者双下肢被动屈伸双腿

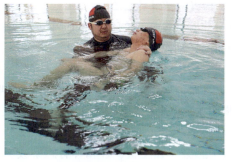

图 9-9　水疗康复师托住患者双下肢做屈伸旋转

8. 近侧腿旋转　水疗康复师在水中一手肘托于患者头颈部提供支撑，另一手托于患者下肢腘窝处，患者远离水疗康复师的下肢处于伸直状态，水疗康复师帮助患者打开或远离靠近自己的下肢，带动患者产生躯干旋转和脊柱震动（图 9-10）。

9. 远侧腿旋转　水疗康复师在水中一手肘托于患者头颈部提供支撑，另一手托于患者下肢腘窝处，患者靠近水疗康复师的下肢处于伸直状态，水疗康复师帮助患者打开或拉远远离的下肢，带动患者产生躯干旋转和脊柱震动（图 9-11）。

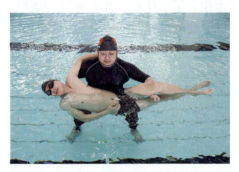 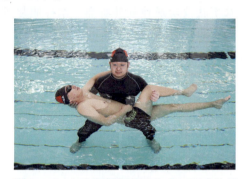

图 9-10　水疗康复师帮助患者打开或远离近身侧的腿做被动旋转　　图 9-11　水疗康复师帮助患者打开或拉开远身侧腿做被动旋转

（三）注意事项

1. 注意患者的反应　在治疗过程中，水疗康复师应时刻关注患者在每个动作时的反应，如患者有活动受限情况，应持续观察患者完成每次动作时的关节活动度，为患者提供适当的安全保护。

2. 注意患者的脊柱排列　水疗康复师要努力保持患者的颈椎在整个 Watsu 治疗过程中维持理想的延伸排列。必要时，患者可根据自身的需求调整头颈部位置以达到其舒适位置。

3. 注意水温调节　在 Watsu 治疗过程时，常规水温为 33.3～35℃，必要时可根据患者的具体情况和周围环境因素对水温进行适当的调节。患者在离开水环境后也需进行相应的保温措施，来维持在水中治疗中得到的益处。

4. 注意容易敏感患者　对容易眩晕及创伤性脑损伤患者，在治疗期间应避免过度刺激前庭系统，治疗时应时刻观察患者是否出现如头晕、恶心、面色惨白、出虚汗等刺激过度的体征，发现不适应及时终止水疗。

对于前庭系统敏感的患者，应注意尽量进行缓慢、线性的动作，避免出现头部从一侧到另一侧的旋转动作。

（四）适应证与禁忌证

1. 适应证　Watsu 法适用于骨关节炎、神经系统疾病（如脑卒中、脑瘫、周围神经病变等）、损伤术后（如关节置换术等）、炎症性疾病（强直性脊柱炎等）及运动性损伤的康复治疗。

2. 禁忌证

（1）感染（如皮肤、眼和耳有感染或炎症），不明原因的皮疹，发热、创伤未愈（如开放性运动损伤）等。

（2）传染性疾病如结膜炎等。

（3）严重癫痫患者。

（4）高血压未控制或低血压患者。

（5）女性月经期。

（6）脏器功能不全失代偿期，如呼吸功能衰竭、心肺功能不全等。

第三节　Watsu 法的临床应用

一、治疗目标

Watsu 法的治疗目标根据患者的需求而定，旨在减轻疼痛、缓解肌肉痉挛、降低肌张力，以及改善关节活动度和缓解患者精神紧张等。

二、Watsu 法应用

（一）应用时间

1. **急性期康复应用**　急性损伤康复阶段最重要的是要尽快帮助患者重新建立功能性能力。在治疗时应考虑患者的康复经费问题，如患者在陆上可以得到有效的治疗，应优先在陆上治疗。如患者因疼痛、无法正常负重等其他原因无法在陆上治疗，则应优先根据患者需求使用水中治疗技术。在这一阶段，Watsu 法常被用来解决患者的疼痛、关节活动度受限、肌肉痉挛和肌张力高等问题，根据患者的需求，治疗时间一般为 10 ～ 30min。而后，根据患者的情况和治疗反应，水疗康复师应运用其他水中治疗技术帮助患者解决功能性能力。

2. **恢复期康复应用**　Watsu 法在病伤恢复期康复阶段，Watsu 的治疗时间将会更长并贯穿患者的整个治疗过程。如帕金森病患者可通过 Watsu 法保持其移动性，有效帮助其提高日常生活能力（步行、平衡等）；肌肉疼痛患者可借助 Watsu 法缓解其疼痛，帮助其更好地参与日常生活；癌症晚期患者可通过 Watsu 法有效缓解其疼痛，帮助其放松，改善其睡眠质量。

（二）临床应用

1. **神经损伤康复应用**　上运动神经元损伤临床症状的特征是整个肢体瘫痪，表现为单瘫、偏侧肢体瘫或截瘫，在疾病的恢复期及后遗症期，患者常有肌张力增高，呈现为折刀样肌张力增高，并伴有腱反射亢进，常因软组织受限导致关节活动度受限。

Watsu 法适用于患者康复的开始阶段，可对患者进行有效的感觉输入。患者闭眼仰面浮于水面上（双耳一般在水下），结合有节律性肢体旋转和摇摆运动可对患者前庭系统进行轻柔地刺激，有效缓解患者的肌张力，提高软组织的柔韧性，改善患者关节活动度，有利于控制患者症状，延缓病情发展，最大程度上提高运动神经损伤患者生活质量。

针对神经损伤患者的 Watsu 法通常是从躯干动作开始的。改善其躯干控制能力是治疗的关键，水疗康复师应鼓励患者完成在不同位置下的躯干旋转、屈曲、延伸动作。肌张力较高的患者无法完成动作时，可借助手法按摩缓慢地对其进行牵伸延展（图 9-12），给身体足够的反应时间，降低其肌张力；待肌张力降低后，动作应从近端开始缓慢延展至远端（肩关节至肘关节，髋关节至膝关节、踝关节）。

2. **骨科病伤康复应用**　骨科疾病或损伤患者多出现疼痛、水肿、关节受限、肌肉痉挛等情况，可在骨科病伤康复早期阶段应用 Watsu 法减轻患者这些症状。根据患者在陆上进行的评估，选择不同的 Watsu 动作，需从改善患者症状的动作开始进行，然后再延展至其他动作，如患者屈曲受限，则应先以肢体屈曲动作开始后做肢体延伸动作。水疗康复师应时刻观察患者的反应并根据患者自身受限情况对动作进行适当调整，当患者放松后，疼痛减轻，肌张力降低，可适当进行增大关节活动度的牵拉训练。

患者仰面浮于水面上，在水的浮力和水疗康复师的支撑下，可以多种方式完成多种在陆地上无法完成的自由动作。借助水的浮力，患者关节在水中得到减重，尤其是脊柱的关节压力得到大幅降低，以便患者可以在水中进行更大幅度和更无痛的动作。Watsu 法中也可利用水的湍流拖拽力，通过加快动作的速度增强牵拉效果（图 9-13 和图 9-14）。

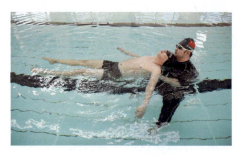

图 9-12　水中按摩

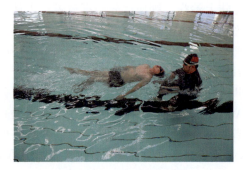 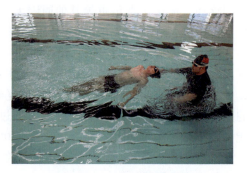

图 9-13　水中大动作训练　　　　　　　　图 9-14　水中拖拽伸展训练

（张　琳）

◦ 测验题 ◦

1. Watsu 法的起源是（　　）

　　A. 水中牵伸技术　　B.Harold Dull 在温水中实验禅宗指压按摩
　　C. 水中放松技术　　D.Masunaga 在水中进行的指压技术

2. Watsu 法的生理效应不包括（　　）

　　A. 心率和呼吸频率降低　　B. 降低肌肉痉挛　　C. 增大关节活动度　　D. 增强肌肉力量

3. 关于 Watsu 法，下列说法正确的是（　　）

　　A. 需在治疗前，制订详细的动作计划，精确每一个动作
　　B. 只能在康复开始阶段使用
　　C. 治疗时应时刻关注患者的反应
　　D. 使用强烈快速的动作对患者进行治疗

4. Watsu 法被用于恢复期康复的原因是（　　）

　　A. 可减轻患者的疼痛　　B. 保持患者的移动性
　　C. 使患者得到放松，减少焦虑情绪　　D. 以上都是

5. 对于神经损伤患者，下列正确的是（　　）

　　A. 应用于康复治疗的最后阶段　　B. 治疗动作要快速，以降低肌肉痉挛

　　C. 治疗动作应缓慢移动　D. 出现疼痛后，应继续运动

6. 对于骨科病伤患者（　　）是有好处的

　　A. 从减轻患者症状的动作开始　B. 注重增强患者肌肉力量

　　C. 按照计划进行，不用理会患者感受　D. 不能做脊柱延展动作

7. 应用 Watsu 法需要注意的是（　　）

　　A. 在低温中进行更为有效　B. 治疗中更注重水疗康复师位置，患者的位置并不重要

　　C. 避免过度刺激前庭系统　D. 可进行团体治疗

8. Watsu 法最初被用于（　　）

　　A. 增强肌肉力量　B. 减轻疼痛　C. 膝关节损伤患者　D. 神经损伤患者

9. Watsu 治疗时水疗康复师应保持（　　）

　　A. 齐胸水深及以下　B. 第 9 胸椎以下浸入水中

　　C. 肩部以下浸入水中　D. 与患者头部位置持平

10. 在 Watsu 法中，应用到的水的物理特性有（　　）

　　A. 浮力　B. 湍流　C. 热传导　D. 静水压力

参考答案： 1. B　2. D　3. C　4. D　5. C　6. A　7. C　8. B　9. A　10. ABCD

参考文献

丛芳，崔尧，2020. 水中运动治疗的发展现状与展望. 华西医学，35(5): 527-533.

卢昌亚，2001. 水疗的康复效应、作用机制及其进展. 现代康复，5(8): 22-23.

檀志宗，李男，邹荣琪，等，2020. 水中运动康复理论与实践. 1 版. 北京：人民体育出版社.

王俊，王建强，王轶钊，2019. 水疗康复技术专家共识. 中国康复医学杂志，34(7): 756-760.

王月丽，曾明，崔尧，2019. 水疗对恢复期脑卒中患者姿势稳定性和步行功能的影响. 中华物理医学与康复杂志，41(9): 685-687.

中华医学会物理医学与康复学分会康复治疗学组，中国医师协会水疗康复专业委员会，2019. 脊髓损伤水疗康复中国专家共识. 中国康复理论与实践，25(1): 34-43.

钟锡波，陈国，梁嘉妍，等，2020. 水疗联合关节松动训练对手外伤患者术后康复的影响. 黑龙江医药科学，43(6): 30-31.

BALLANTYNE B, 1991. Factors contributing to voluntary movement deficits and spasticity following cerabral vascular accidents. Neurology Rep, 15(1): 15-18.

BECKER B E, COLE A J, 2014. 综合水疗学. 3 版. 黄东锋，李建新，王宁华，等译. 北京：金盾出版社.

DOUGHERTY L, DUNLAP E, MEHLER S, 1997. The rehabilitative benifits of Watsu. In: Dull H(ed): Watsu Freeing the body in water. Middletown, Calif : Harbin Springs.

SCAER R, 2001. The Body Bears the Burden: Trauma , Dissociation, and Diseases. Binghamton, NY: Haworth Medical.

SCHOEDINGER P, 1997. Adapting Watsu for people with special needs. In: Dull H(ed): Watsu Freeing the body in water. Middletown, Calif : Harbin Springs.

VAILE J, 2008. Effet of hydrotheray on the signs and symptoms of delayed on muscle soreness. European Journal of Applied Physiology: 447-455.

第 10 章　水中太极

第一节　水中太极的关键要素

　　水中太极（Ai Chi）是受到我国太极拳运动的启发，结合水的特殊环境创编的水中运动形式，用于锻炼呼吸功能，提高有氧耐力，增强稳定平衡感觉。练习水中太极有以下 4 个基本要义：①静心用意，呼吸自然。即思想安静集中，专心引导动作，呼吸平稳，深匀自然，不可勉强憋气。②中正安舒，动作弧形。即身体保持舒松自然，动作要呈弧形或螺旋形。③圆活完整，连贯协调。即转换圆活不滞，动作连绵不断，衔接和顺，以腰作轴，上下相随，周身一体。④轻灵沉稳，顺水而为。即动作要轻灵，重心保持稳定，不浮不僵，借水之力，顺水之势，外柔内刚。

　　水中太极的运动特点是：中正安舒、轻灵圆活、松柔慢匀、开合有序。

　　由于水中太极在被称为"生命之源"的水中进行，动作自然会"柔和缓慢"，用力自然会"弹而不拙"，完全符合太极拳的主旨和要领。结合优美、安静的环境和舒缓、和谐的音乐韵律，能使人更深刻地体会到太极所具有的哲学内涵和所追求的"行云流水，连绵不断"的意境，从而更好地消减病痛，康复身心。

第二节　水中太极的基本动作

一、准备与起势

（一）调息冥想（图 10-1）

　　患者双足左右分开，屈膝使水深至颈，双上肢下垂于体前，双手手指上下重叠，掌心向上，拇指对接（图 10-2）。

　　患者闭目养神，此时全身内外俱寂，有不知身处何地之感，更无一处不适，此谓"无我无为"。

（二）起势

　　一片寂静到极处，动念悄然而至，精神随之勃然提起。内气悠然下行至会阴转而上升，促使双臂处于虚腾状态，并借助水的浮力向前上方抬升，当上肢被浮力托升至水平面时顺势停止，此时通身应尽感放松。

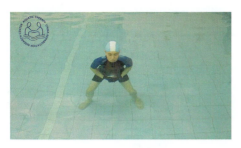

图 10-1　调息冥想

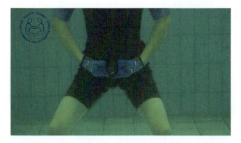

图 10-2　患者双上肢下垂于体前，双手手指上下重叠

二、双足固定不动的上肢对称动作

（一）翻云覆雨

患者掌心向下，双臂向前抬升至水平面下，翻掌使掌心向上，此谓"翻手为云"（图 10-3）。接着反向翻掌使掌心向外，此谓"覆手为雨"（图 10-4）。

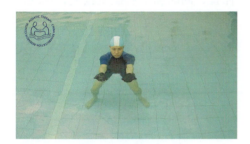

图 10-3　翻手为云

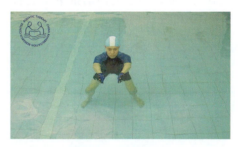

图 10-4　覆手为雨

（二）三开三和

患者双臂保持向前平伸，掌心相背，双臂沿水面左右打开至体侧（图 10-5），然后掌心向前，上肢再沿水面合拢，反复 3 遍，此谓"三开三合"（图 10-6）。

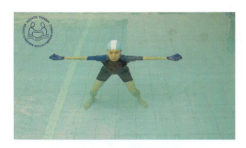

图 10-5　双手打开

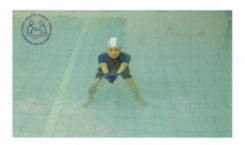

图 10-6　双手合拢

三、双足固定不动的上肢非对称动作

（一）金龙摆尾

患者双上肢水平外展 90°，掌心向前（图 10-7）。

患者单臂沿水面内收 90° 后屈曲肘关节，单手触碰对侧上臂，然后沿原线路返回至起始位（图 10-8）。

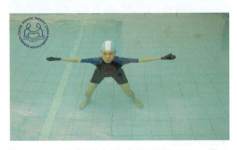 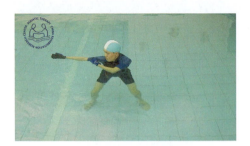

图 10-7　患者双上肢水平外展 90°，掌心　　　　图 10-8　金龙摆尾
向前

（二）屈臂卷肱

患者在胸前持太极抱球动作，上方的手向前伸出，下面的手向侧后方伸出，掌心均向上，双侧肘关节微屈曲，后手向体前推掌至上肢完全伸直，同时前手后撤至腰侧，视线跟随后手而动（图 10-9 和图 10-10）。

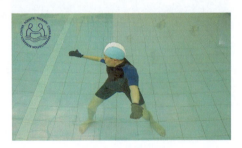 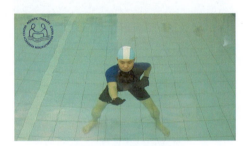

图 10-9　抱球打开　　　　　　　　　　　　图 10-10　屈臂卷肱

四、重心转移动作

（一）左右移位

患者双上肢水平外展 90°，掌心向下，单臂保持伸直，自水面而下向对侧运动，重心同时向对侧移动，直至与对侧手掌对合。左、右各做 1 次（图 10-11 和图 10-12）。

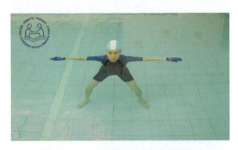 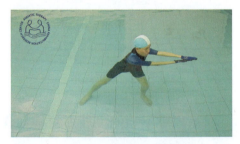

图 10-11　患者双上肢水平打开　　　　　图 10-12　患者一侧手臂向对侧运动，双手
合掌

（二）野马分鬃

患者在胸前持太极抱球动作，弓步分手，上方的手移向斜下方，下方的手移向斜上方，眼随下方的手而动（图 10-13）。

五、重心移动的同时加入转体元素的动作

（一）双峰贯耳

患者屈曲肘关节后握拳并放于腰部两侧，身体转向一侧，重心向同侧移动，成弓步，双手同时自两侧向身体前、上方划弧贯拳至胸前，左、右各做 1 次（图 10-14 和图 10-15）。

（二）左右穿梭

患者持太极抱球动作于胸前，身体转向一侧，重心向同侧转移，成弓步，同时上方手向斜上方移动，手心向前，下方手跟随移动，掌心向前推送，自对侧手掌下穿出，左、右各做 1 次（图 10-16）。

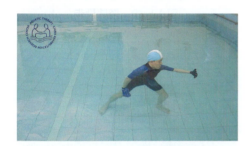

图 10-13　野马分鬃

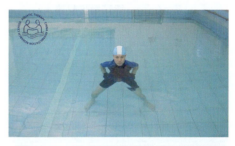

图 10-14　患者双手握拳并放于腰部两侧

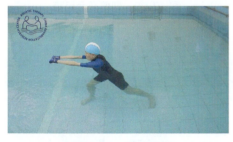

图 10-15　双峰贯耳

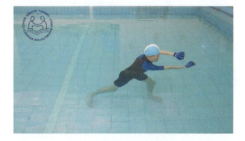

图 10-16　左右穿梭

（三）搂膝拗步

患者重心左移，右手在下，掌心向下，左手在上，掌心向右（图 10-17）；患者上体右转，重心右移，右手保持掌心向下，由右膝前搂过落于右髋关节旁，指尖向前，左手同时向右推出，掌心向前（图 10-18），视线跟随左手移动，左右各做 1 次。

六、单腿支撑动作

（一）金鸡独立

患者上体不动，重心左移，左侧上肢自然下垂于体侧，掌心向内，右腿慢慢提起并平屈，同时右侧上肢向前弧形上挑，屈臂立于右腿上方，掌心向内成左独立式（图 10-19）。

（二）仰俯开合

患者双上肢水平外展 90°，掌心向前，右臂沿水平面向对侧画圆移动，视线跟随右手，上体左转，下肢成左弓步，至双掌合拢（图 10-20）；双上肢向两侧同时水平打开，至体侧，重心同时后移，左腿随之抬起（图 10-21）；双臂自体侧向前合拢，重心同时前移，右腿随之向后抬起（图 10-22）。

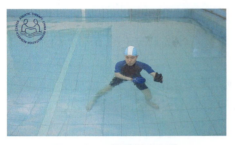

图 10-17　搂膝拗步起势

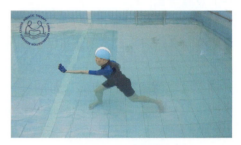

图 10-18　搂膝拗步

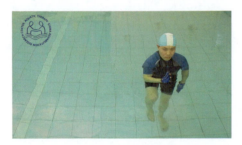

图 10-19　金鸡独立

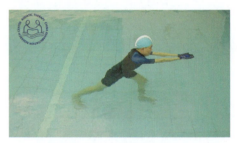

图 10-20　仰俯开合起势

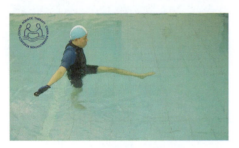

图 10-21　仰俯开合（仰式开）

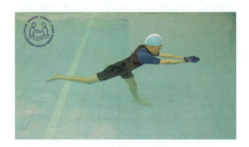

图 10-22　仰俯开合（俯式合）

第三节　水中太极的临床应用

太极训练可以降低患者的平衡障碍。此外，太极还可以提高功能，减少跌倒风险。水中太极的治疗效应主要源于节律性深、慢呼吸和舒缓的太极拳动作与水这一特殊媒介的结合，目前主要用于跌倒预防。

跌倒是年老体弱者及神经肌肉疾病患者面临的一个严重问题，在其并发症中，尤其是骨折和随之而来的惧怕再次跌倒的心理通常导致活动减少和依赖性增强，进而使失能加重，生活质量持续下降，甚至会增加死亡率。许多康复指南推荐使用太极拳进行平衡训练。水中太极所包括的一系列动作中的大多数与平衡功能相关，这些不断增大难度的平衡练习动作包括体位的转变、重心的移动、上肢活动范围和基底支持面的变化、水流方向和速度的改变，以及视觉辅助的消除。为了让水中太极更具挑战性，还可加入太极球等（图 10-23 和图 10-24）器具训练的元素。侧方稳定和侧向迈步功能是跌倒预防中的重要因素，现有的水中太极动作绝大多数来源于传统太极拳的行拳动作，在水中太极训练中直接加入行拳步法即可满足这方面训练的要求。

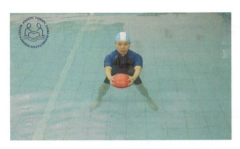

图 10-23　太极球

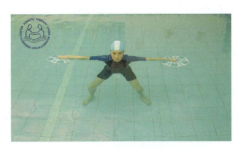

图 10-24　太极扇

2015 年的一项关于温泉水中太极拳锻炼对腰椎和下肢骨折患者平衡及步行能力的影响研究中，研究者将 56 例腰椎及下肢骨折患者随机分为观察组 30 人，对照组 26 人，所有患者皆同时接受住院康复治疗。观察组和对照组分别额外接受水中太极运动和一般性水中运动。治疗前后分别采用 Berg 平衡量表（BBS）和重心平衡测定仪测定睁眼、闭眼模式下的重心轨迹长度（L）、轨迹总面积（A）、单位面积轨迹长（L/A）及 6min 内步行距离测定（6 MWT）进行评估。结果，治疗 6w 后，两组 BBS、6 MWT 均较治疗前明显提高（$P < 0.01$），且观察组更优于对照组（$P < 0.05$），两组睁眼、闭眼重心轨迹长度（L）、轨迹总面积（A）、单位面积轨迹长（L/A）较治疗前均明显减少（$P < 0.01$），且观察组更低于对照组（$P < 0.05$）。从而得出"腰椎及下肢骨折患者在温泉水中进行太极拳运动，可以明显改善其平衡功能，提高其步行能力"的结论。

2016 年的一项关于水中太极拳训练对老年人群平衡能力的影响的研究得出以下结论：与陆上太极拳训练比较，水中太极拳训练能进一步改善老年人群平衡能力，对提高老年人群行走功能具有重要意义。

（金　龙）

○── 测验题 ──○

1. 水中太极的第一要义是：静心用意，（　　）
   A. 呼吸自然　B. 中正安舒　C. 圆活完整　D. 轻灵沉稳
2. 练习水中太极时，呼吸应保持（　　）
   A. 自然　B. 平稳　C. 深而均匀　D. 以上都是
3. 水中太极动作应做到连绵不断，衔接和顺，以（　　）为轴，上下相随，周身一体。
   A. 髋　B. 腰　C. 踝　D. 颈

4. 水中太极练习从（　　）开始。

　　A. 上肢动作　B. 上肢对称性动作　C. 调息冥想　D. 起势

5. "三开三和"属于（　　）动作。

　　A. 下肢　B. 上肢对称性　C. 重心转移　D. 起势

6. "屈臂卷肱"属于（　　）动作。

　　A. 上肢对称性　B. 上肢非对称性　C. 重心转移　D. 起势

7. "野马分鬃"属于（　　）动作。

　　A. 上肢对称性　B. 非对称性　C. 重心转移　D. 单腿支撑

8. "仰俯开合"属于（　　）动作

　　A. 上肢　B. 非对称　C. 重心转移　D. 单腿支撑

9. 水中太极的治疗效应主要源于（　　）

　　A. 节律性深、慢呼吸　B. 舒缓的太极拳动作　C. 水这一特殊媒介　D. 上述三者结合

10. 水中太极目前在临床主要用于（　　）

　　A. 改善心血管功能　B. 跌倒预防　C. 提高肌肉力量　D. 改善关节活动度

参考答案： 1. A　2. D　3. B　4. C　5. B　6. B　7. C　8. D　9. D　10. B

参考文献

陈生弟, 陈海波, 2020. 中国帕金森病治疗指南 (第 4 版). 中华神经科学, 53(12): 973-986.

樊卫星, 2016. 水中太极拳训练对老年人群平衡能力的影响. 中华物理医学与康复, 38(7): 536-538.

宋鲁平, 王强, 2018. 帕金森病康复中国专家共识. 中国康复理论与实践, 24(7): 745-752.

唐丹, 2018. 实用水疗技术. 北京：人民卫生出版社.

杨勤, 胡佛生, 朱正坤, 等, 2015. 温泉水中太极拳锻炼对腰椎和下肢骨折患者平衡及步行能力的影响. 深圳中西医结合, 25(16): 71-72.

BECKER B E, COLE A J, 2014. 综合水疗学. 3 版. 黄东锋, 李建新, 王宁华, 等译. 北京：金盾出版社.

DAVID X.CIFU,2018. Braddom 物理医学与康复医学. 5 版. 励建安等译. 北京：科学出版社.

SUSANB. O'SUL, 2018. 物理康复治疗. 6 版. 励建安, 毕胜主译. 北京：人民卫生出版社.

第 11 章

水中健身

　　水中健身是人类为了达到促进健康、增强体质、促进伤病康复、塑造体型及休闲娱乐等目的，利用水环境的特点，在水中进行的锻炼活动。它广泛应用了运动解剖学、运动生理学、运动医学、流体力学、运动生物化学、运动心理学等方面的科学理论指导锻炼，通过练习提高肌肉力量、机体柔韧性，改善心血管系统、呼吸系统等身体功能，具有很好的强身健体、康复医疗作用。同时，通过人与人之间的交流沟通也起到和谐社会、促进文明的作用。

　　健身，是人类在生命过程中追求的永恒主题。在当今社会，人与自然环境和谐发展，增进健康，是人类自身可持续发展的关键所在。世界卫生组织提出"健康不仅是躯体没有疾病，还要具备心理健康、社会适应良好和有道德"。物质文明的迅速提高、科学技术的快速发展，导致人的生活节奏加快，脑力劳动繁多，心理压力随之增大。随着现代文明的发展，人们更注重身心全面健康。

　　现在水中健身有水中行走、跑步、跳跃、游动等形式，形成了水中有氧健身操、水中娱乐健身、水中减肥、水中康复等丰富多彩的练习内容。在未来发展中，也许将古人留下的八段锦、八部金刚、太极拳等通过合理的形式导入水中带来锻炼价值的新突破。

第一节　水中走、跑、跳

　　走、跑、原地练习和跳跃练习是水中健身练习的基本动作，按照单人、双人及多人的形式可以进行以下练习。

一、单人练习

单人练习见表 11-1。

表 11-1　单人练习

名称	动作
自然走步	

名称	动作
动作描述	预备姿势：两足并拢，两手并掌在体侧自然下垂。 1拍：左足向前迈步，由足跟过渡到全足掌落地支撑，手臂在体侧自然前后摆动。 2拍：换右腿，两腿与手臂同时交替进行
动作要求	步幅大而均匀，摆腿方向正，两足跟内侧尽量保持在一条直线上，足尖稍向外，躯干正直，自然挺胸，肩、臂放松。保持水中平衡与提升动作完成能力
正步走	
动作描述	预备姿势：两足并拢，两手并掌在体侧自然下垂。 1拍：左足向正前方踢出约45°，足尖下压，上身正直，微向前倾。手轻握拳，拇指伸直并贴于示指第二节，双手自然摆臂。 2拍：换右腿，两腿与手臂同时交替进行
动作要求	保持身体直立，头部正中，肩部放松，背部挺直，腹部收紧。踢腿时要注意保持稳定，避免身体摇晃或失衡，避免过度倾斜
足尖步	
动作描述	预备姿势：两足并立提踵，两手叉腰。 1拍：左腿关节和足面向前伸出，由足尖过渡到前足掌落地支撑，重心前移。 2拍：换右腿。两腿交替进行
动作要求	身体正直，收腹立腰，步幅均匀且不宜过大，支撑腿足踝充分向上立。动作要自然、协调，提高踵，重心平稳
弓步走	

续表

名称	动作
动作描述	预备姿势：两足并立提踵，两手叉腰。 1 拍：左腿向前迈步，弯曲左膝，身体重心下降，直至后腿蹬直。 2 拍：足跟发力将身体支撑向上站立，同时后腿向前迈出，重复弓步动作
动作要求	上身始终保持直立，核心收紧，收腹立腰，前腿膝关节不得超过足尖
侧并步走	
动作描述	预备姿势：两足并立，两手并掌在腹前交叉（以左肩对前进方向为例）。 1 拍：左足向身体左侧迈步，同时两臂划水经下面至侧方。 2 拍：右足并左足呈站立姿态，同时两臂划水经下方收至腹前交叉位置
动作要求	上身直立，保持核心收紧，步幅略比肩宽，手足协调配合
侧并步转体走	
动作描述	预备姿势：两足并立，两手并掌在腹前交叉（以左肩对前进方向为例）。 1 拍：左足向身体左侧迈步，同时两臂划水经下面至侧方。 2 拍：右足并左足同时向前进方向转体 180° 呈右肩冲前的站立姿态，同时两臂划水经下方收至腹前交叉位置。 3、4 拍：同 1、2 拍，换右腿向前进方向交替进行
动作要求	转体时保持上身直立，核心收紧，步幅略比肩宽，手臂划水时保持和脚步的节奏，手足协调配合
交叉步走	

名称	动作
动作描述	预备姿势：两足开立，两臂腹前交叉（以左肩对前进方向为例）。 1拍：右腿向左前交叉，两臂向侧方划水。 2拍：接着左足向左横跨1步，两臂向内侧划水。 3拍：右腿又向左后交叉1步，两臂向侧方划水。 4拍：同2拍。交替进行
动作要求	保持上身直立，核心收紧，手臂划水时保持和脚步的节奏，手足协调配合
跑跳步	
动作描述	预备姿势：两足并立提踵，两手叉腰。 节前拍：右足原地轻跳，同时左腿屈膝抬起，足面绷直，足尖向下。 1拍：左足落地，随之原地轻跳，同时右腿屈膝抬起。 2拍：同1拍，换右足完成
动作要求	主力腿发力过程中快速蹬直，动力腿高抬时大腿约与地面平行，足背下压
双足跳步	
动作描述	预备姿势：两足并立提踵，两手叉腰。 1拍：两足屈膝缓冲，向前上方跳起。 2拍：两足落地时由前足掌过渡至全足掌着地
动作要求	两足同时发力，上身立直，核心收紧
吸腿跳步	

续表

名称	动作
动作描述	预备姿势：两足并立提踵，两手叉腰。 1 拍：左腿向上吸提，右腿下压保持直立。 2 拍：左腿向前下压，同时右腿自然弯曲缓冲，呈并腿姿态。 3、4 拍：同 1、2 拍，换腿交替向前进行
动作要求	核心收紧，上身稍前倾，吸提腿时动力腿约与地面平行，足背下压

二、双人练习

双人练习见表 11-2。

表 11-2　双人练习

名称	动作
自然走步	
动作描述	预备姿势：两足并立，两人内侧手臂互拷，手掌贴于腹部，外侧手叉腰。 1 拍：左足向前迈步，由足跟过渡到全足掌落地支撑，手臂保持不动。 2 拍：换右腿，两腿交替进行
动作要求	步幅大而均匀，摆腿方向正，两足跟内侧尽量在一条直线上，足尖稍向外，躯干正直，自然挺胸。两人协调配合
正步走	
动作描述	预备姿势：两足并立，两人内侧手臂互拷，手掌贴于腹部，外侧手叉腰。 1 拍：左足向正前方踢出约 45°，足尖下压，上身正直，微向前倾。 2 拍：换右腿，两腿交替进行
动作要求	保持身体直立，头部正中，肩部放松，背部挺直，腹部收紧。踢腿时要注意保持稳定，避免身体摇晃或失衡，避免过度倾斜。两人协调配合

续表

名称	动作
足尖步走	
动作描述	预备姿势：两足并立，两人内侧手臂互挎，手掌贴于腹部，外侧手叉腰。 1拍：左腿膝和足面向前伸出，由足尖过渡到前足掌落地支撑，重心前移。 2拍：换右腿。两腿交替进行
动作要求	身体正直，收腹立腰，步幅均匀且不宜过大，支撑腿足踝充分向上立。动作要自然、协调，提高踵，重心平稳。两人协调配合
弓步走	
动作描述	预备姿势：两足并立提踵，两人内侧手臂互挎，手掌贴于腹部，外侧手叉腰。 1拍：左腿向前迈步，弯曲左膝，身体重心下降，直至后腿蹬直。 2拍：足跟发力将身体支撑向上站立，同时后腿向前迈出，重复弓步动作
动作要求	上身始终保持直立，核心收紧，收腹立腰，前腿膝关节不得超过足尖。两人协调配合
跑跳步	
动作描述	预备姿势：两足并立提踵，两人内侧手臂互挎，手掌贴于腹部，外侧手叉腰。 节前拍：右足原地轻跳，同时左腿屈膝抬起，足面绷直，足尖向下。 1拍：左足落地，随之原地轻跳，同时右腿屈膝抬起。 2拍：同1拍，换右足完成
动作要求	主力腿发力过程中快速蹬直，动力腿高抬时大腿约与地面平行，足背下压。两人协调配合

续表

名称	动作
推人走（一）	
动作描述	预备姿势：一人呈双腿弯曲姿态，一人仰面抱膝成团。 推人者俯身推动被推者的肩后部，向前推动行进
动作要求	做团身动作时核心收紧，大腿紧贴上身。两人协调配合
推人走（二）	
动作描述	预备姿势：一人呈站立姿态，一人仰面漂浮，两臂打开，足底朝前。 推人者双手托被拖者肩部，向前推动行进，被推者顺势向前移动
动作要求	平躺在水面时，身体舒展，双手放于身体两侧。辅助练习时，可以在被推者肩颈部下方放置辅助练习板，保持被推者浮在水面的稳定性。两人协调配合
托人走	
动作描述	预备姿势：两人背对背站立，前边人呈站立姿态，后边人平躺至水面，肩部靠在前边人的腰部。 托人者与被托者双臂在手肘处相交，托人者向前进行，被托人漂浮在水面上
动作要求	二人手肘互握，保持水中运动的稳定性。两人协调配合

三、多人练习（以 4 人为例）

多人练习（以 4 人为例）见表 11-3。

表 11-3　多人练习（以 4 人为例）

名称	动作
横排自然走步	
动作描述	预备姿势：两足并立，4 人手臂相邻肘关节相交，手掌贴于腹部，左、右外侧两人单手叉腰。 1 拍：左足向前迈步，由足跟过渡到全足掌落地支撑，手臂保持不动。 2 拍：换右腿，两腿与手臂同时交替进行
动作要求	步幅大而均匀，摆腿方向正，两足跟内侧尽量在一条直线上，足尖稍向外，躯干正直，自然挺胸。4 人协调配合
横排正步走	
动作描述	预备姿势：两足并立，4 人手臂相邻肘关节相交，手掌贴于腹部，左、右外侧两人单手叉腰。 1 拍：左足向正前方踢出约 45°，足尖下压，上体正直，微向前倾。 2 拍：换右腿，两腿交替进行
动作要求	保持身体直立，头部正中，肩部放松，背部挺直，腹部收紧。踢腿时要注意保持稳定，避免身体摇晃或失衡，避免过度倾斜。4 人协调配合
横排足尖步	
动作描述	预备姿势：两足并立，4 人手臂相邻肘关节相交，手掌贴于腹部，左、右外侧两人单手叉腰。 1 拍：左腿膝和足面向前伸出，由足尖过渡到前足掌落地支撑，重心前移。 2 拍：换右腿。两腿交替进行
动作要求	身体正直，收腹立腰，步幅均匀且不宜过大，支撑腿足踝充分向上立。动作要自然、协调，提高踵，重心平稳。4 人协调配合

名称	动作
横排弓步走	
动作描述	预备姿势：两足并立，4 人手臂相邻肘关节相交，手掌贴于腹部，左、右外侧两人单手叉腰。 1 拍：左腿向前迈步，弯曲左膝，身体重心下降，直至后腿蹬直。 2 拍：足跟发力将身体支撑向上站立，同时后腿向前迈出，重复弓步动作
动作要求	上身始终保持直立，核心收紧，收腹立腰，前腿膝关节不得超过足尖。4 人协调配合
横排跑跳步	
动作描述	预备姿势：两足并立，4 人手臂相邻肘关节相交，手掌贴于腹部，左、右外侧两人单手叉腰。 节前拍：右足原地轻跳，同时左腿屈膝抬起，足面绷直，足尖向下。 1 拍：左足落地，随之原地轻跳，同时右腿屈膝抬起。 2 拍：同 1 拍，换右足完成
动作要求	主力腿发力过程中快速蹬直，动力腿高抬时大腿约与地面平行，足背下压。4 人协调配合
纵排搭肩走	
动作描述	预备姿势：4 人前后站立，双足并拢。 第 1 个人双臂侧下举，五指张开，掌心朝前。第 2、第 3、第 4 人将手臂搭在前一个人肩膀处， 　4 人同时向前迈步行进
动作要求	身体立直，核心收紧，4 人协调配合，保持步伐一致

续表

名称	动作
纵排搭肩跳	
动作描述	预备姿势：4人前后站立，双足并拢。 第1个人双臂侧下举，五指张开，掌心朝前。第2、第3、第4人将手臂搭在前一个人肩膀处，4人同时向前跳步行进
动作要求	身体立直，核心收紧，4人协调配合，保持跳动步伐、距离一致
纵排顺拐走	
动作描述	预备姿势：4人前后站立，双足并拢，第1人左手叉腰，其余3人，后者将左手手臂搭在前者左肩处。迈左足时左手手臂保持不动，右手向后划动，掌心朝后，迈右足时，右手自然向前摆臂，掌心朝前
动作要求	身体立直，核心收紧，可以加大手臂摆动幅度，增强水下阻力。4人协调配合，保持步伐一致
纵排单足跳	
动作描述	预备姿势：4人前后站立，双足开立（以左腿单足跳为例）。 第1人直立，第2、第3、第4人将右足向前平举，前人右手抓住后人右足足踝处，左手自然前后摆臂，向前单腿跳步行进
动作要求	身体立直，核心收紧，注意足踝跳动时的弹动，4人协调配合，保持步伐一致
纵排担架走	

续表

名称	动作
动作描述	预备姿势：第 1、第 4 人保持前后站立，第 2、第 3 人前后平躺，足底朝前。4 人在一条纵向直线上。 第 1 人两手向后抓住第 2 人双足足踝，第 2 人双肩与第 3 人的足踝相交固定，第 4 人托住第 3 人的肩颈处。第 2、第 3 人固定住保持不动，第 1、第 4 人向前行进
动作要求	核心收紧，身体衔接处保持稳定，前后两人协调配合，步伐一致

第二节　水中健身操

水中健身操又称水中有氧健身操、水中有氧韵律操，即在有音乐的伴奏下或无音乐环境下，在水中以体操或肌肉强化练习的形式进行强身健体、康复减肥、休闲娱乐的活动。水中健身操是练习者立在齐腰或齐腋下的水深里，在水温适宜的环境下，利用水的特性，借助水对人体的影响和作用，设计和编排一些简单、容易掌握的动作。

本节水中健身操共有 4 个组合，每个组合 8×8 拍，每组动作均由下肢、上肢的基本动作组成，难度和节奏适中，以下为动作说明。

一、原地动作组合（8×8 拍）

表 11-4　原地动作组合

1×8 拍			

动作描述	节拍		预备姿势　　　　1～2 拍　　　　侧面　　　　3～4 拍
	下肢	1～8 拍	预备姿势直立，1～2 拍：双腿半蹲；3～4 拍：直立；5～8 拍：重复 1～4 拍动作
	上肢	1～8 拍	1～2 拍：两臂在胸前屈曲，掌心向内；3～4 拍：两臂还原至体侧；5～8 拍：重复 1～4 拍动作
	手型		并指掌
	面向		1 点

2×8拍						

	节拍		预备姿势	1～2拍	侧面	3～4拍
动作描述	下肢	1～8拍	1～2拍：两腿半蹲；3～4拍：身体直立；5～8拍：重复1～4拍动作			
	上肢	1～8拍	1～2拍：双手在胸前重叠并向下压水；3～4拍：双手回到胸前；5～8拍：重复1～4拍动作			
	手型		双手五指交叉重叠			
	面向		1点			

3×8拍						

	节拍		1～2拍	3～4拍	5～6拍	7～8拍
动作描述	下肢	1～8拍	1～2拍：左腿向左一步成开立半蹲；3～4拍：左腿直立，右腿侧点地；5～8与1～4拍动作相同，但方向相反			
	上肢	1～8拍	1～4拍：两臂屈臂经胸前交叉成侧举，掌心向前；5～8拍：两臂由侧举经胸前交叉成胸前平屈，掌心向下			
	手型		并指掌			
	面向		1点			

续表

			1～2拍	3～4拍	5～6拍	7～8拍
4×8拍						
动作描述	节拍		1～2拍	3～4拍	5～6拍	7～8拍
	下肢	1～8拍	1～2拍：开立半蹲；3～4拍：左腿直立，右腿侧点地；5～8拍：与1～4拍动作相同，但方向相反			
	上肢	1～8拍	1～4拍：两臂由胸前平屈经下举摆至侧举，掌心向下；5～8拍：两臂由侧举经下举提至胸前平屈，掌心向下			
	手型		并指掌			
	面向		1点			
5×8拍						
动作描述	节拍		1～4拍	侧面	5～8拍	侧面
	下肢	1～8拍	1～4拍：开立半蹲；5～8拍：还原成开立			
	上肢	1～8拍	1～4拍：两臂经下至前举，掌心向上，上体稍前屈；5～8拍：两臂经下方摆至斜后下伸，掌心向后，上体稍后屈			
	手型		并指掌			
	面向		1点			

续表

6×8拍							
动作描述	节拍		1～4拍	侧面	5～8拍		侧面
	下肢	1～8拍	1～2拍：开立半蹲；3～4拍：开立；5～8拍：重复1～4拍动作				
	上肢	1～8拍	1～2拍：左臂摆至斜后下伸，掌心向后；右臂摆至前伸，掌心向上。3～4拍：两臂还原至体侧。5～8拍：重复1～4拍动作，方向相反				
	手型		并指掌				
	面向		1点				
7×8拍							
动作描述	节拍		预备姿势	1～2拍	侧面	3～4拍	侧面
	下肢	1～8拍	1～4拍：开立半蹲提踵立；5～8拍：重复1～4拍动作				
	上肢	1～8拍	1～4拍：左臂由侧举经前向右摆至最大范围，掌心向内，上体随之向右转动；5～8拍：与1～4拍动作相同，但方向相反				
	手型		并指掌				
	面向		1点、2点				
8×8拍							
动作描述	节拍		预备姿势	1～2拍	侧面	3～4拍	侧面
	下肢	1～8拍	1～4拍：开立半蹲提踵立；5～8拍：重复1～4拍动作				
	上肢	1～8拍	1～4拍：右臂由侧举经前向左摆至最大范围，掌心向后，上体随之向左转动；5～8拍：与1～4拍动作相同，但方向相反				
	手型		并指掌				
	面向		1点、8点				

二、交替离地组合（8×8 拍）

交替离地组合，见表 11–5。

表 11–5　交替离地组合

	节拍		预备姿势　　　1～2 拍　　　侧面　　　3～4 拍　　　侧面
动作描述	下肢	1～8 拍	预备姿势直立，1～2 拍：左足向左迈一步；3～4 拍：右足向左后方踩地；5～8 拍：与 1～4 拍动作相同，但方向相反
	上肢	1～8 拍	1～2 拍：两臂经腰侧屈向前推成前举，掌心向外；3～8 拍：重复 1～2 拍动作 3 次
	手型		分指掌
	面向		1 点

	节拍		1～2 拍　　　侧面　　　3～4 拍　　　侧面
动作描述	下肢	1～8 拍	1～2 拍：左足向左迈一步；3～4 拍：右足向左前方点地；5～8 拍：与 1～4 拍动作相同，但方向相反
	上肢	1～8 拍	1～2 拍：双手胸前平屈重叠，掌心向下；3～4 拍：双臂摆至侧下举；5～8 拍：重复 1～4 拍动作
	手型		并指掌
	面向		1 点

续表

3×8拍						
动作描述	节拍		1～2拍	侧面	3～4拍	侧面
	下肢	1～8拍	1～2拍：左腿向左一步成开立半蹲；3～4拍：右腿向左腿并腿成直立位；5～8拍：重复1～4拍动作			
	上肢	1～8拍	1～2拍：左臂摆至斜后下伸，掌心向后；右臂摆至前伸，掌心向上。3～4拍：动作与1～2拍动作相同，但方向相反。5～6拍：重复1～2拍动作。7～8拍：还原至体侧			
	手型		并指掌			
	面向		1点			
4×8拍						
动作描述	节拍		1～2拍	侧面	3～4拍	侧面
	下肢	1～8拍	1～2拍：右腿向右一步成开立半蹲；3～4拍：左腿向右腿并腿成直立位；5～8拍：重复1～4拍动作			
	上肢	1～8拍	1～2拍：右臂摆至斜后下伸，掌心向后；左臂摆至前伸，掌心向上。3～4拍：与1～2拍动作相同，但方向相反；5～6拍：重复1～2拍动作；7～8拍：还原至体侧			
	手型		并指掌			
	面向		1点			

续表

			1～2拍	3～4拍	5～6拍	7～8拍
5×8拍						
动作描述	节拍		1～2拍	3～4拍	5～6拍	7～8拍
	下肢	1～8拍	1～2拍：左足侧点地，右腿微蹲；3～4拍：左足向前一步成前后开立；5～6拍：右足侧点地，左腿微蹲；7～8拍：右腿向左腿并成直立位			
	上肢	1～8拍	1～2拍：两臂侧举，掌心向下；3～4拍：两臂向内摆至胸前直臂交叉，掌心向外；5～8拍：重复1～4拍动作			
	手型		并指掌			
	面向		1点			
6×8拍						
动作描述	节拍		1～2拍	3～4拍	5～6拍	7～8拍
	下肢	1～8拍	1～2拍：右足侧点地，左腿微蹲；3～4拍：右足向前一步成前后开立；5～6拍：左足侧点地，右腿微蹲；7～8拍：左腿向右腿并成直立位			
	上肢	1～8拍	1～2拍：两臂侧举，掌心向下；3～4拍：两臂向内摆至胸前直臂交叉，掌心向外；5～8拍：重复1～4拍动作			
	手型		并指掌			
	面向		1点			

续表

7×8拍						
动作描述	节拍		1～2拍	3～4拍	5～6拍	7～8拍
	下肢	1～8拍	1～2拍：左足向左一步成开立；3～4拍：右腿向左前方提膝；5～6拍：右腿落地成开立、半蹲；7～8拍：左足向右并成直立位			
	上肢	1～8拍	1～2拍：两臂侧举；3～4拍：左臂胸前屈，肘关节触右膝；5～6拍：两臂侧举；7～8拍：两臂还原至体侧			
	手型		握拳			
	面向		1点			
8×8拍						
动作描述	节拍		1～2拍	3～4拍	5～6拍	7～8拍
	下肢	1～8拍	1～2拍：右足向右一步成开立；3～4拍：左腿向右前方提膝；5～6拍：左腿落地成开立半蹲；7～8拍：右足向左并成直立位			
	上肢	1～8拍	1～2拍：两臂侧举；3～4拍：右臂胸前屈，肘关节触左膝；5～8拍：与1～4拍动作相同，但方向相反			
	手型		握拳			
	面向		1点			

三、跳跃动作组合（8×8拍）

跳跃动作组合见表11-6。

表 11-6　跳跃动作组合

	节拍		预备姿势	1～2 拍	侧面	3～4 拍
动作描述	下肢	1～8 拍	预备姿势直立：1～2 拍：右足后踢腿跑；3～4 拍：左足后踢腿跑；5～8 拍：重复 1～4 拍动作			
	上肢	1～8 拍	1～2 拍：左臂胸前屈，拳心向内，右臂保持于体侧，拳心向后；3～4 拍：右臂胸前屈，拳心向内，左臂保持于体侧，拳心向后；5～8 拍：重复 1～4 拍动作			
	手型		握拳			
	面向		1 点			

	节拍		1～2 拍	3～4 拍	侧面
动作描述	下肢	1～8 拍	1～4 拍：向左侧完成 1 次小马跳；5～8 拍：向右侧完成 1 次小马跳		
	上肢	1～8 拍	1～2 拍：两臂侧下举，于体侧小幅度向后绕环，拳心向内；3～8 拍：重复 1～2 拍动作 3 次		
	手型		握拳		
	面向		1 点		

3×8拍						

动作描述	节拍		1～2拍	3～4拍	5～6拍	7～8拍
	下肢	1～8拍	1～2拍：侧摆腿跳，右腿侧举至45°；3～4拍：右腿收回成直腿跳1次；5～6拍：侧摆腿跳，左腿侧举至45°；7～8拍：左腿收回成直腿跳1次			
	上肢	1～8拍	1～2拍：双臂直臂于体前向左摆动，掌心相对；3～4拍：双臂直臂于体前向右摆动，掌心相对；5～8拍：双臂向左绕环至左臂侧下举，右臂前下举，掌心相对			
	手型		并指掌			
	面向		1点			

4×8拍					

动作描述	节拍		1～2拍	侧面	3～4拍
	下肢	1～8拍	1～2拍：左腿提膝吸腿跳；3～4拍：左腿落回成直立位；5～8拍：与1～4拍动作相同，但方向相反		
	上肢	1～8拍	双手叉腰		
	手型		并指掌		
	面向		1点		

续表

5×8 拍				
动作描述	节拍		1～2 拍	3～4 拍
	下肢	1～8 拍	1～2 拍：跳成开立半蹲；3～4 拍：跳成直立；5～8 拍：重复 1～4 拍动作	
	上肢	1～8 拍	1～2 拍：两臂侧举，掌心向下；3～4 拍：两臂摆至体前直臂交叉，掌心向外；5～8 拍：重复 1～4 拍动作	
	手型		并指掌	
	面向		1 点	
6×8 拍				
动作描述	节拍		1～4 拍	侧面
	下肢	1～8 拍	1～4 拍：吸腿跳，双腿弯曲并拢，大腿向上提膝至少平行于水面，小腿垂直于水面，完成吸腿姿态后，双腿快速伸直落地，落回直立；5～8 拍：重复 1～4 拍动作	
	上肢	1～8 拍	1～8 拍：两臂侧举，拳心向下	
	手型		握拳	
	面向		1 点	

7×8拍				
动作描述	节拍		1～4拍	5～8拍
	下肢	1～8拍	1～4拍：吸腿跳，双腿弯曲并拢，大腿向上提膝至少平行于水面，小腿垂直于水面，完成吸腿姿态后，双腿同时向右、向左转动，完成转动后腿快速伸直落地，落回直立；5～8拍：并腿直腿跳	
	上肢	1～8拍	1～4拍：两臂侧举，拳心向下；5～6拍：两臂直臂向下压至体侧；7～8拍：两臂侧举，拳心向下	
	手型		握拳	
	面向		1点	

8×8拍				
动作描述	节拍		1～4拍	5～8拍
	下肢	1～8拍	1～4拍：吸腿跳，双腿弯曲并拢，大腿向上提膝至少平行于水面，小腿垂直于水面，完成吸腿姿态后，双腿同时向左、向右转动，完成转动后腿快速伸直落地，落回直立位；5～8拍：并腿直腿跳	
	上肢	1～8拍	1～4拍：两臂侧举，拳心向下；5～6拍：两臂直臂向下压至体侧；7～8拍：两臂侧举，拳心向下	
	手型		握拳	
	面向		1点	

四、面向变化、路线移动组合（8×8拍）

面向变化、路线移动组合见表11-7。

表 11-7　面向变化、路线移动组合

1×8 拍				
动作描述	节拍		预备姿势　　　　　1～4 拍　　　　　5～8 拍	
	下肢	1～8 拍	预备姿势直立，1～4 拍：原地踏步 4 步，左足开始；5～8 拍：直腿小跳 4 次，同时身体向左转 90°	
	上肢	1～8 拍	1～4 拍：两臂位于体侧，屈曲肘关节，依次前后交替摆臂，拳心相对；5～8 拍：双臂同时前后摆动	
	手型		握拳	
	面向		1 点、7 点	

2×8 拍				
动作描述	节拍		1～4 拍　　　　　5～8 拍	
	下肢	1～8 拍	1～4 拍：原地踏步 4 步，左足开始；5～8 拍：直腿小跳 4 次，同时身体向左转 90°	
	上肢	1～8 拍	1～8 拍：两臂位于体侧，屈曲肘关节，依次前后交替摆臂，拳心相对	
	手型		握拳	
	面向		7 点、5 点	

	3×8拍		
动作描述	节拍		1～4拍	5～8后
	下肢	1～8拍	1～4拍：向原地踏步4步，左足开始；5～8拍：直腿小跳4次，同时身体向左转90°	
	上肢	1～8拍	1～8拍：两臂位于体侧，屈曲肘关节，依次前后交替摆臂，拳心相对	
	手型		握拳	
	面向		5点、3点	

	4×8拍		
动作描述	节拍		1～4拍	5～8拍
	下肢	1～8拍	1～4拍：原地踏步4步，左足开始；5～8拍：直腿小跳4次，同时身体向左转90°	
	上肢	1～8拍	1～8拍：两臂位于体侧，屈曲肘关节，依次前后交替摆臂，拳心相对	
	手型		握拳	
	面向		3点、1点	

续表

5×8拍	节拍		预备姿势	1～4拍	5～8拍
动作描述	下肢	1～8拍	1～4拍：原地踏步4步，右足开始；5～8拍：直腿小跳4次，同时身体向右转90°		
	上肢	1～8拍	1～8拍：两臂位于体侧，屈曲肘关节，依次前后交替摆臂，拳心相对		
	手型		握拳		
	面向		1点、3点		

6×8拍	节拍		1～4拍	5～8拍
动作描述	下肢	1～8拍	1～4拍：原地踏步4步，右足开始；5～8拍：直腿小跳4次，同时身体向右转90°	
	上肢	1～8拍	1～8拍：两臂位于体侧，屈曲肘关节，依次前后交替摆臂，拳心相对	
	手型		握拳	
	面向		3点、5点	

续表

7×8拍				
动作描述	节拍		1～4拍	5～8拍
	下肢	1～8拍	1～4拍：原地踏步4步，右足开始；5～8拍：直腿小跳4次，同时身体向右转90°	
	上肢	1～8拍	1～8拍：两臂位于体侧，屈曲肘关节，依次前后交替摆臂，拳心相对	
	手型		握拳	
	面向		5点、7点	

8×8拍				
动作描述	节拍		1～4拍	5～8拍
	下肢	1～8拍	1～4拍：原地踏步4步，右足开始；5～8拍：直腿小跳4次，同时身体向右转90°	
	上肢	1～8拍	1～8拍：两臂位于体侧，屈曲肘关节，依次前后交替摆臂，拳心相对	
	手型		握拳	
	面向		7点、1点	

第三节　上肢力量训练

陆上力量与水中力量存在差别，陆上力量必须转化为水中力量才能发挥其最大练习效果。

所以，进行水中力量训练，使力量练习更加专项化，是发展水中力量素质的一种效果极佳的训练方法。

水中上肢力量训练以上肢动作的举、屈、伸、绕和绕环等基本动作为主。以增强肩部、臂部、胸部、背部肌肉力量为主要锻炼目标。练习分为徒手和持器械两个练习板块。以下为动作说明。

一、徒手上肢力量训练组合（8×8拍）

徒手上肢力量训练组合见表11-8。

表 11-8　徒手上肢力量训练组合

1×8拍							
动作描述	节拍		预备姿势	1～2拍	侧面	3～4拍	侧面
	下肢	1～8拍	预备姿势直立；1～2拍：左足向左一步成开立半蹲；3～4拍：双足开立；5～8拍：重复1～4拍动作				
	上肢	1～8拍	1～2拍：两臂经胸前平屈向下压至体前直臂，掌心向下；3～4拍：两臂提至胸前平屈；5～8拍：重复1～4拍动作				
	手型		分指掌				
	面向		1点				

2×8拍						
动作描述	节拍		1～2拍	侧面	3～4拍	侧面
	下肢	1～8拍	1～2拍：双足开立半蹲；3～4拍：双足开立；5～8拍：重复1～4拍动作			
	上肢	1～8拍	1～2拍：两臂经胸前平屈向下压至体前直臂，掌心向下；3～4拍：两臂提至胸前平屈；5～8拍：重复1～4拍动作			
	手型		并指掌			
	面向		1点			

续表

3×8拍						
动作描述	节拍		1～4拍	侧面	5～8拍	侧面
	下肢	1～8拍	1～4拍：左足向左迈一步成开立位；5～8拍：右足向左后方点地			
	上肢	1～8拍	1～4拍：两臂侧举；5～8拍：两臂经下至前举			
	手型		并指掌			
	面向		1点			
4×8拍						
动作描述	节拍		1～4拍	侧面	5～8拍	侧面
	下肢	1～8拍	1～4拍：右足向右迈一步成开立位；5～8拍：左足向右后方点地			
	上肢	1～8拍	1～4拍：两臂侧举；5～8拍：两臂经下方至前举			
	手型		并指掌			
	面向		1点			

续表

5×8 拍							
动作描述	节拍		1～2 拍	侧面	3～4 拍	侧面	
	下肢	1～8 拍	1～2 拍：左足向左迈一步成开立位；3～4 拍：右足向左足并拢成直立位；5～8 拍：重复 1～4 拍动作，但方向相反				
	上肢	1～8 拍	1～2 拍：两臂胸前屈，掌心向内；3～4 拍：两臂还原至体侧；5～8 拍：重复 1～4 拍动作				
	手型		并指掌				
	面向		1 点				
6×8 拍							
动作描述	节拍		1～2 拍	3～4 拍	5～6 拍	7～8 拍	
	下肢	1～8 拍	1～2 拍：左足向左迈一步成开立位；3～4 拍：右足向左足并拢成直立位；5～8 拍：与 1～4 拍动作相同，但方向相反				
	上肢	1～8 拍	1～2 拍：两臂胸前屈，掌心向内；3～4 拍：两臂还原至体侧；5～8 拍：重复 1～4 拍动作				
	手型		并指掌				
	面向		1 点				

续表

7×8拍				

动作描述	节拍		1～2拍	侧面	3～4拍	侧面
	下肢	1～8拍	1～2拍：左足向左迈一步成开立位，右足点地；3～4拍：右足向右迈一步成开立位，左足点地；5～8拍：重复1～4拍动作			
	上肢	1～8拍	1～2拍：左臂经胸前平屈下压至直臂，右臂胸前平屈，掌心向下；3～4拍：右臂经胸前平屈下压至直臂，左臂上提至胸前平屈，掌心向下；5～8拍：重复1～4拍动作			
	手型		并指掌			
	面向		1点			

8×8拍				

动作描述	节拍		1～2拍	3～4拍	5～6拍	7～8拍
	下肢	1～8拍	1～2拍：左足向左迈一步成开立位，右足点地；3～4拍：右足向右迈一步成开立位，左足点地；5～8拍：重复1～4拍动作			
	上肢	1～8拍	1～2拍：左臂经胸前平屈下压至直臂，右臂胸前平屈，掌心向下；3～4拍：右臂经胸前平屈下压至直臂，左臂上提至胸前平屈，掌心向下；5～8拍：重复1～4拍动作			
	手型		并指掌			
	面向		1点			

二、轻器械上肢力量训练组合（8×8拍）

轻器械（哑铃）上肢力量训练组合见表11-9。

表 11-9　轻器械（哑铃）上肢力量训练组合

1×8 拍		

节拍		预备姿势　　1～2 拍　　　侧面　　　3～4 拍　　　侧面
动作描述	下肢　1～8 拍	预备姿势直立，1～2 拍：左足向前一步成前弓步；3～4 拍：左足收回成直立位；5～8 拍：重复 1～4 拍动作，但方向相反
	上肢　1～8 拍	预备姿势，一手持握一只哑铃，竖铃。1～2 拍：两臂经胸前平屈并向前推至前举；3～4 拍：两臂收回成胸前屈；5～8 拍：重复 1～4 拍动作
	器械	哑铃
	面向	1 点

2×8 拍		

节拍		1～2 拍　　　　3～4 拍　　　　5～6 拍　　　　7～8 拍
动作描述	下肢　1～8 拍	1～2 拍：左足向前一步成前弓步；3～4 拍：左足收回成直立位；5～8 拍：重复 1～4 拍动作，但方向相反
	上肢　1～8 拍	1～2 拍：两臂经胸前平屈并向前推至前举；3～4 拍：两臂收回成胸前屈；5～8 拍：重复 1～4 拍动作
	器械	哑铃
	面向	1 点

3×8拍				

动作描述	节拍		1～2拍	侧面	3～4拍	侧面
	下肢	1～8拍	1～2拍：左腿侧点地，右腿稍屈膝；3～4拍：左腿收回成直立位；5～8拍：重复1～4拍动作，但方向相反			
	上肢	1～8拍	1～2拍：左臂前举，横铃，右臂侧举，横铃；3～4拍：两臂还原至胸前平屈，横铃；5～8拍：重复1～4拍动作，但方向相反			
	器械		哑铃			
	面向		1点			

4×8拍				

动作描述	节拍		1～2拍	3～4拍	5～6拍	7～8拍
	下肢	1～8拍	1～2拍：左腿侧点地，右腿稍屈膝；3～4拍：左腿收回成直立位；5～8拍：重复1～4拍动作，但方向相反			
	上肢	1～8拍	1～2拍：左臂前举，横铃，右臂侧举，竖铃；3～4拍：两臂还原至胸前平屈，横铃；5～8拍：重复1～4拍动作，但方向相反			
	器械		哑铃			
	面向		1点			

续表

5×8 拍				
动作描述	节拍		1～2 拍　　　　侧面　　　　3～4 拍　　　　侧面	
	下肢	1～8 拍	1～2 拍：开立半蹲；3～4 拍：直立；5～8 拍：重复 1～4 拍动作	
	上肢	1～8 拍	1～2 拍：两臂经肩侧屈用力并下压至直臂；3～4 拍：两臂上提成肩侧屈；5～8 拍：重复 1～4 拍动作	
	器械		哑铃	
	面向		1 点	

6×8 拍				
动作描述	节拍		1～2 拍　　　3～4 拍　　　5～6 拍　　　7～8 拍	
	下肢	1～8 拍	1～2 拍：开立半蹲；3～4 拍：直立；5～8 拍：重复 1～4 拍动作	
	上肢	1～8 拍	1～2 拍：两臂经肩侧屈用力并下压至直臂；3～4 拍：两臂上提成肩侧屈；5～8 拍：重复 1～4 拍动作	
	器械		哑铃	
	面向		1 点	

续表

7×8拍						
动作描述	节拍		1～2拍	侧面	3～4拍	侧面
	下肢	1～8拍	1～2拍：跳成开立、半蹲；3～4拍：跳成直立位；5～8拍：重复1～4拍动作			
	上肢	1～8拍	1～2拍：两臂侧举，竖铃；3～4拍：两臂前举，竖铃、击铃1次；5～8拍：重复1～4拍动作			
	器械		哑铃			
	面向		1点			
8×8拍						
动作描述	节拍		1～2拍	3～4拍	5～6拍	7～8拍
	下肢	1～8拍	1～2拍：跳成开立、半蹲；3～4拍：跳成直立位；5～8拍：重复1～4拍动作			
	上肢	1～8拍	1～2拍：两臂侧举，竖铃；3～4拍：两臂前举，竖铃、击铃1次；5～8拍：重复1～4拍动作			
	器械		哑铃			
	面向		1点			

第四节　躯干力量训练

水中躯干力量训练以躯干部位屈、伸、转为主要运动形式，结合下肢的举、踢和吸腿完成躯干力量训练。水中躯干力量训练以增强腹部和背部肌群力量为主要锻炼目标。练习内容分为徒手躯干力量训练和器械躯干力量训练两个板块。以下为动作说明。

一、徒手躯干力量训练组合（8×8 拍）

徒手躯干力量训练组合见表 11-10。

表 11-10 徒手躯干力量训练组合

1×8拍						
动作描述	节拍		预备姿势 1～2拍 侧面 3～4拍 5～6拍 7～8拍			
	下肢	1～8拍	预备姿势：直立；1～2拍：左腿提膝；3～4拍：左腿后伸成后举腿；5～6拍：左腿提膝；7～8拍：双腿还原成直立位			
	上肢	1～8拍	1～2拍：两臂摆至前举，掌心向上；3～4拍：两臂摆至后下举，掌心向内；5～6拍：两臂摆至前举，掌心向上；7～8拍：两臂还原至体侧			
	手型		并指掌			
	面向		1点			
2×8拍						
动作描述	节拍		1～2拍 3～4拍 侧面 5～6拍 7～8拍			
	下肢	1～8拍	1～2拍：右腿提膝；3～4拍：右腿后伸成后举腿；5～6拍：右腿提膝；7～8拍：双腿还原成直立位			
	上肢	1～8拍	1～2拍：两臂摆至前举，掌心向上；3～4拍：两臂摆至后下举，掌心向外；5～6拍：两臂摆至前举，掌心向上；7～8拍：两臂还原至体侧			
	手型		并指掌			
	面向		1点			

续表

3×8拍					
动作描述	节拍		1～2拍	3～4拍	5～8拍
	下肢	1～8拍	1～4拍：左腿经前提膝，向左摆至侧提膝成侧点地；5～6拍：左腿侧提膝；7～8拍：双腿还原成直立位		
	上肢	1～8拍	1～4拍：两臂侧举，掌心向下；5～6拍：两臂侧举，上体稍左侧屈；7～8拍：两臂还原至体侧		
	手型		并指掌		
	面向		1点		

4×8拍					
动作描述	节拍		1～2拍	3～4拍	5～8拍
	下肢	1～8拍	1～4拍：右腿经前提膝，向右摆至侧提膝成侧点地；5～6拍：右腿侧提膝；7～8拍：双腿还原成直立位		
	上肢	1～8拍	1～4拍：两臂侧举，掌心向下；5～6拍：两臂侧举，上体稍右侧屈；7～8拍：两臂还原至体侧		
	手型		并指掌		
	面向		1点		

续表

5×8拍						
动作描述	节拍		1～2拍　　　　侧面		3～4拍　　　　侧面	
	下肢	1～8拍	1～2拍：左腿提膝；3～4拍：左腿落回至直立位；5～8拍：重复1～4拍动作，但方向相反			
	上肢	1～8拍	1～2拍：两手胯下击掌；3～4拍：两臂侧举，掌心向下；5～8拍：重复1～4拍动作			
	手型		并指掌			
	面向		1点			

6×8拍						
动作描述	节拍		1～2拍　　　3～4拍		5～6拍　　　7～8拍	
	下肢	1～8拍	1～2拍：左腿提膝；3～4拍：左腿落回至直立位；5～8拍：重复1～4拍动作，但方向相反			
	上肢	1～8拍	1～2拍：两手胯下击掌；3～4拍：两臂侧举，掌心向下；5～8拍：重复1～4拍动作			
	手型		并指掌			
	面向		1点			

续表

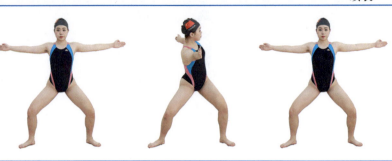

动作描述	节拍		预备姿势	1～4 拍	5～8 拍
	下肢	1～8 拍	预备姿势：双腿开立、半蹲		
	上肢	1～8 拍	预备姿势：两臂侧举；1～4 拍：两臂侧举，掌心向前，上体向左转 90°；5～8 拍：两臂保持侧举，掌心向前，上体向右转 90°		
	手型		并指掌		
	面向		1 点、7 点		

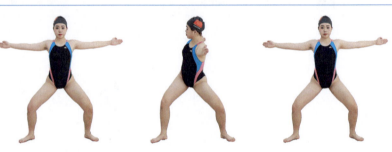

动作描述	节拍		预备姿势	1～4 拍	5～8 拍
	下肢	1～8 拍	预备姿势：双腿开立、半蹲		
	上肢	1～8 拍	预备姿势：两臂侧举；1～4 拍：两臂侧举，掌心向前，上体向右转 90°；5～8 拍：两臂保持侧举，掌心向前，上体向左转 90°		
	手型		并指掌		
	面向		1 点、3 点		

二、器械躯干力量训练组合（8×8 拍）

器械躯干力量训练组合见表 11-11。

表 11-11　器械躯干力量训练组合

1×8 拍						
动作描述	节拍		预备姿势	1～2 拍	侧面	3～4 拍
	下肢	1～8 拍	预备姿势：直立；1～2 拍：左腿提膝，膝关节内侧触浮力棒一端；3～4 拍：左腿落回成直立位；5～8 拍：重复 1～4 拍动作			
	上肢	1～8 拍	预备姿势：浮力棒位于腰后，双手持握浮力棒两端；1～2 拍：右臂内收；3～4 拍：右臂还原至预备姿势；5～8 拍：重复 1～4 拍动作			
	器械		浮力棒			
	面向		1 点			

2×8 拍						
动作描述	节拍		1～2 拍	3～4 拍	5～6 拍	7～8 拍
	下肢	1～8 拍	1～2 拍：右腿提膝，膝关节内侧触浮力棒一端；3～4 拍：右腿落回成直立位；5～8 拍：重复 1～4 拍动作			
	上肢	1～8 拍	预备姿势：浮力棒位于腰后，双手持握浮力棒两端；1～2 拍：左臂内收；3～4 拍：左臂还原至预备姿势；5～8 拍：重复 1～4 拍动作			
	器械		浮力棒			
	面向		1 点			

3×8拍						
动作描述	节拍		1～2拍	侧面	3～4拍	5～8拍
	下肢	1～8拍	1～2拍：左腿侧提膝，膝关节上方触浮力棒一端；3～4拍：左腿侧伸至侧举腿45°；5～8拍：左腿收回成直立位			
	上肢	1～8拍	浮力棒置于腰后，双手持握浮力棒两端，始终维持平衡			
	器械		浮力棒			
	面向		1点			

4×8拍						
动作描述	节拍		1～2拍	3～4拍	侧面	5～8拍
	下肢	1～8拍	1～2拍：右腿侧提膝，膝关节上方触浮力棒一端；3～4拍：右腿侧伸至侧举腿45°；5～8拍：右腿收回成直立位			
	上肢	1～8拍	浮力棒置于腰后，双手持握浮力棒两端，始终维持平衡			
	器械		浮力棒			
	面向		1点			

续表

5×8拍						
动作描述	节拍		1～2拍	3～4拍	5～6拍	7～8拍
	下肢	1～8拍	1～2拍：右腿提膝，膝关节触浮力棒一端；3～4拍：右腿前伸至前举45°；5～6拍：右腿提膝；7～8拍：右腿落回成直立位			
	上肢	1～8拍	1～2拍：左臂内收；3～4拍：左臂还原至预备姿势；5～8拍：重复1～4拍动作			
	器械		浮力棒			
	面向		1点			
6×8拍						
动作描述	节拍		1～2拍	3～4拍	5～6拍	7～8拍
	下肢	1～8拍	1～2拍：左腿提膝，膝关节触浮力棒一端；3～4拍：左腿前伸至前举45°；5～6拍：左腿提膝；7～8拍：左腿落回成直立位			
	上肢	1～8拍	1～2拍：右臂内收；3～4拍：右臂还原至预备姿势；5～8拍：重复1～4拍动作			
	器械		浮力棒			
	面向		1点			

续表

7×8拍				
动作描述	节拍		预备姿势　　　　　1～4拍　　　　　侧面	
	下肢	1～8拍	1～4拍：双腿同时跳起成团身跳姿态；5～8拍：重复1～4拍动作	
	上肢	1～8拍	1～4拍：两手持握浮力棒两端，腾空时双手内收，使浮力棒两端触碰；5～8拍：重复1～4拍动作	
	器械		浮力棒	
	面向		1点	

8×8拍				
动作描述	节拍		预备姿势　　　　　1～4拍　　　　　侧面	
	下肢	1～8拍	1～4拍：双腿同时跳起成团身跳姿态；5～8拍：重复1～4拍动作	
	上肢	1～8拍	1～4拍：两手持握浮力棒两端，腾空时双手内收，使浮力棒两端触碰；5～8拍：重复1～4拍动作	
	器械		浮力棒	
	面向		1点	

第五节　下肢力量训练

水中下肢力量训练以下肢举、踢、吸、蹲、立及跳跃为主要练习形式，以增加臀、腿、踝关节的力量与稳定性为主要锻炼目标。练习内容分为徒手下肢力量训练和器械下肢力量训练两个板块。以下为动作说明。

一、徒手下肢力量训练组合（8×8 拍）

徒手下肢力量训练组合见表 11–12。

表 11–12　徒手下肢力量训练组合

1×8 拍		
动作描述	节拍		预备姿势　1～2 拍　3～4 拍　　　　　侧面　　　　5～6 拍　7～8 拍

	下肢	1～8 拍	预备姿势：直立；1～2 拍：左足向前一步成前后开立位；3～4 拍：右腿经屈腿向前踢至 90°；5～6 拍：右腿落回前后开立位；7～8 拍：左腿收回成直立位
	上肢	1～8 拍	1～2 拍：两臂前举，掌心向下；3～4 拍：两臂直臂后摆；5～6 拍：两臂前摆至前举，掌心向下；7～8 拍：两臂还原至体侧
	手型		并指掌
	面向		1 点

2×8 拍		
动作描述	节拍		1～2 拍　3～4 拍　　　　　侧面　　　　5～6 拍　7～8 拍

	下肢	1～8 拍	1～2 拍：右足向前一步成前后开立位；3～4 拍：左腿经屈腿向前踢至 45°；5～6 拍：左腿落回前后开立位；7～8 拍：右腿收回成直立位
	上肢	1～8 拍	1～2 拍：两臂前举，掌心向下；3～4 拍：两臂直臂后摆；5～6 拍：两臂前摆至前举，掌心向下；7～8 拍：两臂还原至体侧
	手型		并指掌
	面向		1 点

续表

3×8拍						
动作描述	节拍		1～2拍	3～4拍	5～6拍	7～8拍
	下肢	1～8拍	1～2拍：左足向左一步成开立半蹲；3～6拍：双腿蹬离地，空中呈分腿直膝姿态，完成空中姿态后落回开立半蹲；7～8拍：左足收回成直立位			
	上肢	1～8拍	1～2拍：两臂侧举，掌心向下；3～4拍：两臂向体侧下压成下举；5～6拍：两臂侧举，掌心向下；7～8拍：两臂还原至体侧			
	手型		并指掌			
	面向		1点			
4×8拍						
动作描述	节拍		1～2拍	3～4拍	5～6拍	7～8拍
	下肢	1～8拍	1～2拍：右足向右一步成开立半蹲；3～6拍：双腿蹬离地，空中呈分腿直膝姿态，完成空中姿态后落回开立半蹲；7～8拍：右足收回成直立位			
	上肢	1～8拍	1～2拍：两臂侧举，掌心向下；3～4拍：两臂向体侧下压成下举；5～6拍：两臂侧举，掌心向下；7～8拍：两臂还原至体侧			
	手型		并指掌			
	面向		1点			

续表

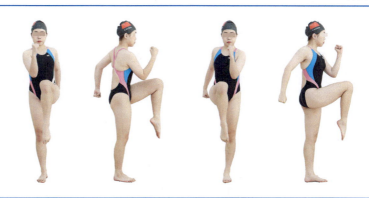

5×8 拍			1～2 拍	侧面	3～4 拍	侧面
动作 描述	节拍		1～2 拍	侧面	3～4 拍	侧面
	下肢	1～8 拍	预备姿势：直立；1～2 拍：跳成左腿吸腿，右腿微蹲；3～4 拍：交换跳 成右腿吸腿，左腿微蹲；5～8 拍：重复 1～4 拍动作			
	上肢	1～8 拍	两臂位于体侧屈肘，依次前后自然摆动，两拍一动，重复 4 次			
	手型		握拳			
	面向		1 点			

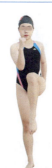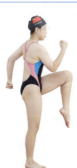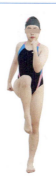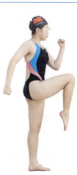

6×8 拍			1～2 拍	侧面	3～4 拍	侧面
动作 描述	节拍		1～2 拍	侧面	3～4 拍	侧面
	下肢	1～8 拍	1～2 拍：跳成左腿吸腿，右腿微蹲；3～4 拍：交换跳成右腿吸腿，左腿微蹲； 5～8 拍：重复 1～4 拍动作			
	上肢	1～8 拍	两臂位于体侧屈肘，依次前后自然摆动，两拍一动，重复 4 次			
	手型		握拳			
	面向		1 点			

续表

7×8拍						

动作描述	节拍		1～4拍	5～6拍	侧面	7～8拍
	下肢	1～8拍	1～4拍：开立半蹲，前足掌踩地，向左侧小步移动；5～8拍：双腿起跳，空中呈吸腿姿态，完成吸腿后落回直立位			
	上肢	1～8拍	1～4拍：两臂侧举，掌心向前；5～6拍：双手触膝；7～8拍：两臂还原至体侧			
	手型		分指掌			
	面向		1点			

8×8拍						

动作描述	节拍		1～4拍	5～6拍	侧面	7～8拍
	下肢	1～8拍	1～4拍：开立半蹲，前足掌踩地，向右侧小步移动；5～8拍：双腿起跳，空中呈吸腿姿态，完成吸腿后落回直立位			
	上肢	1～8拍	1～4拍：两臂侧举，掌心向前；5～6拍：双手触膝；7～8拍：两臂还原至体侧			
	手型		分指掌			
	面向		1点			

二、器械下肢力量训练组合（8×8拍）

器械下肢力量训练组合见表 11-13。

表 11–13　器械下肢力量训练组合

1×8 拍		

		预备姿势	侧面 1～2 拍	3～4 拍

节拍		预备姿势	侧面 1～2 拍	3～4 拍
动作描述	下肢	1～8 拍	预备姿势：站于池边，内侧腿为主力腿，外侧腿提膝，踩住浮力棒；1～2 拍：外侧腿用力向下踩成直腿；3～4 拍：外侧腿上抬并还原成预备姿势；5～8 拍：重复 1～4 拍动作		
	上肢	1～8 拍	一手扶池边，一手叉腰或侧举以维持平衡		
	器械		浮力棒		
	面向		1 点		

		侧面 1～2 拍	3～4 拍	侧面 5～6 拍	7～8 拍
2×8 拍					

节拍		侧面 1～2 拍	3～4 拍	侧面 5～6 拍	7～8 拍
动作描述	下肢	1～8 拍	预备姿势：站于池边，内侧腿为主力腿，外侧腿提膝，踩住浮力棒；1～2 拍：外侧腿用力向下踩成直腿；3～4 拍：外侧腿上抬并还原成预备姿势；5～8 拍：重复 1～4 拍动作			
	上肢	1～8 拍	一手扶池边，一手叉腰或侧举以维持平衡			
	器械		浮力棒			
	面向		1 点			

3×8拍			
	节拍	预备姿势	侧面1~4拍	5~8拍

动作描述	下肢	1~8拍	预备姿势：站于池边，内侧腿为主力腿，外侧腿前举，踩住浮力棒；1~4拍：外侧腿直腿用力向下压至接近直立；5~8拍：外侧腿直腿上抬并还原成预备姿势
	上肢	1~8拍	一手扶池边，一手叉腰或侧举以维持平衡
	器械		浮力棒
	面向		1点

4×8拍		
	节拍	侧面1~4拍	侧面5~8拍

动作描述	下肢	1~8拍	预备姿势：站于池边，内侧腿为主力腿，外侧腿前举，踩住浮力棒；1~2拍：外侧腿直腿用力向下压至接近直立；3~4拍：外侧腿直腿上抬并还原成预备姿势；5~8拍：重复1~4拍动作
	上肢	1~8拍	一手扶池边，一手叉腰或侧举以维持平衡
	器械		浮力棒
	面向		1点

续表

节拍		预备姿势	1～2 拍	3～4 拍
动作描述	下肢　1～8 拍	预备姿势: 站于池边, 内侧腿为主力腿, 外侧腿侧提膝, 踩住浮力棒; 1～2 拍: 外侧腿向侧下用力踩至直腿姿态; 3～4 拍: 外侧腿上抬并还原成预备姿势; 5～8 拍: 重复 1～4 拍动作		
	上肢　1～8 拍	一手扶池边, 一手叉腰或侧举以维持平衡		
	器械	浮力棒		
	面向	1 点		

5×8 拍

6×8 拍

节拍		1～2 拍	3～4 拍	5～6 拍	7～8 拍
动作描述	下肢　1～8 拍	预备姿势: 站于池边, 内侧腿为主力腿, 外侧腿侧提膝, 踩住浮力棒; 1～2 拍: 外侧腿向侧下用力踩至直腿姿态; 3～4 拍: 外侧腿上抬并还原成预备姿势; 5～8 拍: 重复 1～4 拍动作			
	上肢　1～8 拍	一手扶池边, 一手叉腰或侧举以维持平衡			
	器械	浮力棒			
	面向	1 点			

续表

			预备姿势	1～4拍	侧面
7×8拍			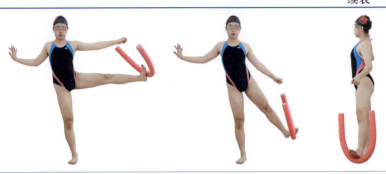		
动作描述	节拍		预备姿势	1～4拍	侧面
	下肢	1～8拍	预备姿势: 站于池边,内侧腿为主力腿,外侧腿侧举至90°,踩住浮力棒;1～4拍:外侧腿直腿用力下压接近直立姿态;5～8拍:外侧腿直腿上抬并还原成预备姿势;5～8拍:重复1～4拍动作		
	上肢	1～8拍	一手扶池边,一手叉腰或侧举以维持平衡		
	器械		浮力棒		
	面向		1点		
8×8拍			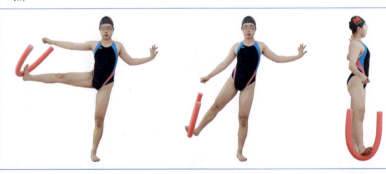		
动作描述	节拍		预备姿势	1～4拍	侧面
	下肢	1～8拍	预备姿势: 站于池边,内侧腿为主力腿,外侧腿侧举至90°,踩住浮力棒;1～4拍:外侧腿直腿用力下压接近直立姿态;5～8拍:外侧腿直腿上抬并还原成预备姿势;5～8拍:重复1～4拍动作		
	上肢	1～8拍	一手扶池边,一手叉腰或侧举以维持平衡		
	器械		浮力棒		
	面向		1点		

（刘锦瑶　唐　众）

◆ 测验题 ◆

1. 下列选项中（　）是足尖步动作准备姿势
　A. 两足并立、提踵,两手叉腰　B. 两足开立提踵,两手叉腰

C. 两足并立、提踵，两手侧举　D. 两足直立，两手叉腰
2. 完成侧并步转体走动作时，向前进迈腿时手臂路径是（　）
　　A. 经上至侧平举　B. 经下至侧平举　C. 经下至侧斜下举　D. 经前至下举
3. 跑跳步动作中，动力腿抬高时足尖朝向（　）
　　A. 前方　B. 下方　C. 侧方　D. 上方
4. 完成托人走动作时，两人手臂在（　）处相交
　　A. 手掌　B. 手腕　C. 手肘　D. 肩部
5. 横排自然走步中，足掌的（　）位置先着地
　　A. 足尖　B. 足内侧　C. 足后跟　D. 足外侧
6. 正步走动作中，动力腿向前踢腿约（　）cm
　　A. 45　B. 75　C. 100　D. 90
7. 弓完成步走动作时，前腿膝盖应该（　）
　　A. 超过足尖　B. 不超过足尖　C. 向上伸直　D. 按照自身习惯完成
8. 纵排搭肩跳动作中，第 1 个人的上肢姿态应该是（　）
　　A. 双手侧下举，五指张开，掌心朝前　B. 双手叉腰　C. 双手前举　D. 双手侧举
9. 做纵排顺拐走动作时，上肢应该（　）
　　A. 左手叉腰或搭肩，右手摆臂　B. 双手自然摆臂　C. 双手搭肩　D. 双臂自然下垂
10. 在纵排单足跳动作中，第 4 人需要托住前人的（　）
　　A. 头部　B. 手肘　C. 肩颈处　D. 腰背

参考答案： 1. A　2. B　3. B　4. C　5. C　6. B　7. B　8. A　9. A　10. C

参考文献

刘锦瑶，2011. 水中健身运动对女大学生体适能的影响 . 成都体育学院学报，37(8): 88-90.
谭苗青，2014. 水中健身操与花样游泳之比较研究 . 广州体育学院学报，34(4): 70-71.
王建华，刘锦瑶，2010. 水中有氧健身操课程探索 . 体育文化导刊，(3): 96-98, 109.
王嵘，刘锦瑶，2019. 水中健身 . 北京：人民体育出版社 .
吴海龙，2014. 我国水中健身运动的综述研究 . 体育科技，(1): 93-94.
张洋，刘锦瑶，2014. 水中有氧健身操 . 北京：北京体育大学出版社 .

第二篇

水疗康复实践篇

第 12 章　上肢伤病水中康复

　　上肢诸多肌肉、骨骼及关节结构，是人类为了适应复杂而又灵活的工作进化而来的。主要可分为肩部、上臂、肘部、前臂、腕部和手部。日常生活中的大部分动作都需要上肢的参与，但由于姿势不当、过度疲劳等原因，也极易造成损伤。长期、反复、持续的姿势或职业动作在局部产生的应力导致组织肥大、增生以代偿长期的功能所需，超越代偿能力即形成轻微损伤，而后者累积、迁延成为慢性损伤。骨关节及其周围软组织的慢性损伤是临床常见伤病，无论是骨、关节、肌肉、肌腱、韧带、筋膜、滑囊及其相关的血管、神经等，均可因慢性损伤而受到损害，表现出相应的临床征象。慢性损伤可发生在多种组织及器官，具有以下共性：①躯干或肢体某部位长期疼痛，但无明显外伤史；②特定部位有压痛点或肿块，常伴有某种特殊的体征；③局部炎症不明显；④近期有与疼痛部位相关的过度活动史；⑤部分患者有可能产生慢性损伤的职业或作业历史，如手工业操作作业工人、半机械化产业工人、体育工作者、戏剧和杂技演员、伏案工作者及家庭妇女均是本类疾病的好发者。

　　慢性损伤是可以预防的，应预防其发生和复发，防治结合，以提高疗效。单治不防，症状往往复发，反复发作者，治疗甚为困难。限制致伤动作、纠正不良姿势、增强肌力、维持关节的不负重活动和定时改变姿势使应力分散是康复治疗的关键。

第一节　常见上肢伤病及临床表现

一、肩部

（一）肩袖损伤

　　肩袖损伤是肩袖肌腱部位的撕裂，以肩部疼痛、无力、活动受限为主要表现的一种疾病。在中、老年人和肩关节创伤中比较常见，其发病率占肩关节疾病的 17% ～ 41%，在 60 岁以上人群中的发病率为 30% ～ 50%，大多数患有肩袖撕裂的老年人并无临床症状或仅有轻度不适，但不妨碍功能。

　　肩袖又称旋肌袖，由冈上肌、冈下肌、肩胛下肌和小圆肌 4 块肌肉的肌腱复合体组成，是一个包绕肱骨头的袖套样结构。肩袖在肩关节的正常生理活动中起着重要的稳定和动力作用。

　　肩袖损伤的主要临床表现为肩关节疼痛和活动受限，患者主诉疼痛的区域通常在肩关节前方或外侧，疼痛一般在活动时加重（尤其是做幅度较大的动作时），休息时疼痛略有减轻。肩袖损伤的患者特征性表现为活动受限，尤其以上举受限最常见，主动活动、被动活动也可表现为相同程度的受限。

肩袖损伤的诊断依据患者的主诉和病史、体格检查和影像学检查等确定，肩关节特殊试验检查可协助诊断不同的肩袖肌肉损伤。肩袖损伤按照病理变化和撕裂程度、方式等可有不同分型，常用的损伤程度分型为：轻度损伤，肩袖撕裂＜1cm；中度损伤，肩袖撕裂 1～3cm；重度损伤，肩袖损伤 3～5cm；巨大损伤，肩袖撕裂＞5cm。轻、中度肩袖撕裂主要以非手术治疗为主，药物治疗和物理因子治疗、镇痛结合康复运动锻炼是基本的治疗方案。如果肩袖撕裂达到重度损伤和巨大损伤程度，或中度损伤但非手术治疗无效，严重影响患者日常生活活动和生活质量时可采取手术治疗，治疗后继续进行康复锻炼，促进功能恢复。

（二）肩关节周围炎

肩关节周围炎又称肩周炎，俗称凝肩、五十肩，好发年龄在 50 岁左右，女性发病率略高于男性，多见于体力劳动者。肩关节周围炎以肩部产生疼痛并逐渐加重，夜间为甚，肩关节活动受限且日益加重，达到某种程度后逐渐缓解，直至最后完全复原为主要表现的肩关节囊及其周围韧带、肌腱和滑囊的慢性非特异性炎症。肩关节周围炎是以肩关节疼痛和活动受限为主要症状的常见病症，肩关节可有广泛压痛，并向颈部及肘部放射，还可出现不同程度的三角肌的萎缩。如得不到有效的治疗，有可能严重影响肩关节的功能活动。肩关节周围炎的临床表现如下。

1. 肩部疼痛　起初肩部呈阵发性疼痛，多数为慢性发作，以后疼痛逐渐加剧或钝痛，或刀割样痛，且呈持续性，气候变化或劳累后常使疼痛加重，疼痛可向颈项及肘部扩散，当肩部偶然受到碰撞或牵拉时，常可引起撕裂样剧痛，肩痛昼轻夜重为本病一大特点，若因受寒而致痛者，则对气候变化特别敏感。

2. 肩关节活动受限　肩关节向各方向活动均可受限，以外展、上举、内旋、外旋更为明显。随着病情进展，由于长期制动引起关节囊及肩周软组织粘连，肌力逐渐下降，加上喙肱韧带固定于缩短的内旋位等因素，使肩关节各方向的主动活动和被动活动均受限，特别是梳头、穿衣、洗脸、叉腰等动作均难以完成，严重时肘关节功能也可受影响，屈肘时手不能摸到同侧肩部，尤其在手臂后伸时不能完成屈肘动作。

3. 怕冷　患者肩部怕冷，不少患者终年用棉垫包肩，即使在暑天，肩部也不敢吹风。

4. 压痛　多数患者在肩关节周围可触到明显的压痛点，压痛点多在肱二头肌长头肌腱沟处、肩峰下滑囊、喙突、冈上肌附着点等处。

5. 肌肉痉挛与萎缩　三角肌、冈上肌等肩周围肌肉早期可出现痉挛，晚期可发生失用性肌萎缩，出现肩峰突起、上举不便、后伸不能等典型症状，此时疼痛症状反而减轻。

肩袖损伤和肩关节周围炎虽都会有非常剧烈的疼痛感，但所表现的疼痛症状略有差别。肩袖损伤多为肩袖部结构的撕裂，其疼痛通常会在肩部有一个非常明显的"痛点"，且疼痛经过时间的推移并不会有明显的改善，一般无法自愈。肩关节周围炎多为肩关节周围组织的无菌性炎症，其疼痛通常是整个肩膀都会有疼痛感，且疼痛常会在夜晚加剧，但肩关节周围炎可通过肩部的功能性训练改善，多数患者可自愈。

二、肘部

（一）肱骨外上髁炎

肱骨外上髁炎又名网球肘，以网球运动员发病率高而得名。可能是由于长期劳损、伸腕肌起点反复受到牵拉刺激，引起部分撕裂和慢性炎症，以及损伤局部骨膜和滑囊等出现的病理变化。肱骨外上髁处多数不红肿，较重时局部可有微热、微肿，局部压痛明显，肱骨肘关节外上髁局限性疼痛。

肱骨外上髁炎疼痛起病缓慢，最初仅在劳累后偶感肘外侧疼痛，时间长后会进一步加重，以前臂旋转、腕关节主动背伸时疼痛明显，甚至出现疼痛向上臂及前臂放射趋势。持物无力，表现为手掌向下持重时疼痛和乏力。因此，网球爱好者、切菜工、油漆工、木工、钳工等长久频繁进行前臂活动者易患此病。肱骨外上髁炎偶尔也可见于部分中、老年人，因肌肉萎缩，短期肘部超负荷活动而引起。

（二）肱骨内上髁炎

肱骨内上髁炎又名高尔夫肘，发病原因并不十分清楚，可能由突然的伤害或上肢的反复使用导致。少部分轻症患者有自愈趋势，也有学者主张将其归类为自限性疾病，但一般认为"高尔夫肘"的病根是前臂伸肌群被动牵拉（如握拳、屈腕）和主动收缩（如伸腕）过多、强度过大，超过耐受限度。

临床表现：疼痛位于肱骨内上髁处，可能会蔓延到前臂，做抓握和扭转动作时疼痛可能加剧，如拧盖子、转动门把手。重复的手腕动作会使疼痛加重，严重情况下，手有明显无力感，抓握力降低。

（三）滑囊炎

滑囊炎是一种痛性疾病，影响能够缓冲关节附近骨骼、肌腱和肌肉压力的充液小囊（称作滑囊）。滑囊炎的最常见部位是肩部、肘部和髋部，但也可能在膝部、足跟和踇趾根部出现。滑囊炎往往发生于执行频繁反复动作的关节附近。如患有滑囊炎，受累关节可能出现以下症状：感觉疼痛或僵硬；在移动或按压时，疼痛会加重；出现红肿。在大多数情况下，滑囊炎疼痛在适当治疗后会在几周内消退，但复发很常见。

三、手和腕部

（一）腕管综合征

腕管综合征又称鼠标手，是神经卡压综合征中最常见的一种，是由于正中神经在腕部受到压迫而造成鱼际肌无力和手部正中神经支配区的疼痛、麻木及进行性的鱼际肌萎缩，凡是加压或缩小腕管容量的任何原因都可以压迫正中神经而引起该病。现代社会人们每天长时间使用计算机、反复敲击键盘和频繁点击鼠标，手腕关节因长期密集、反复和过度活动，导致腕部肌肉或关节麻痹、肿胀、疼痛、痉挛。办公室人员、教师、编辑、记者等都是腕管综合征的高发人群。其好发年龄为 30 ～ 50 岁，女性为男性的 5 倍，双侧发病者占 1/3 ～ 1/2，双侧发病者女：男为 9：1。腕管综合征看似小病，若延误治疗不仅错失治疗良机，严重者甚至有可能发展形成永久性活动不便，应尽早治疗。腕管综合征的临床表现如下。

1. **麻木、乏力**　患者首先感到桡侧 3 个手指端麻木，持物无力，以中指为甚。夜间手指麻木很多时候是腕管综合征首发症状。

2. **疼痛加剧**　随着正中神经的卡压加剧，患者逐渐感到手指疼痛，在夜间尤为强烈，许多患者常夜间痛醒，适当抖动手腕、局部按摩或将上肢垂于床边时症状可以减轻。开车、长时间手持电话、书本或报纸时，压迫或叩击腕管处、背伸腕关节及劳累等可使麻木及疼痛加重。

3. **肌肉萎缩**　患者会出现鱼际肌肌肉甚至手部肌肉大面积的萎缩，拇指不灵活，无法完成揉捏动作。病情发展到晚期，甚至可能失去知觉。

（二）三角软骨盘损伤

三角软骨盘在手腕中的作用类似于半月板在膝关节中的作用，主要在腕关节动作中负责稳定缓冲，但比半月板结构复杂。其构成有软骨、韧带、关节囊等复合型组织，是腕关节中最脆弱的环节，而且由于缺少血管的供氧，在受伤后很难再生痊愈。三角软骨盘损伤主要发生在跌倒时手掌撑地、扭转挤压、过度背伸等情况下。临床表现如下。

1. 不能拧毛巾 当三角软骨盘损伤时腕关节不能做旋转的动作，在用力拧毛巾时，由于三角软骨盘受到挤压而引起疼痛。

2. 局部肿胀、疼痛 当手腕尺骨侧的位置有红肿或压痛时，很可能是三角软骨盘受到损伤。

3. 背伸受限 当三角软骨盘损伤时，腕关节会背伸受限，具体表现为不能做俯卧撑、不能卧推及任何手撑地的动作。

三角软骨盘损伤后最常见的症状就是手腕小指侧疼痛与手腕的无力感，手握力下降，手部的翻转与旋转能力变差，严重时甚至在拧毛巾与转动钥匙都使不上力。若无适当诊断与处置，容易导致手腕部位的僵直。

（三）腕关节滑膜炎

腕关节滑膜炎就是发生在手腕部滑膜的炎症。手腕滑膜是腕关节腔内的一层比较薄的透明组织，正常情况下用来保护关节内的各种结构，当滑膜出现炎症时，滑膜会增生并分泌各种炎性因子，导致腕部疼痛。增生的滑膜有时甚至会侵蚀软骨及骨质，导致腕部骨质破坏。此时，腕部活动会严重受限。

腕关节滑膜炎的表现有局部肿胀、压痛，活动时疼痛加剧，可见皮下瘀斑。在表现上滑膜炎和三角软骨盘疼痛位置相近，但可以做拧毛巾的动作。局部也会有红肿和压痛，但位置较靠上。

对于滑膜炎，首先要制动，不做引起疼痛的任何动作。因为滑膜非常敏感，任何的刺激都会引起肿胀。同时，可以在无痛的范围内练习腕关节力量，能起到保护作用。

（四）狭窄性腱鞘炎

狭窄性腱鞘炎是手腕最常见的肌腱腱鞘炎，常见于那些需要进行反复的握拳、腕关节尺侧运动，或反复使用拇指者。患者腕部的疼痛常在特定的日常活动时加重（如挥拍、挥杆动作），可伴有腕部的弹响。体格检查常可发现患者腕背桡侧轻度水肿，腕部背侧第一间隔压痛。

第二节 上肢伤病水疗康复

上肢伤病者会出现的共性症状和体征包括疼痛、肌肉痉挛、水肿、关节活动受限、肌力下降等。

一、水疗的作用

1. 水的温热作用 温水浸浴时，水温刺激皮肤神经末梢的热感受器，阻止向大脑发送痛觉信号。还可通过增加血液供应，促进废物清除，故能有效地缓解疼痛。疼痛一旦减轻，关节活动范围通常将会增大。温热作用在降低痛觉神经兴奋性、提高疼痛阈值的同时还可消除水肿，解除局部神经末梢的压力，松弛肌肉、肌腱和韧带组织，缓解肌肉痉挛。此外，在训练之后进行温水浸浴可以减轻、缓解疲劳。

2. 浮力作用 利用水的浮力既可以缓解疼痛、辅助损伤部位运动，也能提供阻力，锻炼肌肉力量。

3. 静水压力的作用　静水压可促进静脉血及淋巴液回流，有益心肺功能；还可以促进人体组织间渗出液的吸收，从而起到消肿的作用。水越深，静水压力也越大。因此，为了追求疗效，应尽量使伤病部位处于足够深的位置，以利于减轻水肿。

二、上肢伤病的共性水疗方法

（一）常规水疗方案

患者在承重的情况下不能进行常规运动时，水疗运动池就是一个理想的治疗和训练场所。常规的水疗方案通常为热身、常规运动训练、损伤部位的针对训练和整理运动。

1. 热身　水中运动治疗前的生理和心理方面的热身准备非常重要，在此阶段应关注如下问题。

（1）水中热身的指导方针：在热身运动中，参与者的心率波动应维持在年龄相关的最大心率40%～60%水平。计算方法是40%～60%HRmax=（220-年龄）HRmax×（40%～60%）。例如，（220-20岁）×60% = 120次/分。需要注意的是，在＞34℃的水中训练时，心血管系统会承受一定的压力，而上肢病损水疗时采用的水深往往较深，流体静力压作用于胸、腹部，也会增加心脏负荷，同时会增加静脉回流，心脏的每搏输出量也随之增加。此时，应将上面的心率计算结果减少8～10次。

（2）热身活动：水中散步、游泳、深水中跑步被认为是最理想的身体准备活动，时间通常控制在5～10min。

2. 一般运动训练　一般运动训练主要是维持基础性有氧耐力、肌肉力量和柔韧性。游泳是一项很好的一般性运动训练，该运动可以同时训练全身肌肉和关节。训练时间取决于患者的运动能力，通常需要10～20min，但对老年患者必须慎重考虑其游泳能力。

3. 损伤部位的训练

（1）肩部：训练目的是增加肩关节活动范围，加强肩关节周围肌群力量。

患者通常会发现，水疗能显著减轻疼痛，温水能让患部松弛，浮力的支撑使患者信心倍增，从而允许比在陆地上更早地进行肩部运动。开始时通常在坐位下进行，患者坐于一个足够深、能浸没肩关节的位置进行训练。双足必须放在运动池底，以维持平衡。如果患者水中坐位平衡能力不佳，应使用固定带以保证其安全。在此前提下，进行坐位肩关节屈曲、伸展、外展及内收等运动，但早期通常要避免用力旋转的动作。钟摆样运动可以早期开展，但应告知患者在无痛范围内进行。逐步进展到站立位，然后是游泳的臂部划水运动，进一步的训练是手戴划水掌或握划水板，增加抵抗阻力，进行肩关节的屈曲、伸展、外展及内收训练。各阶段运动时都应避免强迫用力。

（2）肘部：训练目的是增加肘关节的活动度和提高肘关节周围肌肉的力量。可按上面肩关节介绍的进阶，进行针对肘部的水中运动训练，包括等长性收缩、辅助下屈伸、进行交互的屈伸运动、抗阻屈伸、全范围的运动等，肱二头肌与肱三头肌的肌力对肘关节的稳定性有重要影响，可利用漂浮物或划水板进行针对性训练。肘关节活动受限时，上肢的 Bad Ragaz 模式进行肩部和肘部的运动非常有效。结合游泳方式时需要考虑肘关节在蛙泳时会有最大范围的运动，而其他泳姿的肘部运动则相对较少。

（3）手和腕部：手和腕部水疗通常会选择专用的上肢治疗浴槽来完成，除了方便准备及节水外，由于是局部浸浴治疗，故可选择的水温范围相对更加宽泛，也便于添加相应的化学物质，发挥不同的治疗作用。

1）热水浸浴：水温 43℃、时间为 15～20min，可以温暖双手及手臂，缓解局部疼痛，适用于手冷、关节炎性疼痛、肌肉痉挛患者，也是手及臂部肌肉与筋膜伸展，以及关节活动训练的理想环境。禁用于上肢感觉丧失及淋巴水肿患者。

2）冷水浸浴：水温 13～19℃，时间根据患者耐受程度而定，通常为 10～20min。可刺激手指、手腕和手臂伸肌的紧张度，其作用多可持续到浸浴后 20min。对于难以耐受冷水，需要更低温水的患者，可在肢体浸入水中后，每隔 1～2min 加入冰块，逐渐降低水温。冷水浸浴适用于关节炎性疼痛、肌肉痉挛、肌肉扭伤患者，也可作为冷热交替治疗的一部分。冷水浸浴禁用于畏寒、手冰冷、雷诺综合征和高血压患者，淋巴水肿者浸泡时间不宜过长。

3）冷热交替浸浴：水温先热（43℃）后冷（13℃），热水浸浴 2min 后换冷水浸浴 1min，通常需要进行 3 轮共约 10min。也可不在热水中浸浴，而将治疗部位浸入石蜡或湿热包裹，然后再换成冷水浸浴。冷热交替浸浴可以显著促进血液循环，定期实施则对双手、手腕和手臂都具有保健作用。对于用双手进行繁重工作者（如按摩从业者）很有效。让患者在浸浴的同时主动收缩手及手臂的肌肉，可达到更好的促进血液循环的效果。冷热交替浸浴适用于手部及臂部肌肉疲劳、疼痛、血液循环障碍者及腕部扭伤、骨折愈合期的治疗。禁忌证与热水浸浴和冷水浸浴相同。

4）治疗性游泳：关节活动受限、肌力下降合并心血管系统疾病的患者，进行治疗性游泳是一种很好的训练方式，但需要对不同部位病损者进行详细的评估，然后确定合适的游泳方式。

4. 整理运动　整理运动是水疗训练方案的最后一个阶段，具有生理及心理两个方面的好处。目的是让患者的心率降到正常，促进乳酸转移，预防疲劳。在心理方面，水疗康复师应在此阶段关切询问患者感受，倾听患者对训练的反馈，并对其完成的项目给予充分肯定，以提高其自信心和积极性。

（二）水中运动类型

1. 水中运动包括辅助运动、支托运动和抗阻运动　辅助运动通常是肢体借助水的浮力的辅助从水下运动到水面，也可以通过漂浮物实现辅助效果。支托运动靠水的浮力支撑肢体，使其能在水平面上进行运动。当肢体从水面向下运动时，就是抵抗浮力的抗阻运动。水中运动遇到的抵抗力会随运动速度的增加而显著增加，从而增加阻力。水面运动和水下运动遇到的抵抗力也不一样。因此，增加运动速度、改变位置、延长力臂或增加漂浮物均能使抵抗力增加。对于以上运动形式善加设计、利用，就能实现很好的水中进阶训练。

2. Bad Ragaz 技术　可进行单侧或双侧等长收缩或等张收缩，并可应用流体力学的原理来进行对称性或不对称性训练，对上肢病损通常有效。其保持－放松、稳定和重复收缩这些专门的技术非常有益于肌力训练和增加关节活动范围。当关节活动范围由于肌肉紧张而受限制时，特别适合应用收缩－放松技术，同时浮力还可以辅助关节活动到要求的范围。

三、特殊强调

（一）肩袖损伤

在急性期要强调肩胛稳定肌肉的训练，而不是强化肩袖锻炼。具体来说，就是要加强前锯肌和斜方肌下部这些控制肩胛骨后缩及下沉的肌肉力量，同时加强拉伸和提升肩胛骨肌肉（如胸小肌和斜方肌上部）的力量训练。肌力训练应以闭链练习为主，以促进肩关节稳定性和本体感觉。

（二）肩关节周围炎

水疗结合手法关节滑动技术、关节被动活动及外力辅助下主动活动在早期即可启动，同时要进行水中姿势再训练，以减少患者脊柱后凸的姿势，并加强肱骨前推的动作。

（三）肱骨外上髁炎

水中离心运动加强腕伸肌有可能是对于肱骨外上髁病变最有效的锻炼方式；握力不佳是网球肘等的常见症状，通过强健前臂肌肉来提高握力有助于提高日常活动的能力；旋后肌是前臂的大肌肉，附着在肘部，负责向上转动手掌，并且经常涉及可能导致网球肘的运动，水疗中也应适当予以关注。此外，需要注意的是，在炎症消退之前最好不要开始活动，因为这么做可能会加重病情。如果在活动后出现疼痛或疼痛加重，必须让肘部和前臂休息，必要时可进行冰敷。

（四）肱骨内上髁炎

推荐水中离心运动。

（五）开放性伤口

许多患者存在不同类型的伤口，多是外伤或外科手术造成的，只要伤口开始愈合，伤口没有渗出、没有裂开、没有感染，并且愈合良好就可以进行水疗，通常在手术后10～14d开始。应用某种外科材料喷到缝合处或应用防水贴也能起到令人满意的防水效果，然后进行水疗康复。

四、评价和病程记录的保存

对于关节病损的康复，相关关节活动范围及肌肉力量的评价非常重要。可在水疗前、后各测一次并准确记录在案，这可以用来证明水中治疗是否有效。

（金　龙）

---◦ **测验题** ◦---

1. 上肢伤病者会出现的共性体征和症状包括（　　）

    A. 疼痛　B. 水肿　C. 关节活动受限　D. 肌力下降　E. 以上都是

2. 水的温度作用包括（　　）

    A. 缓解疼痛　B. 扩大关节活动范围　C. 消除水肿　D. 缓解肌肉痉挛　E. 以上都是

3. 常规的水疗方案通常包括（　　）

    A. 热身　B. 常规运动训练　C. 损伤部位的针对训练　D. 整理运动　E. 以上都是

4. 在水中运动的热身运动中，需要注意，在超过（　　）℃时，应将目标心率的计算结果减少8～10次

    A. 34　B. 35　C. 36　D. 37

5. 游泳是一项很好的一般运动训练，但对（　　）必须慎重考虑其游泳能力

    A. 截瘫患者　B. 脑瘫患者　C. 偏瘫患者　D. 老年患者

6. 肩部病患者的水中运动疗法开始时通常在坐位进行肩关节运动训练，但早期通常要避免（　　）的动作

    A. 内收　B. 外展　C. 前屈　D. 后伸　E. 旋转

7. 肘关节病患者结合游泳方式训练时，需要考虑到在（　　）时会有最大范围的运动，而其他泳姿的肘部运动则相对较少

　　A. 自由泳　B. 仰泳　C. 蛙泳　D. 蝶泳

8. 上肢治疗浴槽的优点包括（　　）

　　A. 便于开展治疗　B. 节水　C. 治疗水温相对宽泛

　　D. 便于添加化学物质　E. 以上都是

9. 水中运动的基本类型包括（　　）

　　A. 辅助运动　B. 支托运动　C. 抗阻运动　D. 以上都是

10. 冷热交替浸浴禁用于（　　）

　　A. 上肢感觉丧失　B. 淋巴水肿　C. 畏寒、手冰冷　D. 雷诺综合征　E. 以上都是

参考答案： 1. E　2. E　3. E　4. A　5. D　6. E　7. C　8. E　9. E　10. E

参考文献

顾旭东, 2022. 临床实用水疗学. 北京：人民卫生出版社.

刘国林, 2014. 三角软骨盘损伤的治疗与预防. 中国伤残医学, 21: 56-57.

尚小可，郑君，余子杨，等, 2021. 肩袖损伤的处理临床实践指南（2019 年）. 中华肩肘外科, 9(2): 103-111.

唐丹, 2018. 实用水疗技术. 北京：人民卫生出版社.

汪新华，钱军，翁习生, 2017. 肩袖损伤的解剖学研究进展. 解剖与临床, 22(3): 256-259.

邬强，李勇，薛勇，等, 2015. 肱骨外上髁炎的治疗概况. 华西医学, 30(4): 786-789.

徐达传，温广明，黄美贤，等, 2010. 肩袖的解剖学特点. 中华关节外科, 4(1): 100-104.

BECKER B E, COLE A J, 2014. 综合水疗学. 3 版. 黄东锋，李建新，王宁华，等译. 北京：金盾出版社.

CIFU D X, 2018. BRADDOM's 物理医学与康复医学. 5 版. 励建安，毕胜，黄晓琳主译. 北京：科学出版社.

SULLIVAN S B，SCHMITZ TJ，FULK G D, 2018. 物理康复治疗. 6 版. 励建安，毕胜主译. 北京：人民卫生出版社.

第13章 下肢伤病水中康复

下肢在解剖上指人体腹部以下部分,包括臀部、股部、膝部、胫部和足部。下肢的伤病往往会严重影响患者的生活质量及日常生活活动能力。下肢伤病原因复杂多样,最常见于运动损伤、关节退行性变,随着全球人口老龄化,跌倒和髋关节骨折成为老年人致残的重要成因。2023年澳大利亚一项田径运动员腘绳肌损伤流行病学调查资料显示,在田径运动中,腘绳肌损伤发生率为0.81/1000运动,占所有运动损伤的10%,运动训练每增加1年,腘绳肌损伤发生率增加6.4%,在比赛情况下损伤增加9.4倍,9个月的训练期内腘绳肌损伤发生率为13%。2019年美国报道,在欧美踝关节急性外侧韧带扭伤发生率为每1000次运动暴露为0.93,运动暴露定义为一次运动比赛或训练,其中73%为距腓前韧带损伤。在美国每年发生急性踝扭伤患者约为200万人,急诊科的数据为2~7次/1000(人·年),但实际数据是其5.5倍,高发年龄段为青春期青少年,运动员和军人发生率最高。且踝关节扭伤复发率高,在排球、足球、篮球和橄榄球中复发率分别为46%、43%、28%和19%。踝关节扭伤1年后造成慢性踝关节不稳定者高达70%,并且易发创伤性踝关节炎(13%~22%)。足球前交叉韧带损伤发生率为66/1000h运动,接触性运动和非接触性运动都可发生。骨关节炎是一种退行性关节病变,创伤和肥胖是其最大危险因素,在中老年人和有运动损伤病史的患者高发。全球约有2.4亿人罹患骨关节炎并有不同程度的症状,60岁以上男性老年人占10%,女性占18%,髋关节、膝关节和手是OA高发关节。髋关节骨折是老年人致残、致死的重要原因,全球髋关节骨折发生率各国报道不一,如巴西为95.1/10万人,丹麦为315.9/10万人。骨折后1年全因死亡率报道分别为14.4%(新加坡)和28.3%(英国),预计到2050年这些数据将增长1倍。因此,下肢运动伤病不仅造成患者痛苦,影响身心功能,也是全球经济重负,需要积极防治。

水中康复治疗对于部分下肢疾病的恢复具有重要的意义。本章重点阐述下肢各关节的功能解剖、下肢常见疾病的病因及机制、常见的下肢功能障碍,以及常用的水中运动康复治疗方法。

第一节　常见下肢关节伤病

一、髋关节伤病

(一)髋关节解剖概述

髋关节由髋臼与股骨头构成,是典型的杵臼关节。髋臼的周缘有纤维软骨构成的髋臼唇,以加深关节窝。髋臼横韧带封闭髋臼切迹,使髋臼半月形的关节面扩大为环形以包绕股骨头,关节囊紧张而坚韧，上附于髋臼周缘及髋臼横韧带，下附于股骨颈，在前面至转子间线包裹股骨颈的全部，在后面则仅包裹股骨颈的内侧 2/3 部分，故股骨颈骨折有囊内骨折、囊外骨折及混合骨折之分。在关节囊周围有多条韧带加强，其中，以前面的髂股韧带最为强厚，此韧带呈三角形，起自髂前下棘，止于转子间线，可限制髋关节过度后伸，对维持人体的直立姿势具有重要意义。关节囊内有股骨头韧带，连接于股骨头凹与髋臼横韧带之间，有滑膜包被，内含营养股骨头的血管。髋关节囊后下壁相对薄弱，故髋关节易在此处发生脱位。

髋关节属于多轴关节，可做屈、伸、收、展、旋内、旋外和环转运动。由于股骨头深藏于髋臼窝内，关节囊较为坚厚，又有多条韧带限制，故其运动幅度及灵活性较小，但具有较大的稳固性，以适应其负重和行走的功能。

（二）髋关节疾病

1. 髋关节骨折　髋关节骨折在老年群体中是一个非常常见的问题，在所有髋关节骨折的患者中，超过 90% 都是由跌倒所致，常见骨折类型为股骨颈骨折和转子间骨折，前者多数需要髋关节置换手术，后者可进行内固定手术治疗。增龄性的骨质疏松和较高的跌倒发生率是导致老年人髋关节骨折的最主要因素。

随着我国人口老龄化的逐渐加重，我国髋关节骨折患者的数量有增长的趋势。髋关节骨折导致的死亡率非常高，在临床中，常有"一生中最后一次骨折"的说法。有研究表明，每年在髋关节骨折的人群中，有 12% ～ 25% 的人将会死亡。髋关节骨折后，会导致严重的运动功能障碍和卧床。有研究表明，约有 40% 的人能够在髋关节骨折后的 6 ～ 12 个月独立完成其基本的日常功能活动。由此可见，对于老年群体来说，预防跌倒及跌倒所致的骨折极其重要。

2. 髋关节骨关节炎　髋关节骨关节炎是因关节软骨退化、关节空间狭窄、软骨下骨硬化及骨赘形成而导致的一种退行性骨关节疾病。症状包括疼痛、髋关节活动范围减低、髋关节周围肌肉萎缩和无力、晨僵、肿胀、软组织发炎，以及发生异常的步态。

美国风湿病学会指南中建议，在不使用 X 线影像学检查的情况下，可利用以下标准诊断髋关节骨关节炎：①髋关节疼痛；②髋关节屈曲＜ 115° 及内旋＜ 15°。

髋关节骨关节炎可能会导致严重残疾，并且可能会造成日常生活活动能力的严重受损，如上下楼梯困难、无法独立洗浴、无法站立位穿脱裤子，以及难以完成坐位到站立位的转换。

髋关节骨关节炎可分为原发性和继发性两种类型。原发性或先天性髋关节骨关节炎是一种不明原因的关节炎。相反，继发性髋关节骨关节炎是一种由已知的原因导致的关节受到机械性破坏而产生的关节炎。可能的原因包括：①关节创伤、关节过度使用、关节结构损坏（如股骨头骨骺滑脱）；②结构不对称或异常结构，如髋臼过度前倾或股骨前端畸形，腿长差异或股骨头缺血坏死；③反复脱位和关节不稳性。髋关节骨关节炎患者在功能严重受限时，需要进行髋关节置换术，且术后水疗康复对促进功能恢复有明显优势作用。

二、膝关节伤病

（一）膝关节解剖概述

膝关节是由股胫关节和髌股关节组成的椭圆屈戍关节。股胫关节是由股骨和胫骨相应的内、外髁关节面构成的椭圆关节；髌股关节是由股骨的髌面和髌骨的关节面构成的屈戍关节。股胫关节头大、关节窝浅使得两关节面不相适应，关节囊薄而松弛。

膝关节是复杂关节，许多辅助结构发挥着不同的功能。主要的辅助结构包括半月板、韧带、滑囊和翼状襞。半月板是由 2 个纤维软骨板构成，垫在胫骨内、外侧髁关节面上，半月板外缘厚、内缘薄。内侧半月板呈"C"形，前端窄、后部宽。外缘中部与关节囊纤维层和胫侧副韧带相连。外侧半月板呈"O"形，外缘的后部与腘绳肌肌腱相连。半月板的作用是加深关节窝，缓冲震动和保护关节。膝关节韧带分为前后交叉韧带、胫侧副韧带、腓侧副韧带和髌韧带。膝关节韧带能加固关节的稳定性，预防关节的异常活动。滑囊包括髌上囊和髌下深囊，位于股四头肌腱与髌面之间。翼状襞在关节腔内，位于髌骨下方的两侧，含有脂肪的皱襞，填充关节腔。

　　膝关节的运动形式包括前伸、后屈，在半屈膝时，还可做小幅度的旋内和旋外运动。运动时半月板的位置伴随运动形式的变化而发生改变，如屈膝时，半月板滑向后方，伸膝时滑向前方，在半屈位旋转时则一个滑向前另一个滑向后。故在急剧伸小腿并伴以强力旋转动作时（如踢足球），容易造成半月板损伤。

（二）膝关节伤病

　　膝关节是人体最大、最复杂的关节，是下肢运动的中间环节。在日常生活和专项运动中，膝关节承受着较大的负荷压力，尤其在跑跳运动中，膝关节承受着数倍于体重的负荷。许多运动项目需要在运动中反复进行变速和变向，而变速与变向能力均离不开膝关节的协同作用。长时间运动或增龄性的变化会造成膝关节软骨的磨损，衍生出一系列的膝关节疾病。

　　膝关节也是最常发生运动损伤的关节。由于膝关节是负重关节，一旦损伤通常需要停止活动，影响患者的日常生活及运动能力。因此，在罹患膝关节伤病后，如何科学地开展康复治疗至关重要。

　　1. 膝关节骨关节炎　膝关节骨关节炎是以关节软骨退行性变和继发性骨质增生为特性的慢性关节疾病。多发于老年人群、肥胖人群、运动不当的人群。

　　膝关节骨关节炎发病后常会累及整个关节结构，包括关节软骨，软骨下骨、半月板、韧带、关节周围肌肉、关节囊和滑膜。增龄、女性及肥胖是膝关节骨关节炎发病的主要因素，其他可能的原因还包括营养不良、局部的机械刺激因素，例如，肌肉无力或关节结构完整性的改变（比如半月板损伤或前交叉韧带断裂等）也会加快膝关节骨关节炎的进展。膝关节骨关节炎是老年人身体活动受限及致残的主要原因之一。临床中膝关节骨关节炎患者常出现慢性膝关节疼痛、肿胀、关节僵硬、屈伸活动受限和畸形等临床表现。膝关节骨关节炎患者在功能严重受限时，需要进行膝关节置换术，且术后水疗康复对促进功能恢复有明显优势作用。

　　2. 膝关节滑膜炎　膝关节滑膜炎是指膝关节受到急性创伤或慢性劳损时，滑膜损伤或破裂，导致膝关节腔内积血或积液的一种非感染性炎症。

　　当膝关节受到外力打击或积累性劳损时，关节软骨及滑膜受到损伤，导致滑膜血管扩张、组织充血、水肿，其中血浆、红细胞、白细胞及纤维素大量渗出，产生关节内积液。随着积液增多，关节内压力增高，造成静脉及淋巴回流障碍，使滑膜组织代偿性吸收降低，关节内产生的酸性代谢产物长期刺激关节滑膜导致炎症反应。主要临床表现为滑膜增厚、关节肿胀，以及关节软骨和骨质的破坏，常见于中、老年人群体。

　　3. 髌骨软化　髌骨软化是一种膝关节慢性疾病，该病在运动员及运动爱好者中较为常见。男性发病率低于女性，其主要特征为髌骨的软骨面发生软化、碎裂，严重时甚至出现脱落和变性，是引起膝关节疼痛的一个重要因素。

　　髌骨软化主要表现为髌骨后缘痛，尤其在爬楼梯、下蹲及长时间运动等加重关节负荷的运动后疼痛加重，部分患者甚至会出现"假交锁"或"打软腿"等病理表现。临床特征主要包括膝关节肿胀、髌骨缘出现压痛，推髌骨时有骨摩擦感或伴疼痛，髌骨研磨试验阳性和股四头肌萎缩等症状。

4. 半月板损伤　膝关节半月板损伤常见于足球、篮球、羽毛球等运动员及体育爱好者人群。当膝关节屈曲、半月板后移时，股骨髁较大的后部与半月板肥厚的外缘接触。若在此时急剧伸膝，如足球的射门动作，半月板退让不及，则会发生挤压伤或破裂。如在打羽毛球的运动过程中，半蹲位的接球，结合转身动作，都是常见的半月板损伤原因。急性半月板损伤后，会出现膝关节疼痛、关节积液、有弹响声出现、关节绞锁、关节活动受限等症状。陈旧性半月板损伤可能会出现股四头肌萎缩等症状。

5. 膝关节骨折　膝关节骨折通常包括髌骨骨折、股骨髁骨折、胫骨平台骨折和髁间嵴骨折。病因及临床表现：膝关节骨折通常与外在暴力有关，包括直接暴力和间接暴力。其中较为常见的为髌骨骨折，一般由直接受到正面或屈膝跪地的暴力引起，也可能因为快速屈膝的间接暴力所致。急性膝关节骨折表现为关节肿胀、疼痛、活动受限。X线片可以确诊。无移位的骨折多采用非手术治疗（例如，使用支具或石膏固定）。有移位的骨折需要手术治疗。

6. 髌骨疼痛综合征　髌骨疼痛综合征通常由慢性损伤引起，如髌腱末端病、股四头肌肌腱炎、脂肪垫劳损、创伤性滑膜炎、髌骨软化、退行性病变等，也可能是由急性损伤治疗不彻底所致，如侧副韧带损伤、半月板损伤等。主要表现为膝关节疼痛和运动功能受限。

7. 膝关节侧副韧带损伤　膝关节侧副韧带损伤在运动员中非常常见。多见于对抗性体能类运动项目，最常见于足球和摔跤运动，其次见于滑雪、滑冰、跳高等运动。损伤病因与临床表现：当运动中膝关节屈曲 45° 左右时，小腿突然外展、外旋，或足和小腿固定，大腿突然内收和内旋，会引起膝关节内侧副韧带损伤。相反，运动中如果膝关节屈曲，小腿突然内收和内旋或大腿突然外展和外旋，会引起膝关节外侧副韧带损伤。轻度损伤表现为膝关节内侧或外侧突然疼痛，经过简单的冰敷处理，疼痛立即减轻或消失，运动员可以继续比赛或训练，侧搬试验阴性。内侧副韧带完全撕裂表现为患者受伤后即感局部剧痛，疼痛随即减轻，但随后疼痛又复加重，并且出现半腱肌、半膜肌和股二头肌反射性痉挛，膝关节处于半屈曲位，拒绝任何运动，膝关节侧搬分离试验阳性。行膝关节 MRI 检查可确诊。若膝关节或腿部内侧受暴力打击或重压，使膝关节过度内收，外侧副韧带可发生部分或完全撕裂，在严重创伤时，侧副韧带、交叉韧带和半月板可同时损伤。主要临床表现为膝关节肿胀、疼痛、压痛和运动功能障碍等。

8. 前交叉韧带损伤　前交叉韧带损伤的主要原因是运动损伤，身体冲撞或高速度的运动容易发生前交叉韧带损伤、断裂等风险，多发生于排球、篮球和足球等急转急停、跳跃和冲撞性运动项目。损伤病因与临床表现：常见的受伤机制包括屈膝外翻伤、外旋伤、过伸伤等。常见的临床表现为关节内疼痛，可有膝关节局部疼痛，且多为隐痛或钝痛；在长时间不活动后加重，也可出现膝关节肿胀，甚至关节积液、活动受限，患者常诉膝关节固定在某个位置不能活动，不能做屈伸、内外旋、内外翻等动作，关节绞锁现象，患者在行走时，突然有一条腿不能伸直，或在某个角度突然变向时有疼痛感，需用手将其牵拉到某个位置等。MRI 辅助检查可确诊。急性前交叉韧带完全损伤需手术重建，轻、中度损伤可选非手术治疗。前交叉韧带损伤未进行及时处理或长期制动后易致股四头肌萎缩无力，运动功能减退，将严重影响患者的日常生活质量，需积极康复。

三、踝关节伤病

（一）踝关节解剖学概述

踝关节是由胫腓、骨的下端与距骨滑车构成，近似屈戍关节。距骨滑车前宽后窄，被内、外踝组成的关节窝夹持，比较稳固。关节囊前、后壁薄而松弛，两侧有韧带加强。内侧韧带（三角韧带强厚）起自内踝，向下呈扇形展开，附着于足舟骨、距骨和跟骨。外侧韧带有 3 条独立的韧带，分别是距腓前韧带、跟腓韧带和距腓后韧带，它们起自外踝，分别向前、向下、向后止于距骨和跟骨。3 条韧带均较薄弱，常因为过度内翻而损伤。

（二）踝关节扭伤

足是人体直立时接触地面的唯一结构，主要功能是维持躯体直立、行走和运动，而踝关节则是与足相连的第一个较为灵活的主要关节，踝关节发生损伤会直接影响人的基本活动功能。踝关节扭伤（俗称崴脚），与体育运动密切相关，是体育运动中最为常见的损伤，约占所有下肢外伤的 30%，多发生于青少年、运动员等活动量大的人群，大众人群常发生在日常行走中。踝关节内踝短于外踝，外侧副韧带不如内侧副韧带坚强，内翻肌力量又大于外翻肌，踝跖屈较背屈不稳定的结构上特征决定了崴脚最易发生在外踝。在不平整地面疾行、跑步、跳跃时，如足部未能及时协调，踝关节容易内翻位触地，外侧副韧带遭受强大的外力牵拉出现损伤甚至断裂。踝关节损伤后局部出现剧烈疼痛、肿胀、淤血、不能活动，需要积极康复治疗。踝关节损伤后，如果没有得到恰当的治疗，可能会遗留慢性疼痛、复发性肿胀、踝关节不稳定等症状，轻者干扰患者日常生活，严重者影响运动员职业生涯，最终甚至不得不求助于外科手术修复。

（三）腓神经损伤

腓总神经围绕腓骨颈，位于腓肠肌深处。在近端腓骨骨折时常累及腓总神经，使之撕裂或受伤。腓神经深支损伤能够导致全部背屈肌（胫骨前肌）麻痹。背屈肌麻痹时，在行走中足跟触地期后不受控制地跖屈，在迈步期髋关节膝关节要代偿性过度屈曲以确保足趾离开地面，形成足下垂步态。背屈肌麻痹增加踝跖屈肌挛缩发展的可能性。这种畸形被称为马蹄足或下垂足。在很短时间内，跖屈的姿态可能导致跟腱及踝部其他一些副韧带的适应性挛缩。重力的持续拉力也可以促进跖屈肌挛缩，行走时经常需要踝 – 足部矫形器来维持行走时足够的背屈。腓神经浅支损伤可能导致腓肠肌和腓骨短肌麻痹，可能导致足部的旋后或内翻姿态（也称为内翻足）。腓总神经损伤可能包含深支损伤和浅支损伤，背屈肌和外翻肌麻痹，使患者易患距踝部跖屈和足部旋后的畸形（也称为马蹄内翻足）。

第二节　下肢伤病功能障碍评估

一、疼痛

疼痛是下肢关节疾病最主要的表现之一，疼痛会直接影响膝关节周围肌肉的功能，导致关节周围肌肉的萎缩，加剧患者运动功能衰退的速度，是导致患者下肢运动功能障碍的因素。因此，镇痛是下肢关节疾病治疗或康复的最主要目标之一。疼痛评估主要采用临床压痛点检查、疾病相关功能障碍量表检查和视觉模拟疼痛等级量表检查方法，治疗前后疼痛评估可以监测治疗效果。

二、肿胀

下肢关节肿胀多发生于急性损伤，如肌腱损伤、韧带损伤、关节囊损伤、挤压伤、关节内骨折等，也可出现在骨关节手术后的较长时间内或慢性关节伤病反复发作。肿胀的评估方法包括临床体格检查局部红肿热痛、肢体围度测量和某些特殊检查（如浮髌试验等），临床 MRI 检查可以提供各个组织中炎症水肿信息，肿胀评估为下肢骨关节康复提供依据。

三、关节活动障碍

下肢骨关节伤病无论手术与否，最常发生关节局部组织粘连、变性、硬化，甚至骨化，从而造成关节僵硬的问题。因此，最大程度的恢复关节活动范围是下肢关节疾病首要康复治疗的目标之一。然而，对一些慢性损伤如踝关节不稳定等，也需注意关节活动度较大的问题。下肢关节活动度评估可采用临床体格检查法和康复测量评估法，了解各个关节的主动活动度和被动活动度，分析其原因，指导康复治疗。

四、异常步态

1. 疼痛步态　由于各种原因引起的患肢疼痛，患者尽量缩短患肢的支撑期，使对侧摆动腿呈跳跃式快速前进，步幅缩短（又称短促步）。

2. 肢体不等长步态　患肢在行走支撑时可见同侧骨盆及肩下沉，摆动时有代偿性足下垂。

3. 关节强直步态　下肢各关节挛缩强直时可发生异常步态。如髋关节屈曲挛缩时引起代偿性骨盆前倾、腰椎过伸、步幅缩短。

可通过临床观察获得这些步态异常信息，也可以用专业的生物力学方法进行评估，针对性指导治疗。

五、肌萎缩和肌力下降

肌萎缩和肌力下降是下肢肌肉骨关节伤病最常发生的功能后果，加强患者的肌肉功能锻炼，预防肌肉功能障碍，是下肢伤病后康复治疗的重要目标之一。肌力评估可采用徒手肌力评估方法、等长肌力测试法、等张（向心、离心）肌力测试法或等动肌力测试法。用肢体围度测量，或双能 X 线（DXA），或局部 MRI 影像等方法可以获得肌肉质量的信息，评估肌肉萎缩与否，以便指导康复治疗，评估康复效果。

六、关节控制能力下降

当下肢关节受损后，往往会伴有关节感受器功能损伤，其中，以本体感觉功能的缺失最为典型。本体感觉主要是指感知关节位置、运动和受力的能力，关节的本体感觉主要为中枢神经系统提供关节位置和运动相关的信息，对姿势控制起着重要作用。因此，对下肢疾病患者进行科学的关节控制能力训练是极为重要的。关节控制能力评估通常采用本体感觉（如关节重置试验）、神经肌肉动员能力测试（如肌力增长上升速度检测）和平衡功能测试方法。

第三节　下肢伤病的水疗康复

下肢关节伤病的主要治疗手段分为 3 种，即药物治疗、手术治疗和非手术治疗。常用的非手术治疗包括物理因子疗法、运动疗法、针灸疗法、推拿疗法等，其中运动疗法以其副作用小、治疗成本低且便于患者自主控制等优点，逐渐被广大患者所接受。

下肢运动疗法的治疗目的主要是针对下肢疾病所导致的各种功能障碍进行训练，包括消除肿胀、减轻疼痛、提高肌肉力量、扩大关节活动度或稳定关节功能、增强神经肌肉控制能力等。水中康复治疗作为运动疗法之一，既有物理因子治疗因素，又有特殊的运动训练环境，对于下肢功能障碍的治疗发挥着重要的作用。

一、消肿治疗

静水压和水温效应有助于消除关节水肿。对于下肢关节损伤急性期患者，可以采用冷水浸泡的方法，通过冷水浸泡可以引起局部毛细血管收缩，降低局部组织温度，减少渗出，降低细胞膜的通透性和炎性反应。冷水浸泡是指下肢浸泡于冷水中，每次浸泡 10min 左右，间隔 3 ～ 4h，每天可浸泡 3 ～ 5 次，水温 10 ～ 15℃。

二、镇痛治疗

在关节疾病的不同阶段，可采用不同的水温来进行镇痛。以关节的运动损伤为例，在关节运动损伤的急性期，可以采取冷水浸泡和局部冰敷的方法。冷水刺激和静水压均能起到一定的镇痛作用，冷刺激会提高痛觉感受器的疼痛阈值，降低疼痛的敏感性，减慢痛觉神经传导速度；而静水压的挤压作用能减缓局部的微循环，减少疼痛刺激产物生成。在关节运动损伤的慢性期，随着关节肿胀的消除，可以采用热水浸泡的方法来缓解神经的紧张感，促进局部的血液循环，有助于减轻关节的慢性疼痛。冷水温度为 10 ～ 15℃，热水温度为 37.5 ～ 41℃，水深视伤病部位而定。

三、改善关节活动度

水中运动治疗利用水的浮力和温度，有助于恢复受损关节的活动范围。对于急性损伤，可以先采用冷水浸泡的方法，开始恢复关节活动度。以膝关节损伤为例，患者坐在水疗池旁边，下肢浸泡在冷水中，同时进行膝关节的屈伸活动，如主动活动不便，则可以在水疗康复师的帮助下被动完成，每次 10min。对于慢性关节疾病，随着关节肿胀的消除，可以在常温水中无负重的情况下，水疗康复师协助患者利用浮力的作用，缓慢地进行关节活动度的训练。例如，膝关节韧带损伤术后患者，在拆线之前可在陆上进行被动关节活动度的恢复，伤口愈合之后可以在冷水浸泡过程中加强主动关节活动度运动。每次 10 ～ 20min，每天 3 ～ 5 次（图 13-1 和图 13-2）冷水温度为 10 ～ 15℃，常温水温度为 33.5 ～ 35.5℃。对于慢性膝关节炎患者，可将双腿置于下肢水浴槽内，水温 36 ～ 38℃，主动活动膝关节，每次 15 ～ 20min。

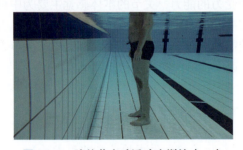 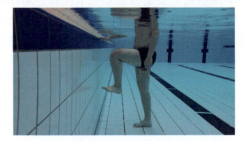

图 13-1　膝关节主动活动度训练（一）　　　图 13-2　膝关节主动活动度训练（二）

四、提高肌肉力量

下肢功能障碍患者早期可以利用在常温水中运动作为陆上运动的过渡阶段，来恢复自己下肢肌肉力量。水中力量训练通常可以分为 3 个阶段：第 1 阶段为无负重性功能训练。在齐颈深的水位进行悬浮运动，这一阶段主要为适应性训练，在患者的腰部做浮力支持，确保患者的身体可以悬浮在水中。在悬浮的状态下，进行左右腿交替原地踏步运动或左右腿交替前后运动（图 13-3 和图 13-4），每次运动 15 ～ 20min。第 2 阶段为在齐胸深的水中进行基础力量训练（图 13-5 ～图 13-8）。运动形式包括靠池蹲、上下台阶、侧抬腿等。这一阶段主要利用水中的三维阻力作用，恢复下肢关节周围肌肉的基础力量。第 3 阶段为浅水池中的协调性运动及专项腿部肌肉力量训练。在这一阶段可以在水中进行原地蹲跳、直腿跳、抱膝跳（图 13-9 和图 13-10）等协调性训练，也可以进行坐位负重或非负重条件下的伸髋与伸膝训练、站立位下的负重或非负重条件下的屈髋屈膝训练。常用水温度为 33.5 ～ 35.5℃。

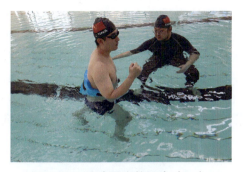

图 13-3 左右腿交替运动（一）

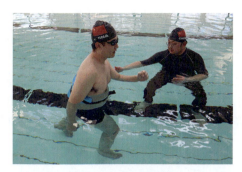

图 13-4 左右腿交替运动（二）

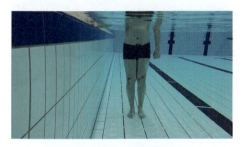

图 13-5 基础力量训练（一）

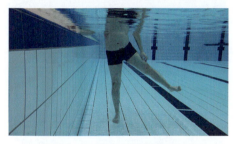

图 13-6 基础力量训练（二）

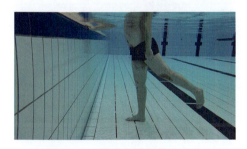

图 13-7 基础力量训练（三）

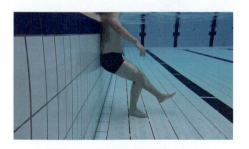

图 13-8 基础力量训练（四）

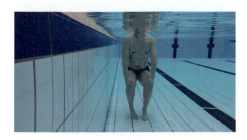

图 13-9 抱膝跳（一）

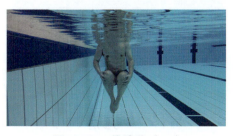

图 13-10 抱膝跳（二）

五、提高关节控制能力

　　水的浮力会降低运动时重力作用引起的本体感觉的刺激程度，从而增加维持身体姿势稳态的难度。在水中运动的过程中，身体的浮力中心和身体重心往往不在同一垂线上，容易发生身体的扭转，对于维持身体姿势的稳态又增加较大的难度。初期训练可在静水中完成，进阶训练可增加水流等干扰因素。水中的运动训练不仅能提高关节的控制能力，而且能降低二次受伤的风险。以膝关节患者为例，在训练初期可以在齐颈深的常温水中站立，利用水的浮力作用"减轻"患者体重，在这种训练环境下尽量维持身体的平衡，这种训练方式被作为Ⅰ级平衡训练（图13-11和图13-12）。当患者可以在齐颈深的环境中很好地维持身体的平衡时，可以增加训练难度，在静水的基础上增加一些水流、涡流等干扰因素，即Ⅱ级平衡训练法。待患者可以成功地在动态的水环境下保持身体平衡后，可以继续增加训练难度，例如，在水中做各种主动性运动［如半蹲走（图13-13和图13-14）、弓步走（图13-15和图13-16）等］，甚至结合一些水中的辅助训练器械进行抗阻训练（图13-17～图13-22）。最后通过变向动作，

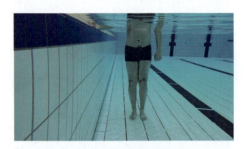

图 13-11　Ⅰ级平衡训练（一）

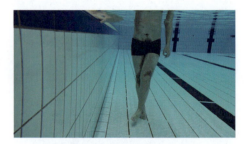

图 13-12　Ⅰ级平衡训练（二）

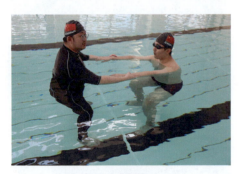

图 13-13　半蹲走（一）

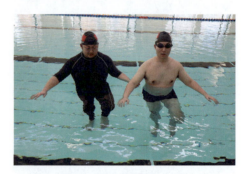

图 13-14　半蹲走（二）

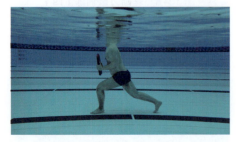

图 13-15　弓步走（一）

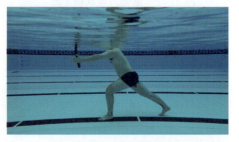

图 13-16　弓步走（二）

增加膝关节周围肌肉之间的协同作用，提高膝关节的动态控制能力。水中的平衡训练控制方法多种多样，富有挑战性及趣味性。例如，在水中进行单足站立运动、利用浮板进行单足站立性的下压训练、控制性蹲起、控制性膝关节屈伸训练等（图 13-23 和图 13-24）。常用训练水温度为 33.5 ～ 35.5℃。

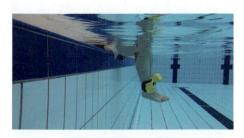

图 13-17　利用辅助器械进行抗阻训练（一）

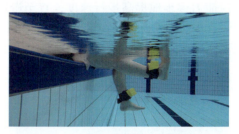

图 13-18　利用辅助器械进行抗阻训练（二）

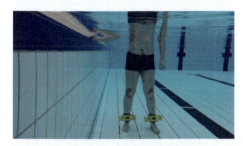

图 13-19　利用辅助器械进行抗阻训练（三）

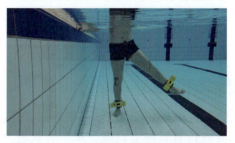

图 13-20　利用辅助器械进行抗阻训练（四）

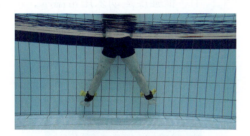

图 13-21　利用辅助器械进行抗阻训练（五）

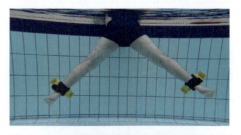

图 13-22　利用辅助器械进行抗阻训练（六）

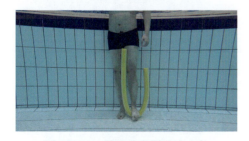

图 13-23　单足站立训练（一）

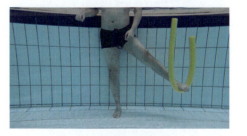

图 13-24　单足站立训练（二）

六、纠正异常步态

下肢肌肉、关节受损往往影响患者的正常步态。以膝关节韧带修复术患者为例，通常情况下，患者在术后相当长的时间内不能恢复到正常步态，陆上重力作用也阻碍下肢正常步态的恢复。由于水的浮力作用可以抵消部分重力作用，从而降低关节的重力负荷，有利于膝关节损伤患者较早地开展功能性锻炼（图 13-25 和图 13-26）。利用生物实时反馈系统，实时纠正错误动作，以求逐渐恢复正常的步态。在初始过程中可利用水中跑台进行训练，根据患者的适应能力逐步地提高步行速度，直至慢速跑、快速跑，或快走慢走交替运动，在训练的过程中注意步态的对称性。在水中恢复正常步态后，可进行陆上训练，直至恢复至正常步态。常用水温度为 33.5 ～ 35.5℃。

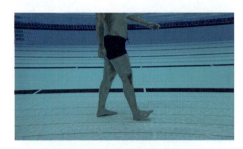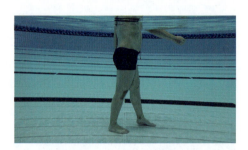

图 13-25　水中步行训练（一）　　　　图 13-26　水中步行训练（二）

七、水中有氧耐力训练

下肢伤病患者由于制动、停训或肥胖等危险因素存在，常影响心肺耐力，需要在其他训练的同时进行有氧耐力训练。水中有氧耐力训练可以减轻下肢关节机械负荷，消耗能量，促进体力恢复或减肥。训练包括水中步行、跑步、游泳、蹬车、跑步等（图 13-27 和图 13-28）。高强度运动采用凉水，水温度为 26 ～ 29.5℃；中、低强度运动采用常温水，水温度为 33.5 ～ 35.5℃。

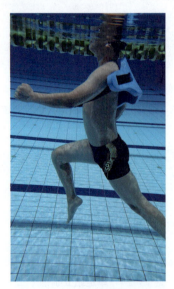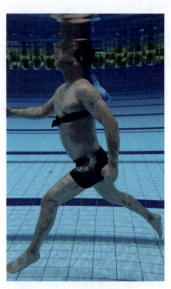

图 13-27　水中跑步（一）　　　　图 13-28　水中跑步（二）

（王　磊）

测验题

1. 膝关节内侧半月板呈（ ）形状
    A. 半月形　B.C 型　C.O 型　D. 椭圆形
2. 足下垂步态是由于（ ）原因引起
    A. 股四头肌无力　B. 踝关节扭伤　C. 腓神经深支损伤　D. 半月板损伤
3. 静水压和水温效应有助于消除关节水肿，以下水温有助于消除关节水肿的是（ ）
    A.0 ～ 5 ℃　B.30 ～ 35℃　C.10 ～ 15℃　D.20 ～ 30℃
4. 下肢功能障碍患者早期可以利用在常温水中运动作为陆上运动的过渡阶段，来恢复自己下肢肌肉力量。水中力量训练通常可以分为 3 个阶段，第一阶段采用的训练方式是（ ）
    A. 无负重性功能训练　B. 基础性力量训练　C. 专项力量训练　D. 协调性训练
5. 膝关节疾病患者在水中进行运动训练不仅能提高关节的控制能力，而且能降低二次受伤的风险，膝关节疾病患者在训练初期进行训练的水环境是（ ）
    A. 齐腰深　B. 齐颈深　C. 涡流水域　D. 齐膝深
6. 高强度的水中有氧训练，进行训练的水温是（ ）
    A. 33.5 ～ 35.5℃　B. 10.5 ～ 15.5℃　C. 5.5 ～ 10.5℃　D. 26 ～ 29.5℃
7. 髋关节可以做的运动是（ ）
    A. 屈 – 伸　B. 内收 – 外展　C. 内旋 – 外旋　D. 环转
8. 肌力评估可以采用的方法有（ ）
    A. 徒手肌力评估法　B. 等长肌力测试法　C. 等张肌力测试法　D. 肌肉围度测量法
9. 下肢运动疗法的治疗目的主要包括（ ）
    A. 消除肿胀、减轻疼痛　B. 提高肌肉力量　C. 扩大关节活动度或稳定关节功能
    D. 增强神经肌肉控制能力
10. 水中有氧耐力训练可以减轻下肢关节机械负荷，消耗能量，促进体力恢复或减肥。水中有氧耐力训练包括（ ）
    A. 水中步行　B. 游泳　C. 水中高强度力量训练　D. 水中跑步

参考答案： 1. B　2. C　3. C　4. A　5. B　6. D　7. ABCD　8. ABC　9. ABCD　10. ABD

参考文献

成鹏, 2008. 实用骨关节伤病康复评定图谱. 北京：人民军医出版社.

李照鑫, 朱健波, 2023. 前交叉韧带损伤早期治疗与延期治疗的临床效果比较. 中国卫生标准管理, 14(22): 100-103.

王君鳌, 陈文治, 2007. 关节镜辅助治疗膝关节内骨折的临床应用. 中国中医骨伤科杂志, 5: 47-48.

王予彬, 王人卫, 陈佩杰, 2011. 运动创伤学, 北京：人民军医出版社.

熊振飞, 汤样华, 李金龙, 等, 2020. Zinc-ZIP8-MTF1 信号通路调控骨性关节炎发生、发展及中医药作用机制的研究进展. 上海中医药杂志, 54(8): 89-93.

尹彦, 罗冬梅, 刘卉, 等, 2019. 踝关节扭伤流行病学的研究进展. 体育科技, 40(6): 18-21, 24.

于龙光, 张铁刚, 李超伟, 等, 2007. 5-FU 关节腔注洗联合中药外敷治疗膝关节滑膜炎 46 例. 中国老年学杂志,

(4): 370-371.

张岳灿, 应志国, 2011. 人体形态学. 北京: 人民军医出版社.

ALLEN K D, THOMA L M, GOLIGHTLY Y M, 2022. Epidemiology of osteoarthritis. Osteoarthritis and cartilage, 30(2): 184-195.

HERZOG M M, KERR Z Y, MARSHALL S W, 2019. Epidemiology of ankle sprains and chronic ankle instability. Journal of Athletic Training, 54(6): 603-610.

MANIAR N, CARMICHAEL D S, HICKEY J T. et al., 2023. Incidence and prevalence of hamstring injuries in field-based team sports: a systematic review and meta-analysis of 5952 injuries from over 7 million exposure hours. Br J Sports Med, 57(2): 109-116.

SING C W, LIN T C, BARTHOLOMEW S, et al., 2023. Global epidemiology of hip fractures: secular trends in incidence rate, post-fracture treatment, and all-cause mortality. J Bone Miner Res, 38(8): 1064-1075.

第14章　脊柱疾病水中康复

第一节　脊柱疾病概述

脊柱是位于身体中心轴线、连接头颅与骨盆、由31块椎骨连接而成的骨骼支持柱，是人体活动的枢纽。各个椎骨以关节连接构成椎管，各椎骨间形成椎间孔，脊髓穿行于椎管，并从椎间孔对称地发出31对脊神经。相邻椎骨由关节连接，由前向后有椎间盘、钩椎关节（颈椎）、上下关节突关节。椎体构成脊柱前柱，其余结构构成脊柱后柱。前、后纵韧带稳固前柱，而黄韧带、棘突间韧带、横突间韧带、棘上韧带和关节突关节囊等稳固后柱。在颈椎横突孔中还有椎动脉穿过并上行至颅内形成基底动脉为脑干、小脑和枕叶供血，在脊柱周围还有多层肌肉固着。脊柱在结构上起到上承头颅、下连躯体的关键支撑作用，在功能上又有灵活而强韧的特点，以适应人体生活和生产需要。因此，脊柱伤病多发且病情复杂，急性创伤致使脊髓横断损伤可导致截瘫（在神经系统疾病节论述），而慢性疾病中尤以姿势障碍所导致的颈椎病和慢性腰痛常见，所以，本章以此两病为例介绍脊柱疾病水疗康复。

一、颈椎病

颈椎病是指颈椎间盘退行性变，以及继发性颈椎周围组织退行性变所致脊髓、神经、血管损害而表现的相应症状和体征，严重影响患者的身体健康和生活质量。颈椎病主要是由于颈椎长期劳损、骨质增生或椎间盘脱出、韧带增厚，致使颈椎脊髓、神经根或椎动脉受压，颈交感神经受刺激，从而出现一系列功能障碍的临床综合征。主要临床表现有头部、颈部、肩部、背部、手臂酸痛、僵硬和活动受限等。颈椎病是临床常见病、多发病，以中、老年人群居多，近年来发病呈年轻化趋势，青少年颈椎病患病人数逐年增多。王冰等报道，颈椎病的职业特征是伏案工作者，公务员占78.83%，技术人员占74.21%，会计占58.70%，压力大的长时间工作者占59.75%，喜欢高枕睡觉者占80.03%。影像学上脊椎退行性变主要发生在 $C_5 \sim C_6$ 椎体（占40.79%）、$C_4 \sim C_5$ 椎体（占26.29%）、$C_6 \sim C_7$ 椎体（占18.20%）；65.75%的患者有椎体骨赘形成，36.87%的患者呈现椎间隙变窄，29.19%的患者可见椎间孔狭窄，31.03%的患者发生生理曲度改变。

颈椎病的发生发展有两种主要病变：一是以颈椎间盘为主的退行性变；二是退变的组织和结构对颈部脊髓、血管、神经或食管等器官或组织构成压迫或刺激，从而引发临床发病症状。

二、腰痛

腰痛（low back pain，LBP）是指第 12 肋下缘与臀横纹之间的疼痛或不适感，可伴有或不伴有臀部和下肢的放射性疼痛。腰痛不是一种单独的临床疾病诊断，而是以腰部疼痛为主要特点的一组综合征或症候群，其病因复杂，可由几种不同的已知或未知异常或疾病引起。

几乎所有人在一生中都会遭受过至少一次的腰痛袭扰，一般情况下，它是可防可治的，但复发率高。据报道，全球有约 5.4 亿人经受腰痛袭扰。《中国成人腰痛流行病学的系统评价》研究显示，我国报道的成人腰痛患病率中，曾患病率为 7.21%～39.0%，年患病率为 20.88%～29.88%，实时患病率为 6.11%～28.5%，与全球腰痛患病率（13.1%～20.3%）数据相近。随着经济社会发展和生活方式的变化，腰痛患病率逐年提高且出现年轻化的趋势，因其病因难以确定，导致针对性治疗相对困难，复发率高。67% 的患者在腰痛急性发作 3 个月后症状仍未缓解，65% 的腰痛患者症状可持续 12 个月甚至更长时间，成为慢性腰痛患者。与腰痛有关的功能障碍已成为全球范围内人类丧失劳动能力、致残的首要原因。目前，我国腰痛患病率已经超过了高血压和糖尿病等慢性疾病，成为我国一个严重的公共卫生健康问题，给个人、家庭和社会造成了严重的经济负担。

第二节　常见脊柱疾病及临床表现

一、颈椎病

颈椎病主要依据症状学和病理学两个方面进行分类，但在大多数实际的工作中，主要以症状学分类为主。

（一）颈椎病分型及临床表现

1. 颈型颈椎病　主要表现为枕颈部疼痛，颈部活动受限，颈肌僵硬。颈型颈椎病也称局部型颈椎病，其症状和体征往往局限于颈部，患者诉肩胛与肩部不适和一过性上肢麻木，但无肌力下降及行走障碍。体征较少，棘突间及棘突旁可有压痛。X 线片显示颈椎生理曲度变直或消失，颈椎椎体轻度退变。临床表现可能与颈椎间盘退变和小关节退变有关。

2. 神经根型颈椎病　神经根型颈椎病是较常见的一种颈椎病，主要表现为与脊神经根分布区相一致的感觉和运动障碍，以及反射变化。神经根性疼痛伴有手臂麻木无力是典型的临床表现。疼痛范围与受累椎体的脊神经分布区相一致，感觉障碍以麻木、过敏、感觉减弱等多见。神经根性肌力障碍主要表现为肌无力和肌萎缩，在手部以大、小鱼际肌及骨间肌萎缩最为明显。腱反射减弱或消失。颈痛不适，棘突旁或棘突可有压痛。侧位 X 线片可见颈椎生理曲度前凸减小、变直或成"反曲线"，椎间隙变窄，病变椎体有退变，前后缘有骨赘形成。动态伸屈侧位 X 线片可见有椎间关节不稳定。在病变椎体平面常见相应的项韧带骨化。

3. 椎动脉型颈椎病　颈椎间盘退变、钩椎关节增生或椎间关节不稳定都可使椎动脉受压，造成脑缺血、缺氧，从而产生头痛、头晕、猝倒、视物模糊和感觉障碍等临床症状。临床上特征性症状是当头颈部旋转时引发的眩晕、呕吐。眩晕发作时呈旋转性、浮动性或摇晃性，患者感觉下肢发软，腿部站立不稳，有地面倾斜或移动的感觉。头痛部位主要是枕部及顶枕部，也可放射至两侧颞部深处，以跳痛和胀痛多见，常伴有恶心、呕吐、出汗等自主神经紊乱症状。颈性猝倒，发作前并无预兆，多发生于行走或站立时，头颈部过度旋转或伸屈时可诱发，反向活动后症状消失。摔倒前察觉下肢无力而倒地，但意识清楚，视力、听力及讲话均无障碍，并能立即站起来继续行动，该情形多系椎动脉受刺激后血管痉挛、血流量减少所致。视觉障碍往往是突然弱视或失明，持续数分钟后逐渐恢复视力，此系双侧大脑后动脉缺血所致，还可能有复视、黑矇、幻视等现象。感觉障碍主要是面部感觉异常，口周或舌部发麻，偶有幻听或幻嗅。

4. 脊髓型颈椎病　脊髓型颈椎病症状严重，如果延误诊治，很大可能发展成为不可逆性神经损害。病程慢性进展，临床上表现为损害平面以下的感觉减退及上运动神经元损害症状，表现为肢体麻木无力、肌张力增加、走路不稳定如踩棉花和易摔跤等特征，部分患者有大小便功能障碍。最明显的体征是下肢肌张力升高，肌肉痉挛，反射亢进，并可出现踝阵挛和髌阵挛，多为双侧，但严重程度可有不同。侧位片 X 线显示颈椎生理前弧消失或变直，大多数椎体有退变，表现为前后缘骨赘形成，椎间隙变窄，脊髓受压。动态伸屈侧位 X 线片可显示受累颈椎节段不稳定，相应平面的项韧带骨化等。

5. 交感型颈椎病　交感型颈椎病是由于椎间盘退变和颈椎节段性不稳定等因素对颈椎周围的交感神经末梢造成刺激，产生交感神经功能紊乱表现的一类颈椎病。交感型颈椎病症状繁多，多数表现为交感神经兴奋症状，少数为交感神经抑制症状。因椎动脉表面富含交感神经纤维，当交感神经功能紊乱时常累及椎动脉，导致椎动脉的舒缩功能异常。因此，交感型颈椎病在出现全身多个系统症状的同时，还常伴有椎 – 基底动脉系统供血不足的表现。

临床表现，脑部症状包括头晕、眩晕、头痛或偏头痛、头沉、枕部痛，睡眠欠佳、记忆力减退、注意力不易集中；感觉功能异常有视物模糊、耳鸣、听力下降、咽部异物感、口干、味觉改变等；胃肠道症状表现为恶心呕吐、腹胀、腹泻、消化不良；心血管症状表现为心悸、胸闷、心率变化、心律失常、血压不稳定等；面部或单侧肢体多汗、无汗、畏寒或发热，有时感觉疼痛、麻木，以上症状多与颈部活动有明显关系，坐位或站立时加重，卧位时减轻或消失，颈部活动多、长时间低头、在计算机前工作时间过长或劳累时明显，休息后好转。临床检查发现，颈部活动度正常，颈椎棘突间或椎旁小关节周围的软组织压痛，可有心率、心律、血压和心电图等异常变化。

（二）功能评估

1. 颈椎病的临床评估　颈椎病的临床评估包括询问病史、体格检查和辅助检查。颈椎病特殊检查方法有击顶试验和拔伸试验，可通过纵向对颈脊柱施压或减压观察是否加重或缓解颈部症状，神经动力学检查可以观察颈脊神经根是否受压，比如臂丛试验、尺神经试验、正中神经试验和桡神经试验。颈部辅助检查主要包括 X 线检查、CT 检查和 MRI 检查等影像学检查，以及脑血流检查、神经电生理检查（肌电图、神经传导速度、体感诱发电位和听觉诱发电位等检查）和神经肌肉电生理检查可了解颈椎结构与功能改变。通过临床评估确定颈椎病诊断、分型，并排除其他疾病，为康复治疗提供依据。

2. 颈椎病的功能评估

（1）疼痛评估：颈椎病疼痛评估一般采用临床检查法和视觉模拟疼痛等级法，通过评估获得疼痛部位、程度、是否呈放射性等信息，以便指导康复治疗。

（2）颈肩关节活动度评估：颈椎病常造成颈肩关节活动度障碍，因此，要对颈部脊柱前屈、后伸、侧屈、旋转和环转活动进行全面关节活动测量与评估，对肩关节屈伸、展收、旋转和环转进行全面评估，了解关节活动受限部位、程度、是否伴有疼痛，并比较主动关节活动度与被动关节活动度有无差别，从而判断引发颈肩部活动障碍的部位、严重程度、成因等，以便指导治疗。

（3）颈肩部肌肉萎缩及肌力评估：通过观察法和围度测量法可以直观地评估有无颈肩部肌肉萎缩，如需精确测量，也可采用双能 X 线测量。徒手肌力测定、握力测定和老年人功能性体适能评估等方法是颈肩部肌力评估最常用的方法，简单实用。如需精确测量，可进行等动肌力测试。肌肉萎缩和肌力变化，可以进一步明确颈椎病变节段、哪侧、恢复可能性，可以精准地指导康复治疗。

（4）神经功能检查：上述肌力评估是神经功能检查的一部分。此外，痛觉、触觉、本体感觉检查，腱反射检查和病理反射检查可以进一步确定颈椎受累节段分布、神经受压情况，对指导康复治疗有重要作用。尺神经、正中神经和桡神经牵拉试验等方法，也常用于辅助颈肩神经功能检测。

（5）姿势评估：现代生活方式导致的颈前肌肉松弛无力、颈后肌肉缩短无力、胸前肌肉缩短无力和上背部肌肉拉长无力，所谓"上交叉综合征"是姿势障碍影响颈椎功能的重要原因，因此，评估患者坐姿、颈肩部和上背部肌肉紧张度、力量等可以了解患者姿势障碍情况，从而指导康复治疗。

（6）手臂功能和步态评估：颈椎病可以显著影响手臂功能和日常生活活动及步态，需要对此进行详细评估，以便指导康复治疗。

二、腰痛

（一）病程分型

按病程可将腰痛分为急性腰痛（＜ 4w）、亚急性腰痛（4 ～ 12w）和慢性腰痛（＞ 12w）。

1. 急性腰痛　发病急骤，疼痛剧烈，随活动加重，经休息后多有缓解，常伴有明显活动受限和功能障碍，患者经过及时、有效治疗后可以基本痊愈。急性腰痛病程一般在 4w 之内，病程持续 4 ～ 12w 为亚急性腰痛。

2. 慢性腰痛　部分急性腰痛未经及时有效治疗或治愈后没有正确预防，导致疼痛反复发作及慢性损伤慢慢出现，即可转化为慢性腰痛。慢性腰痛病程一般＞ 12w，可因某种诱因出现急性发作。慢性腰痛多无明显剧烈疼痛，但更多地影响日常生活活动能力和导致患者心理障碍。

（二）病因分型

按病因可将腰痛分为特异性腰痛、非特异性腰痛和神经根性腰痛。

1. 特异性腰痛　由于某种已知的特定病因引起的腰痛，如感染、肿瘤、骨折和内脏疾病等，需要尽早及时诊断及治疗。在临床工作中针对腰痛患者，首先需要尽早排除特异性腰痛的可能性。

2. 非特异性腰痛　既无法明确具体的组织病理学结构改变，又无法通过客观检查确定其病因的腰痛。疼痛多数源自肌肉、肌腱、韧带或关节周围的神经等组织，可伴有或不伴有臀部和下肢的放射性疼痛，但未延伸至膝关节以下，涵盖了腰肌劳损、腰肌筋膜炎等慢性腰部病变。

3. 神经根性腰痛　由于坐骨神经或神经根受到压迫、刺激引起的腰痛，又称坐骨神经痛。疼痛可延伸至腿部（多数超过膝关节），可能是单侧疼痛（常见于腰椎间盘突出）或双侧疼痛（常见于椎管内狭窄），某些特殊姿势可能会加重疼痛。

（三）生物力学和脊柱病理转归分型

按生物力学和脊柱病理转归可将腰痛分为神经肌肉功能障碍型腰痛、炎症型腰痛、结构异常或结构破坏型腰痛。

（四）核心稳定四亚系学说

多数腰痛患者的临床症状与影像学表现及体格检查之间没有紧密联系，致病因素的多样性及其相互作用的复杂性导致难以确定其具体病因，使其治疗困难。然而，研究发现其神经肌肉功能均发生不同程度的改变，其核心肌群肌力和肌耐力减弱、腰部本体感觉缺失、核心肌群延迟激活等问题是共性因素，造成核心稳定性降低，进一步引发腰痛出现和症状加重。

核心区可定义为"腰椎 – 骨盆 – 髋关节"组成的一个类似于圆柱形"汽缸"的整体，包括膈肌以下、盆底肌以上区域内的神经、肌肉、肌腱、韧带和骨骼等，同时也受呼吸系统的影响。维护核心稳定性的肌群被称为核心肌群，主要分为两类：第一类为浅层核心肌群，包括竖脊肌、臀大肌、腹直肌、腹内外斜肌等，多为长肌，分布于身体浅表位置，负责控制脊柱运动和方向；第二类为深层核心肌群，包括多裂肌、椎旁肌、腹横肌等，多为短肌，分布于脊柱和腹部深层，负责维持脊柱稳定和曲度。核心区"汽缸"（又称"核心柱"），其前壁是腹部肌群，后壁是背部和臀部肌群，上顶是横膈肌，底部是盆底和髋部的肌群。在肢体发力瞬间，核心肌群的共同收缩，腹内压升高，"汽缸"如同充气的气球，使核心区形成一个坚固"刚体"，催发四肢协同运动，使核心肌群所蓄积的能量从身体中心向运动的每一个环节传递。

脊柱稳定性对产生腰痛至关重要，为此，20 世纪后期 Panjabi 总结前人研究整合了脊柱稳定性概念，提出了被动亚系、主动亚系和神经亚系"三亚系模型"理论，进一步定义了核心稳定性概念。2012 年，韩春远等在"三亚系模型"理论基础上，将呼吸系统分离出来，认为运动时呼吸配合对核心稳定性同样具有重要的影响作用，继而提出"四亚系模型"理论。人体每一个动作的实现都与呼吸运动息息相关，呼吸时核心区主要呼吸肌（如膈肌、腹直肌、腹内外斜肌）的收缩，使腹内压升高，维持核心区稳定。其内部结构见图 14-1。因此，核心稳定性是在神经、肌肉、骨骼和呼吸 4 大子系统的协同作用下，使核心区保持稳定状态的能力。各个系统中任何一个部分发生损伤，其他部分都会出现代偿效应，从而造成功能紊乱及组织损伤，最终引发疼痛。

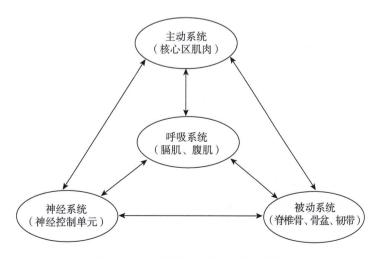

图 14-1　脊柱核心稳定性四亚系模型

（五）腰痛的评估

1. **腰痛的临床评估** 腰痛的临床评估主要是区分特异性腰痛和非特异性腰痛，一般是通过询问病史、体格检查、辅助检查等诊断流程完成。通过该诊断流程区分特异性腰痛和非特异性腰痛，以便决定临床治疗与康复治疗，详见图 14-2 和表 14-1。2019 年法国也推荐了一个慢性腰痛的新分类方法（图 14-3）。该方法的突出特点是比较明确地阐明了慢性非特异性腰痛的范畴，并且提出了心理原因造成的腰痛分类。

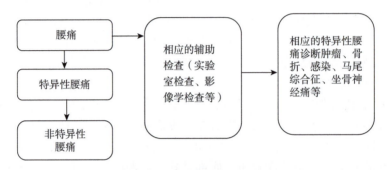

图 14-2 腰痛的临床诊断流程

表 14-1 特异性腰痛疾病风险特征

疾病	疾病风险特征
脊柱肿瘤	肿瘤病史 无法解释的体重明显减轻 夜间痛 年龄＞40 岁或＜15 岁
脊柱骨折	创伤病史 存在脆性骨折危险因素
脊柱感染	体温＞38 ℃ 盗汗或夜间发冷 免疫抑制药物应用 静脉药物使用伴发感染
马尾综合征	尿潴留 鞍状麻木 骶尾神经症状恶化——软瘫
坐骨神经痛	急性疼痛 肢体放射性疼痛超过膝关节 按照坐骨神经区分布 神经学检查阳性

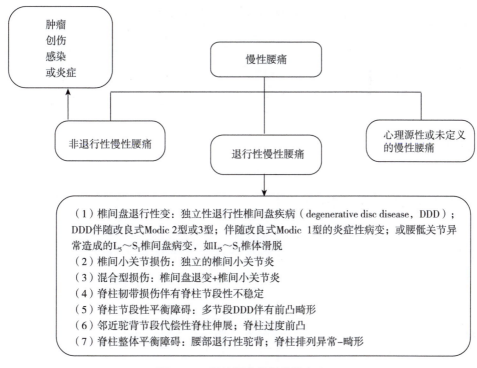

图 14-3 慢性腰痛的新分类方法

2. 腰痛的功能评估

（1）疼痛评估：对腰痛的疼痛评估要区分疼痛部位、范围和程度，以及影响疼痛如活动时痛、静止时痛、活动后疼痛减轻、受寒痛等因素。有多种方法评估腰痛，最常用的疼痛程度评估方法为视觉模拟评分法（visual analogue scale，VAS），如图 14-4 所示。

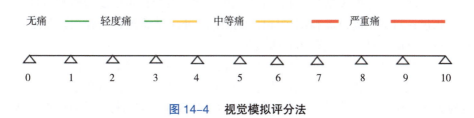

图 14-4 视觉模拟评分法

（2）形态学评估：形态学评估主要观察腰痛患者坐、站及脊柱屈伸活动时姿势的变化情况。可从正面、侧面和背面不同视角进行观察，以背面观为例，如坐位或站位时姿势变化有助于分析腰痛致因并指导康复治疗（表 14-2）。正面观察也主要是观察人体姿势是否对称。侧面观察耳垂 – 肩峰 – 髂嵴高点 – 股骨大转子 – 髌骨后缘 – 外踝前 2cm 是否在一条垂线上。通过这些观察，可以了解脊柱有无畸形、侧弯、上下交叉综合征等，为腰痛康复治疗提供依据。动态姿势可以反映患者功能性使用的形态学变化，通常采用步态观察法，如步态、步长、步幅、步宽、步速等，有时用足底压力测试辅助评估腰痛致步态改变的原因。

表 14-2　腰痛临床形态学观察（背面观）

身体形态标志点	背面观		
	等高	不等高	其他
两侧耳垂			
两侧肩			
两侧肩胛骨下角			
胸廓			
两侧腰线（腋中线上胸廓下端与髂嵴连线）			
两侧髂嵴			
两侧髂后上棘			
两侧臀纹			
两侧腘横纹			
两侧内踝			
两腿长			
弯腰时胸廓			

（3）运动功能评估：运动功能评估包括腰椎关节、骶髂关节和下肢髋关节、膝关节、踝关节等关节活动度检查，腰部、腹部、臀部、髋关节、膝关节、踝关节肌力、肌肉耐力和肌张力检查，平衡功能检查，步态分析，这些信息有利于帮助分析腰痛原因和指导康复治疗。

腰痛特殊运动功能检查包括腰背肌等长收缩耐力测试；Thomas 试验检测髂腰肌、股直肌和髂胫束紧张度；直腿抬高试验检测腘绳肌紧张度；Ober 试验检查髂胫束紧张度；梨状肌紧张度检查；Silfverskiod 试验检查踝跖屈肌紧张度。

（4）神经功能评估：神经功能检查有助于排除神经源性腰痛等特异性腰痛，包括肌力、感觉、反射和自主神经功能。肌力已如上述。感觉检测包括痛觉、温度觉和本体感觉，腰腿本体感觉检测通常在腰痛时受损，也可作为康复治疗疗效评估的指标。反射检查包括浅反射、膝腱反射和跟腱反射（深反射）及病理反射，深、浅反射消失且病理反射呈阴性，表明外周神经损伤（如坐骨神经损伤），可辅助直腿抬高试验评估；如果病理反射呈阳性，代表脊髓功能受损。自主神经功能（尿潴留或尿失禁）若能排除泌尿系统功能障碍，也可反映中枢神经或周围神经损伤。

（5）腰痛残疾评估：罗兰德 - 莫瑞残障量表（Roland–Morris disability questionnaire，RMDQ）通过 24 个问题针对各种原因引起腰痛功能障碍进行全面评估，包括行走、站立、弯腰、卧床、穿衣、睡眠、生活自理、日常活动 8 个方面的功能，每个问题的答案为"是"（1 分）或"否"（0 分），总分 0 ～ 24 分，分数越高，残疾越重。2012 年该问卷已经汉化，用于评估中国人腰腿痛致残情况。

第三节 颈、腰椎疾病水疗康复

颈、腰椎疾病的康复治疗以综合治疗为主，主要包括非手术治疗和手术治疗，在非手术治疗中又分为药物治疗和非药物治疗，后者包含康复治疗、心理调适和中医按摩针灸治疗等。国内外颈、腰椎疾病临床诊治指南都推荐治疗目标为镇痛、促进功能恢复、增强生活自理能力和回归社会生活。水疗康复是集物理因子、手法治疗和运动训练为一体的综合康复治疗方法。

一、水疗在脊柱伤病康复中的作用

身体浸入水中会产生压力效应和血管张力的调节反射，增加静息时肌肉血流量和携氧能力。研究认为，身体大部分在浸入水中的过程中，增加的心排血量会再分配到皮肤和肌肉，而不是分配到内脏的血管网，静息时肌肉血流量增加。人体浸入到水深为颈高水平时，从地面上肌肉血流量 $1.8ml/(min \cdot 100g)$ 增加到 $4.1ml/(min \cdot 100g)$。由于清除肌肉代谢废物的循环驱动力，身体在浸入水的过程中静息时运氧能力能够显著增加。

身体浸入水中可以兴奋交感神经，增加血管阻力，促进静脉回流。浸入水中静水压提供额外的循环动力，在 1.36cm 的水深环境下可以产生 1mmHg 的压力，当浸入到 91cm 的水深环境下能产生比平均舒张压更高的压力，可以作用于消除身体水肿及清除代谢产物的有效方法。

水深度和黏度可以调节运动形式，有助于减重情况下调节训练强度。浅水的垂直运动一般近似闭链运动，并且浮力产生的反作用力减少了关节负重。深水运动一般更近似开链运动，比如像游泳一样的漂浮运动，浸入水中可减轻身体的体重负荷，因此，应根据所需的负荷大小选择水深。水的黏滞特性可以提供持续的减小运动力量的能力。

身体浸入水中可产生放松效应和减少疼痛知觉，可通过水温和水流调节减痛效果。皮肤的感觉神经末梢受到影响，包括温度觉、触觉和压力感受器，感觉超溢被认为是浸入水中的身体部位疼痛知觉下降的机制。痛阈随着水温上升和水的湍流而上升，可通过水温和水流调节来减痛。水温的冷热变化可以对皮肤中丰富的神经末梢进行刺激，温度刺激由传入神经传到中枢，引起各系统的反应，可促进机体血液循环，减低疲劳。

目前，运动疗法成为多个指南推荐用于治疗腰痛的首选方法，也是颈椎病主动治疗方法。中国康复医学、运动医学等领域专家组成的专家组基于循证资料，制定了《运动疗法治疗腰痛的专家共识》，并强烈推荐水中运动（Ⅰ级证据，A 推荐）用于腰痛的治疗。

水是腰痛患者进行运动最理想、最安全的介质，水的浮力、静水压、黏滞阻力等物理特性，可以为腰痛患者在运动过程中提供在三维平面内理想的支撑力、助力和三维阻力来完成各种康复训练，减轻腰痛症状，提高运动功能。腰痛患者在水中运动是安全的，而且可以通过改变水中运动的动作速度和幅度，调整水中运动的运动强度。利用黏滞阻力特性可以增加肌力和肌耐力，改善灵活性，促进损伤恢复。水的温热效应可以促进血液循环，降低交感神经活动，产生放松效应，加速代谢废物和致痛物质清除，降低疼痛程度，缓解关节挛缩，提高功能水平。水的不稳定性可以增加肌肉激活，提高局部肌肉活化程度。研究证实，水中运动更易激活竖脊肌、多裂肌等核心肌群。

二、颈椎病的水疗康复方法

（一）拉格斯圈水疗技术

本体感觉神经肌肉促通技术是一种通过刺激本体感觉感受器促进或加速神经肌肉的反应机制的方法。当人体漂浮在水中时，处于稳定平衡状态，任何一个细微的运动都可以改变身体重心和浮力中心之间的关系，身体就会失去稳定，抗阻恢复稳定状态的过程就是通过训练本体感觉恢复主动运动功能。拉格斯圈方法也称水中 PNF 技术。BRRM 通过两种方式来恢复平衡：一是通过使用浮力提供支撑稳定性；二是可将水疗康复师的手看作是固定支撑点提供稳定性。BRRM 主要利用 PNF 基本原理，包含调整阻力、刺激（触摸和语言）、牵引/挤压、牵拉、泛化、模式、时序和身体力学对患者进行治疗。BRRM 训练需要漂浮器具协助保持患者在水中时的稳定性和安全性，减少身体在水池中的旋转。颈部和臀部都由安全充气的救生圈支撑着，根据治疗需要，在单侧或双侧踝关节处增加救生圈。BRRM 是一个强化和动态抗阻的运动模式，对慢性脊椎疾病导致的疼痛控制和肌肉放松，以及提高患者不同部位协调性、稳定性或功能性功效突出。

BRRM 引起的肌肉活动包括等张收缩和等长收缩，水疗康复师所施加的外部阻力随着患者的转矩变化而改变，有力地保证了在任何关节都能产生近乎最大的力量。BRRM 也可运用 PNF 特殊技术改变 ROM、增加颈椎稳定性和活动协调性。

颈椎病患者在水池中利用水池专用哑铃、浮板、泳圈、轮椅、脚蹼、水中颈托、腰托等器械进行颈部 BRRM 技术训练和颈部肌肉的抗阻练习，改善颈部肌肉失衡，放松颈部僵硬肌群，并利用水的各种特性来促进颈椎的康复。BRRM 颈椎病的水疗康复方案如下。

1. 热身运动　每个动作2min，他人辅助训练。

（1）水中行走训练。

（2）水池边仰卧漂浮训练。

（3）水中站立下蹲训练。

（4）水中上肢牵伸训练。

2. 颈部肌肉静态拉伸训练　借助水中器械，每个动作重复5次，保持20s，他人辅助训练。

（1）颈部屈曲拉伸。

（2）颈部伸展拉伸。

（3）颈部左侧屈拉伸。

（4）颈部右侧屈拉伸。

（5）颈部左旋转拉伸。

（6）颈部右旋转拉伸。

3. 不同类型颈椎病康复方案

（1）颈型颈椎病：颈部肌肉 BRRM 抗阻训练阶段，每个动作做8～12次，他人辅助训练。①颈部屈曲浮枕对抗训练；②颈部伸展浮枕对抗训练；③颈部左侧屈浮枕对抗训练；④颈部右侧屈浮枕对抗训练；⑤颈部左旋转浮枕对抗训练；⑥颈部右旋转浮枕对抗训练。

（2）神经根型颈椎病：颈部水中 BRRM 牵引，每个动作维持2～3min，他人辅助训练。①水中颈托站立下蹲牵引训练；②水中仰卧颈椎近端牵引训练；③水中侧身上下肢协调训练；④水中上肢牵伸训练；⑤水中颈椎按摩放松。

（3）椎动脉型颈椎病：颈部水中 BRRM 牵引，每个动作维持 2 ～ 3min，他人辅助训练。①水中颈托站立下蹲牵引训练（指定方向多角度的浮力牵引）；②水中仰卧颈椎近端牵引训练；③水中坐位牵伸颈椎训练；④水中侧身漂浮上下肢协调训练；⑤水中颈椎按摩放松。

（4）脊髓型颈椎病：热身阶段每个动作 2min，他人辅助训练。颈部水中牵引 BRRM 每个动作维持 2 ～ 3min，他人辅助训练。①水中颈托站立下蹲牵引训练（浮力牵引）；②水中颈肌稳定性训练；③水中漂浮下肢肌力训练。

（5）交感型颈椎病：颈部水中牵引 BRRM，每个动作维持 2 ～ 3min，他人辅助训练。①水中颈托站立下蹲牵引训练；②水中仰卧颈椎近端牵引训练；③水中漂浮下肢肌力训练；④水中颈椎按摩放松。

（二）颈椎病的其他水中康复方法

1. 淋浴水疗在颈椎病中的应用

（1）淋浴的治疗作用：淋浴式水疗通过温水刺激表皮温度感受器，有效阻止痛觉传输，使疼痛感下降；将温暖聚集在特定的组织部位，提高局部组织新陈代谢和弹性，有效提高疼痛阈值，从而达到减轻疼痛的目的；温热的水温和按摩的水流使儿茶酚胺分泌较少，能缓解患者焦虑、紧张的情绪，使肌肉松弛；温热的按摩水流刺激脑垂体分泌 β- 内啡肽，能提高中枢神经系统对疼痛刺激的耐受力。

（2）淋浴在颈椎病治疗中的应用方案：患者穿好泳衣，坐或站立在水龙头下，头部保持中立位或舒适体位，设置水温 40 ～ 41℃，喷淋头对准颈后部位，持续喷淋 10 ～ 15min。可以通过改变喷淋头压力进行交替喷淋。喷淋结束后，迅速用干浴巾裹住患部，出浴，持续20min。注意需根据患者感受调整喷淋距离和时间。

2. 游泳在颈椎病康复中的应用

（1）游泳的作用：游泳是全身运动，它能促进关节腔分泌润滑液，减少关节摩擦，增强骨骼活力，是关节疾病包括颈椎病患者的良好康复方法。

游泳可以促进全身肌肉的血液循环，增强心脏功能和血管弹性。人在水中划行时，水对人体产生的摩擦力、压力，以及水温等作用，对人体各部位的肌肉起到良好的按摩作用，有利于促进劳损肌肉与韧带的修复。水的浮力有助于减轻颈椎间盘压力和颈部周围肌肉等软组织负担，利于损伤修复。

（2）游泳治疗方案

1）蛙泳：蛙泳主要靠手臂、颈肩部、腰腹部及腿部发力，呼吸时头颈部规律出入水，有利于防治颈椎病。蛙泳换气时需要肩背部用力，呼气时要低头划行，吸气时头颈部要从平行于水面向后向上仰起，这样头颈部始终处于一低一仰的状态，正好符合颈椎功能锻炼的要求，可全面活动颈椎各关节，有效促进颈部周围劳损肌肉和韧带的修复，缓解颈部疼痛，强化颈肩部肌肉功能。

2）仰泳：仰泳主要依靠腰、腹部发力保持躯干平衡，手臂交替上举旋转划水，以及双腿交替上下打水来完成主要动作，仰泳的主要发力点在腰部和肩部。由于仰泳时颈部处于后仰姿势，颈椎小关节得到锻炼，所以颈椎病患者比较适宜进行仰泳练习。

3）自由泳：自由泳以头颈部左右交替旋转、手臂同步划水上举，配合腰腹部发力、双足交替打水前行。其泳姿迫使颈肩部大范围活动，肩胛骨内部肌肉得到充分且有效地锻炼，对增强颈肩部肌肉功能和灵活性很有帮助，在颈椎病症状有所缓解后开始锻炼最佳。椎动脉型颈椎病和脊髓型颈椎病不推荐此泳姿。

游泳防治颈椎病一定要找专业的游泳教练或水疗康复师指导，在他们指导下采用正确的姿势游泳，不要让身体过度劳累。游泳前要做准备活动，游泳时水温一般为 27 ~ 30℃。每周游泳 3 ~ 4 次，每次 1h，持之以恒，颈部症状有望缓解。游泳后应用干浴巾裹住身体，擦干保暖，清洁眼、耳、鼻。

三、腰痛的水疗康复方法

腰痛水疗康复技术主要针对腰背部肌肉紧张和核心稳定性的训练。水的浮力、静水压、黏滞阻力等物理特性，可以为腰痛患者在运动过程中提供在三维平面内理想的支撑力、助力和三维阻力来完成各种康复训练，缓解肌肉紧张，减轻腰痛症状，提高运动功能。对于无法在陆上进行运动的腰痛患者，可以在水中进行被动运动，并通过改变水深、水中运动的动作速度和幅度等方式，逐步完成从被动到助力，再到主动甚至抗阻的水中分级运动，最后慢慢过渡到陆上训练，以利于患者适应陆上的腰背部活动，达到回归家庭和社会的目的。腰痛水疗康复技术主要分为水中牵伸训练和水中核心稳定性训练。

（一）水中牵伸训练

腰痛的水中牵伸训练主要针对腰背部肌群展开，利用水的独特性降低刺激，增强牵伸效果。水中牵伸的优点有：温水更能放松脊柱周围的肌肉，水的浮力和黏滞性能够减少重力作用，固定肢体，有利于提高牵伸的效果。在齐腰深的水中支撑腿和脊柱承受较少的重力负荷，借助水的浮力可以让牵伸姿势的维持更加容易而有效。水的浮力能降低关节负荷，在牵伸过程中，更容易形成关节腔的负压。

水中牵伸可分为被动牵伸和主动牵伸。在牵伸过程中，要采用正确的身体姿势，过程缓慢可控。利用池壁或池边扶手协助固定姿势，借助水中的台阶或斜坡，以及辅助设备如浮力圈、浮力板等，进行站立位的牵伸训练。可以双手支撑在水中跑台两侧栏架上，保持身体直立，缓慢屈髋、屈膝，双膝尽可能贴近胸部的控制性训练。

1. 远固定团身　患者双足并拢站立，屈髋屈膝，体前屈，双手从膝关节下方环抱双膝并尽量使双膝贴近胸部。此动作可以牵伸腰背部、肩部肌肉，如背阔肌、竖脊肌等，以改善脊柱前屈的活动度（图 14-5）。

2. 近固定双膝触胸　患者双手支撑水中跑台两侧的扶手，肘关节伸直，身体直立，屈膝屈髋并向胸部靠拢，然后缓慢放下。此动作可以牵伸腰背部、肩部肌肉，如背阔肌、竖脊肌等，以改善脊柱前屈的活动度（图 14-6）。

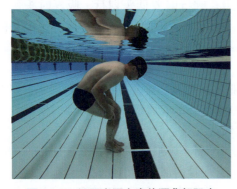 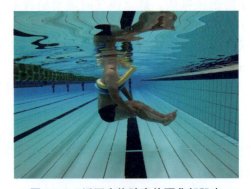

图 14-5　远固定团身牵伸腰背部肌肉　　　　图 14-6　近固定抱膝牵伸腰背部肌肉

3. **面壁挺腰** 患者双足稍微远离池边并面向池边站立，双手拉住池边扶手，肘关节伸直，身体后仰，髋部水平向池边靠拢。此动作可以牵伸躯干前屈的肌肉，如腹直肌、肩屈肌群等，以改善脊柱后伸的活动度（图14-7）。

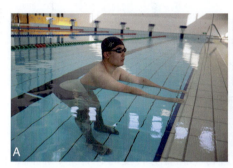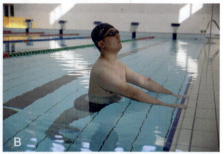

图14-7 面壁挺腰牵伸腹肌

4. **侧向拉伸** 患者侧面距池边一步距离站立，靠池边侧，上肢支撑池壁，髋部向池边靠拢，对侧上肢向外伸展，牵伸躯干侧屈。此动作可以牵伸躯干侧方的屈肌，如腰方肌、腹外斜肌等，以改善侧屈的活动度（图14-8）。

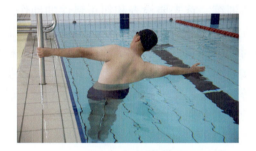

图14-8 侧向拉伸躯干肌

5. **弓步转体** 患者弓步站立，双手前平举，上体和前腿侧手臂保持不变，另一手臂向后转体至最大幅度，头随手动。此动作可以牵伸躯干的旋转肌群，如腹外斜肌、腹内斜肌等（图14-9）。

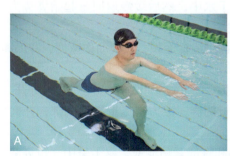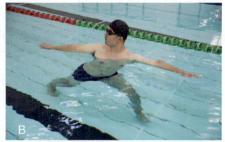

图14-9 弓步转体拉伸

6. **俯卧转体** 患者俯卧支撑台阶，单侧上肢带动上体转向侧上方至双手臂与身体在同一直线上，双足不离地。此动作可以牵伸躯干的旋转肌群，如腹外斜肌、腹内斜肌等（图14-10）。

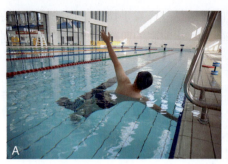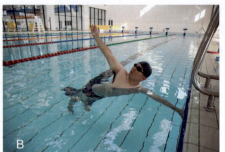

图 14-10　俯卧转体拉伸

（二）水中核心稳定性训练

核心稳定性是一个整体概念，是指身体在进行不同姿势转变时，神经、肌肉、韧带等组织的共同作用使各椎体间能够保持正常的位置毗邻关系，对维持人体正常功能具有重要作用。对于腰痛患者，由于疼痛的存在，可供选择的康复训练方案相对较少，并存在加重疼痛的风险，而水的各种特殊理化性质的存在使得水中运动需要调动更多的核心稳定肌群，参与维持姿态的稳定性，提高训练效果，同时水中核心稳定性训练的设计可以充分发挥康复治疗师的想象力，选择三维运动平面上的多样性训练方法。

在水中进行核心稳定性训练，首先要检查和纠正错误的动作或姿态，理解和体会脊柱中立位和骨盆中立位的重要性。要求患者在完成规定训练动作时，需要保持脊柱中立位，即脊柱能够保持自然生理弯曲时的姿态：颈椎、腰椎前凸，胸椎、骶椎后凸的 S 形曲线，且弧度适当，从侧面观来保持挺胸收腹、腰背挺直的状态，其目的是①提高核心稳定性：在运动干预过程中，核心肌群进行等长收缩，保持抗屈伸、抗侧屈和抗旋转的状态，有利于增强核心肌群（竖脊肌、多裂肌）的肌力和肌肉耐力；②力量传导：有利于上、下肢力量的传导，促进神经、肌肉、骨骼和呼吸 4 大子系统间协同配合，产生最佳的运动干预效果；③预防损伤：有助于保护和预防脊柱损伤，避免二次伤害的发生。

1. 坐位下压（图 14-11）

（1）起始姿势：患者背靠池壁，头部面向前方，呈屈髋、屈膝90°坐姿，两足分开与肩同宽，双手手掌压在浮力板上，浮力板浸没入水中。

（2）动作说明：患者始终保持头部、背部和臀部紧贴池壁，躯干呈中立位姿势，避免躯干扭转，双足不能离开池底，双手下压浮力板于水中，然后缓慢返回至起始姿势为 1 次。全程保持自然呼吸。

（3）难度进阶：增加面向水流速度、水中抗阻装置面积，加快动作速度，背部离开池壁。

2. 坐位前推（图 14-12）

（1）起始姿势：患者背靠池壁，头部面向前方，呈屈髋、屈膝90°坐姿，两足分开与肩同宽，双侧肩关节内收位、屈曲肘关节，双手持浮力板两侧，浮力板尽量靠近胸部，并大部分浸没入水中。

（2）动作说明：患者始终保持头部、背部和臀部紧贴池壁，躯干呈中立位姿势，避免躯干扭转，双足不能离开池底，用力缓慢水平前推浮力板至最大幅度，并维持 2～3s，然后缓慢水平回拉浮力板至起始姿势为 1 次。全程保持自然呼吸。

（3）难度进阶：增加面向水流速度、水中抗阻装置面积，加快动作速度，背部离开池壁。

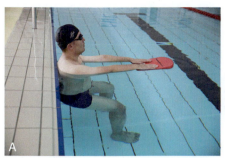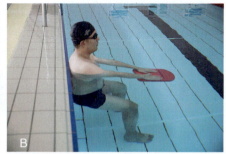

图 14-11　坐位下压训练

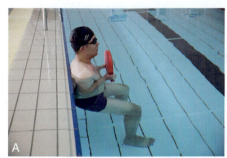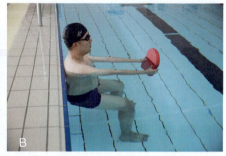

图 14-12　坐位前推训练

3. 坐位转体（图 14-13）

（1）起始姿势：患者背靠池壁，头部面向前方，呈屈髋、屈膝 90° 坐姿，两足分开与肩同宽，手臂伸直，双手夹住浮力板，浮力板竖直浸没入水中。

（2）动作说明：患者在双足固定不动的情况下，对抗水流，用力缓慢向一侧转体至最大幅度，并维持 2 ～ 3s，然后缓慢返回至起始姿势，再向另一侧转体完成同样动作为 1 次。全程保持自然呼吸。

（3）难度进阶：增加面向水流速度、水中抗阻装置面积，加快动作速度。

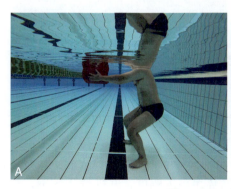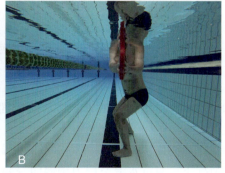

图 14-13　坐位转体训练

4. 弓步下压（图 14-14）

（1）起始姿势：患者呈弓步站立，头部面向前方，双手手掌压在浮力板上，浮力板浸没入水中。

（2）动作说明：始终保持躯干呈弓步站立姿势固定不动，避免躯干扭转，双足不能离开池底，双手下压浮力板于水中，然后缓慢返回至起始姿势为1次。全程保持自然呼吸。

（3）难度进阶：增加面向水流速度、水中抗阻装置面积，加快动作速度。

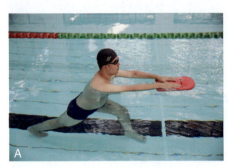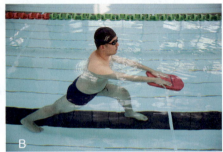

图 14-14　弓步下压训练

5. 弓步前推（图 14-15）

（1）起始姿势：患者呈弓步站立，头部面向前方，双侧肩关节呈内收位、屈曲肘关节，双手握持浮力板两侧，浮力板尽量靠近胸部，且大部分浮力板浸没入水中。

（2）动作说明：患者始终保持躯干呈弓步站立姿势固定不动，避免躯干扭转，双足不能离开池底，用力缓慢水平前推浮力板至最大幅度，并维持2～3s，然后缓慢水平回拉浮力板至起始姿势为1次。全程保持自然呼吸。

（3）难度进阶：增加面向水流速度、水中抗阻装置面积，加快动作速度。

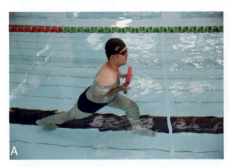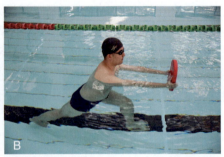

图 14-15　弓步前推训练

6. 弓步转体（图 14-16）

（1）起始姿势：患者呈弓步站立，头部面向前方，手臂伸直，双手夹住浮力板，浮力板竖直浸没入水中。

（2）动作说明：患者始终保持躯干呈弓步站立姿势固定不动，避免躯干扭转，在双足固定不动的情况下，对抗水流，用力缓慢向一侧转体至最大幅度，并维持2～3s，然后缓慢返回至起始姿势，再向另一侧转体完成同样动作为1次。全程保持自然呼吸。

（3）难度进阶：增加面向水流速度、水中抗阻装置面积，加快动作速度。

7. 劈柴训练

（1）起始姿势：患者头部面向前方，双足分开并稍宽于肩，站立于水中，手臂伸直，双手持阻力锤或哑铃上举。

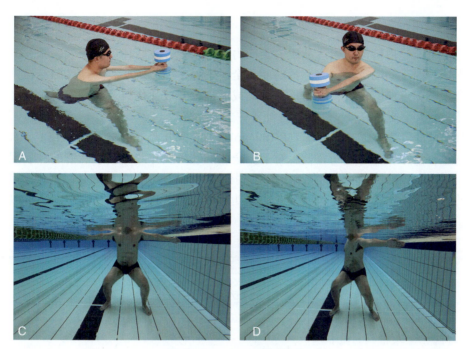

图 14-16　弓步转体训练

（2）动作说明：患者在保持双足固定不动的情况下，双手持阻力锤随着身体向一侧下方转体，类似做"劈柴"动作至最大幅度，始终保持两侧手臂尽量伸直，然后原路径返回至起始姿势，向相反方向完成同样动作为 1 次。全程保持自然呼吸。

（3）难度进阶：增加面向水流速度、水中抗阻装置面积，加快动作速度。

（三）游泳训练

在疼痛缓解后，为加强核心肌群力量和协调控制，可进行自由泳、仰泳、蛙泳和蝶泳训练，每次训练前做好准备活动，每次训练 20 ～ 30min，每周 2 ～ 3 次，隔日 1 次，训练后做好整理活动。

四、水中康复注意事项

（一）水疗康复前排除禁忌证

水疗前对患者进行评估，排除禁忌证。水疗前首先要评估患者的身体状况，包括心肺功能、运动功能、感觉功能、疾病诊断报告、并发症、皮肤是否损伤、大小便是否失禁、是否有传染病、是否有水中运动禁忌证等，排除不宜进行水疗的情况。水疗康复应在餐后 1 ～ 2h 进行，在入水前排空大小便，以免失禁污染池水。

（二）水疗康复时要加强运动监护

患者水疗时要注意监测患者运动强度，不宜过高，以免造成危险。水中运动时运动强度和运动时间是决定运动量的关键，一般水疗时间为 20 ～ 30min，根据患者身体功能而定，出浴后要休息 20min。此外，掌握患者水中运动强度，一般认为水中靶心率比地面低，水中靶心率 = 地面上靶心率 -（12 次 / 分或 15 次 / 分），年轻者按 12 次 / 分计算，年长者按 15 次 / 分计算，可用 Polar 表监测心率，同时注意观察患者活动时有无不良症状发生，一旦发现患者运动强度过高或出现不适，应立即停止运动，出水休息，必要时请专业人员救治。

五、水中康复禁忌证

绝对禁忌证包括精神意识紊乱或失定向力，恐水症，皮肤传染性疾病，频发癫痫，严重心功能不全，严重的动脉硬化，心肾功能不全，不稳定型心绞痛，活动性肺结核，颈、腰椎肿瘤，身体极度衰弱，皮肤、眼和耳的感染或炎症，开放性伤口及各种出血倾向者。此外，女性月经期、大小便失禁、过度疲劳者等禁忌全身浸浴。

相对禁忌证包括血压偏高（＞150/100mmHg）或偏低者（＜90/60mmHg），水疗康复治疗时间宜短，治疗后休息时间宜长。对于完全性四肢瘫痪导致呼吸肌麻痹的呼吸困难者，或 $C_3 \sim C_4$ 椎体损害导致膈肌受影响者宜谨慎选择水疗。直肠功能障碍的脊髓型颈椎病患者不能在任何的水疗设备中接受治疗，而存在小便功能障碍但无开放性损伤的患者，可以短时间进行水疗。

（刘　宁　李昌皓）

○ 测验题 ○

1. 符合神经根型颈椎病的症状有（　　）

   A. 感觉障碍　B. 腱反射异常　C. 颈痛　D. 眩晕

2. 符合椎动脉型颈椎病的症状有（　　）

   A. 眩晕　B. 猝倒　C. 视力障碍　D. 感觉障碍

3. 适用于颈椎病水疗康复的器械有（　　）

   A. 哑铃　B. 弹力带　C. 泳圈　D. 颈托

4. 颈椎病水疗康复时的注意事项有（　　）

   A. 溺水　B. 猝倒　C. 高血压　D. 眩晕

5. 水疗康复可改善颈椎的本体感觉包括（　　）

   A. 视觉　B. 触觉　C. 听觉　D. 平衡觉

6. 以下哪项不是反向劈柴进阶的进阶方式是（　　）

   A. 加快动作速度　B. 增加水中抗阻装置面积

   C. 增加面向水流速度　D. 允许患者出离水面

7. 以下哪项不是腰痛患者在水中进行训练的优势是（　　）

   A. 水可以提供三维平面内的助力及阻力

   B. 水可以减轻脊柱节段负重

   C. 水可以消除患者激活核心的需求

   D. 水更易激活竖脊肌、多裂肌等核心肌群

8. 在水中进行核心稳定性训练的第一要点是（　　）

   A. 检查和纠正错误的动作或姿态，体会脊柱中立位和骨盆中立位的重要性

   B. 肢体运动时不应引起患者疼痛

   C. 盆底肌首先紧缩

   D. 远离池壁站立，并且防止使用上肢支撑

9. 改善脊柱后伸活动度的技术是（　　）

   A. 俯卧转体　B. 面壁挺腰　C. 侧向拉伸　D. 远固定团身

10. 在水中核心稳定性训练时保持脊柱中立位的目的是（　　）

A. 提高核心稳定性　B. 力量传导　C. 预防损伤　D. 保持注意力

参考答案：1. ABC　2. ABC　3. ACD　4. ABD　5. BD　6. D　7. C　8. A　9. B　10. ABC

参考文献

陈栋，陈春慧，胡志超，等，2019. 中国成人腰痛流行病学的系统评价. 中国循证医学杂志，19(6): 651-655.

韩春远，王卫星，成波锦，等，2012. 核心力量训练的基本问题——核心区与核心稳定性. 天津体育学院学报，2: 117-120.

檀志宗，2020. 水中运动康复理论与实践. 北京：人民体育出版社.

中国康复医学会颈椎病专业委员会，2010. 颈椎病诊治与康复指南. 北京：中国康复医学会.

BALLDIN U I, LUNDGREN C E, LUND VALL J, et al., 1971. Changes in the elimination of 133 xenon from the anterior tibial muscle in man induced by immersion in water and by shifts in body position. Aerosp Med, 42(5): 489-493.

BARREY C Y, LE HUECLA J C, 2019. Chronic low back pain: Relevance of a new classification based on the injury pattern. Orthop Traumatol Surg Res, 105(2): 339-346.

BECKER A, 1997. A Bad Ragaz ring method variation for use with the cervical spine. The Journal of Aquatic Physical Therapy.

EPSTEIN M, 1992. Renal effects of head-out water immersion in humans: a 15 -year update. Physiol Rev, 72(3): 563-621.

GRECO-OTTO P, BAGGALEY M, EDWARDS W B, et al., 2019,. Water treadmill exercise reduces equine limb segmental accelerations and increases shock attenuation. BMC Vet Res, 15: 329.

HARTVIGSEN J, HANCOCK M J, KONGSTED A, et al., 2018. What low back pain is and why we need to pay attention. Lancet, 391(10137): 2356-2367.

PENG M S, WANG R, WANG Y Z, et al., 2022. Efficacy of therapeutic aquatic exercise vs physical therapy modalities for patients with chronic low back pain: a randomized clinical trial. JAMA Netw Open, 5(1): e142069.

SOB C L, NG J K, AUK C K, 2019. A 4-week community aquatic physiotherapy program with Ai Chi or Bad Ragaz Ring Method improves disability and trunk muscle endurance in adults with chronic low back pain: A pilot study. J Back Musculoskelet Rehabil, 32(5): 755-767.

STELIOS G , PSYCHARAKIS, SIMON G S , et al., 2019. Muscle activity during aquatic and land exercises in people with and without low back pain. Physical therapy, 99(3): 297-310.

SHI Z , ZHOU H , LU L, et al., 2018. Aquatic exercises in the treatment of low back pain: a systematic review of the literature and meta-analysis of eight studies. American Journal of Physical Medicine & Rehabilitation, 97(2): 116-122.

第 15 章

神经系统疾病水中康复

第一节　常见神经伤病概述

一、脑卒中

脑卒中是危害中、老年人生命与健康的常见病，我国城乡脑卒中年发病率为 2‰，年死亡率为 0.8‰ ～ 1.2‰，> 70% 的存活者有不同程度的功能障碍，其中 40% 的患者为重度残疾，脑卒中的复发率达 40%。

二、颅脑损伤

颅脑损伤具有发病率高、病情急、病情变化快的特点，可发生在各年龄组，其分布呈两极分化，即 15 ～ 24 岁青少年（200 人 /10 万人口）、65 ～ 75 岁老年人（200 人 /10 万人口）居多。老年人死亡率高，与青壮年相比，老年患者恢复过程非常慢，甚至难以恢复。男性颅脑损伤的发生率明显高于女性，约为 5 ：1，男性颅脑损伤的死亡率也是女性的 3 ～ 4 倍。

三、帕金森病

帕金森病在我国 65 岁以上的老年人群患病率为 1%，患病率随年龄增长而升高，男性稍高于女性。估计全国每年新发患者人数达 10 万以上，目前，我国帕金森病患者人数约 200 万。本病的致残率较高，发病 1 ～ 5 年后，致残率为 25%，发病 5 ～ 9 年时致残率达 66%，发病 10 ～ 14 年时致残率 > 80%。

四、脊髓损伤

中国脊髓损伤患者超过 100 万，并且还在以每年 12 万的速度增长。约 14% 的脊柱骨折患者患有脊髓损伤，大多数损伤是单节段性的。脊髓损伤常发生在 30 ～ 40 岁人群中。老年人跌倒致胸腰椎压缩骨折、瘫痪是人口老龄化时期值得关注的脊髓损伤问题。

五、周围神经病

周围神经病在我国以每年 60 万～ 90 万例的速度新增。周围神经病造成的损伤主要表现在运动与感觉两个方面。周围神经损伤患者在接受外科神经重建治疗后，仅有 51.6% 的患者获得较好的运动恢复，而感觉恢复较好的患者仅占 42.6%。

第二节　常见神经伤病的临床表现及功能障碍

一、脑卒中

（一）定义

脑卒中亦称脑血管意外，是指突然发生的、由脑血管病变引起的局限性或全脑功能障碍，且持续时间超过 24h 或引起死亡的临床综合征。它包括脑梗死、脑出血和蛛网膜下腔出血。脑梗死包括脑血栓形成、脑栓塞和腔隙性脑梗死。

（二）临床表现及功能障碍

由于发生脑卒中时脑损伤的部位、大小和性质等不同，其临床表现也可有异。

1. 感觉和运动功能障碍　表现为偏身感觉（浅感觉和深感觉）障碍、一侧视野缺失（偏盲）和偏身运动障碍。

2. 交流功能障碍　表现为失语、构音障碍和言语失用等。

3. 认知功能障碍　表现为记忆力障碍、注意力障碍、思维能力障碍和失认症等。

4. 心理障碍　表现为焦虑或抑郁等。

5. 其他功能障碍　如意识障碍、吞咽困难、大小便失禁和性功能障碍等。

二、颅脑损伤

（一）定义

颅脑损伤（又称脑外伤或头损伤）是指头颅部，特别是大脑受到外来暴力打击所造成的脑部损伤，可导致意识障碍、记忆缺失及神经功能障碍。

（二）临床表现及功能障碍

颅脑损伤的表现呈多样性与多变性，但其受伤后常见症状与体征仍有一定的共性，具体表现在以下方面。

1. 意识障碍　绝大多数颅脑损伤患者有不同程度的即刻出现的意识丧失。依伤情不同，意识障碍的程度可不等，可表现为嗜睡、昏睡、浅昏迷或深昏迷等。

2. 头痛、呕吐　头皮损伤及颅骨骨折可有伤处局部的疼痛，颅内高压时，头痛常呈持续性胀痛，呕吐常为频繁的、喷射状呕吐。

3. 生命体征的改变　体温、呼吸、脉搏、血压等生命体征改变可以反映脑损伤的程度。

4. 眼部症征　眼部症状与体征对伤情判断和预后估计具有重要意义，因此，应特别注意观察患者瞳孔大小、对光反射、眼球活动和眼底的改变。

5. 神经系统局灶症状与体征　依病变部位的不同，可出现单肢瘫、偏瘫或四肢瘫、感觉障碍、失语或共济失调等。认知障碍是颅脑损伤的重要特征。

6. 脑疝　颅内高压进一步发展致各腔室间压力不均，推压部分脑组织向解剖间隙移位，引起脑疝的发生，常危及生命。

三、帕金森病

（一）定义

帕金森病，1817 年英国医师 James Parkinson 对此病进行了详细的描述，临床表现以静止性震颤、运动迟缓、肌强直和姿势平衡障碍等为主要特征，是一种常见的中、老年人神经变性疾病。

（二）临床表现及功能障碍

1. 运动症状

（1）静止性震颤：震颤常为本病的首发症状，多自一侧上肢远端开始，表现为拇指与屈曲的示指间呈"搓丸样"动作，其频率为每秒4～6次，幅度不定，以粗大震颤为多。

（2）肌强直：帕金森病的肌强直特点是伸肌和屈肌的张力同时增高。当被动运动关节时，检查者感受到的阻力增高是均匀一致的，并且阻力大小不受被动运动的速度和力量的影响，类似弯曲软铅管的感觉，称为"铅管样强直"，如伴有震颤，则可在被动运动肢体时感受到"齿轮样强直"。

（3）运动迟缓：运动迟缓是帕金森病一种特殊的运动症状，患者可表现多种动作的缓慢，随意运动减少，尤以开始动作时为甚。

（4）姿势平衡障碍：姿势平衡障碍患者因平衡功能减退、姿势反射消失而出现姿势、步态不稳，容易跌倒，步幅变小，步速变慢，出现"冻结"现象。还可出现"慌张步态"，这是帕金森病患者的特有体征，表现为迈步时以极小的步伐前冲，越走越快，不能立刻停下脚步。

2. 非运动症状　非运动症状也是帕金森病常见和重要的临床征象，而且有的患者可先于运动症状而发生。

（1）感觉障碍。

（2）自主神经功能障碍：便秘、出汗异常、性功能减退、直立性低血压。

（3）精神障碍：抑郁、焦虑、认知障碍、幻觉、淡漠、睡眠障碍等。

四、脊髓损伤

（一）定义

脊髓损伤是指脊髓受到外力作用或内环境的病理改变导致脊髓组织受压、缺血和坏死。病因不仅是外伤，也包括炎症、感染、机械性压迫、先天畸形等诸多因素。根据损伤的部位（如颈段脊髓损伤、胸腰段脊髓损伤）、程度（完全性脊髓损伤和不完全性脊髓损伤）和并发症不同，脊髓损伤的临床症状和体征也各不相同。

（二）临床表现及功能障碍

1. 感觉障碍　临床主要表现为躯干和四肢有不同程度的感觉障碍，可表现为麻木、感觉完全丧失及感觉过敏等。

2. 运动障碍　临床主要表现为截瘫或四肢瘫，即双下肢或四肢有不同程度的肌力下降或丧失，严重影响患者的日常生活活动。

3. 括约肌障碍　可表现为便秘、大便失禁、尿潴留或尿失禁等。

4. 自主神经功能障碍　可表现为出汗异常、体温调节异常等。

此外，脊髓高位损伤患者可伴呼吸困难，当出现骨折、脱位、压疮等并发症时患者可出现相应的症状。

五、常见周围神经损伤

（一）定义

周围神经是指中枢神经（脑和脊髓）以外的神经成分，通常分为与脊髓相连的脊神经，与脑相连的脑神经及内脏神经。各种原因导致的周围神经损害，统称为周围神经病。常见的吉兰－巴雷综合征（又称急性炎性脱髓鞘性多发性神经根病）、糖尿病性周围神经病、外伤性周围神经病。

（二）临床表现及功能障碍

1. 吉兰－巴雷综合征　GBS 主要临床表现为双侧对称性弛缓性瘫痪，感觉障碍以受累肢体远端疼痛及对称性手套、袜套型感觉减退为特点，初期肌肉萎缩可不明显，后期肢体远端可有肌肉萎缩。

2. 糖尿病性周围神经病　糖尿病性周围神经病是糖尿病常见的并发症之一。可呈对称性复发性神经病、单神经病或复发性单神经病。可累及感觉神经、运动神经和自主神经，多以感觉性症状为主。

3. 外伤性周围神经病　常见的外伤性周围神经病包括腋神经损伤、正中神经损伤、尺神经损伤、桡神经损伤、臂丛损伤、腓总神经损伤、胫后神经损伤、坐骨神经损伤和面神经损伤等。累及部位常存在感觉异常与瘫痪无力。

第三节　神经伤病水疗康复

一、神经系统疾病的共性水疗方法

尽管神经系统疾病的发病机制及病因不尽相同，但在临床表现上有许多共性。脑卒中、脑外伤、帕金森病、脊髓损伤及周围神经损伤有许多类似的功能障碍，比如肌肉无力、痉挛、感觉异常、姿势异常、平衡障碍等。针对这些功能障碍进行水疗康复时，也可以利用类似的方法及原理来进行治疗。

水中康复充分利用水的物理特性，发挥水疗的主动治疗及被动治疗效应，改善患者的身体结构和功能、活动及参与能力。水的温度、力学及化学特性作用于人体各个系统引发的一系列生理效应，可起到许多有利于康复的治疗作用。水环境的独特性质为物理治疗师提供较多的治疗选择，使脑损伤患者可以较容易地完成在陆地上难以或无法完成的训练动作。

1. 下肢肌肉力量不足　神经系统疾病患者常出现因下肢肌肉力量不足导致的功能障碍，在陆地上无法完成关节主动运动、坐位训练、站立位训练、步行训练等主动训练内容，在水的浮力减重下，可以使这些患者提前在水中进行主动训练，把治疗时间窗前移，提前输入正确的运动模式。可以根据患者肌力的不同或训练目的的不同设定不同的水深来满足治疗需要或者达到不同的训练目的。当人体浸入齐颈深的水中时，双下肢仅承受约 15lb 的重量（$1lb \approx 0.45kg$），水深至剑突水平时双下肢的负荷为体重的 30%～40%，水深至耻骨联合时，双下肢承受的负荷为体重的 60%。而且水的减重效果自然且均匀，可以有效地减轻患者异常运动模式下代偿动作的出现。此外，水还具有黏滞性，所有水中的主动运动都会产生阻力，且阻力与运动的速度呈正相关，即水中运动速度越快，则相应产生的阻力越大。水疗康复师可根据所需的运动调节速度，从而调节阻力。患者也可以根据自身情况进行自我调节。

（1）功能障碍：下肢肌肉力量不足，无法进行坐位、站立位及步行训练。

（2）水疗原理：利用水的浮力减重，提前给患者进行坐位、站立位及步行训练，可以将离床训练的时间窗前移，提前输入正确的运动模式。利用水的黏滞性产生的阻力完成抗阻运动。

（3）水疗设备：Hubbard 浴槽、无障碍浴槽、步行浴槽、大型水中运动池。

（4）具体操作：可以在 Hubbard 浴槽内利用浮力进行主动运动或由水疗康复师辅助进

行主动运动。在无障碍浴槽内进行坐位下主动关节运动训练。在大型水中运动池内可以进行仰卧位或站立位训练，例如，运用拉格斯圈水中运动技术，水中站立、半蹲、上下楼梯等（图 15-1）。

（5）注意事项：水深须根据患者功能状态或训练目的来设定，随着患者功能状态的改善或训练目的变化，水深要随之变化。在进行抗阻训练时，还可以通过穿戴脚蹼等方式增大与水的接触面积，从而增大阻力。

2. 上肢肌肉力量不足

（1）功能障碍：上肢肌肉力量不足。

（2）水疗原理：利用水的浮力减重，提前给患者进行主动运动训练，可以将主动运动训练的时间窗前移，提前输入正确的运动模式。

（3）水疗设备：Hubbard 浴槽、无障碍浴槽、大型水中运动池。

（4）具体操作：可以在 Hubbard 浴槽内利用浮力进行主动运动或由水疗康复师辅助进行主动运动。在无障碍浴槽内进行坐位下上肢主动关节运动训练。在大型水中运动池内可以站立位下进行上肢主动运动训练（图 15-2）。

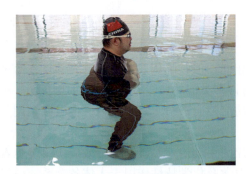

图 15-1　水中半蹲

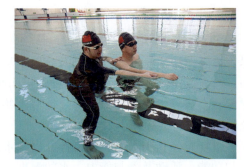

图 15-2　站立位进行上肢主动运动

（5）注意事项：除了可以利用水的浮力减重作用进行向上的主动运动训练外，还可以利用水中哑铃等辅具来进行向下的抗阻运动。

3. 平衡功能障碍　由于水的浮力会造成失重状态，以及在水中足底的感觉反馈会被减弱，在水中维持姿势稳定比在陆地上更困难。水中的湍流时时刻刻都在无规律地冲击患者的身体，打破患者原有的平衡状态，增加患者维持姿势稳定的难度，这就迫使患者必须时刻调整身体来维持自身的平衡，肌肉就会持续不断地被激活以稳定身体，从而使平衡功能得到提高。Marinho-Buzelli 等的研究显示人体在水中比在陆地上更不稳定，需要对踝关节进行频繁的调节来维持平衡，相比于陆地训练，在水的浮力支托下，患者可以更有效地锻炼腓肠肌的肌力及踝关节的运动控制能力。而人体站立时，踝关节在维持身体平衡上起到了关键性的作用。

在水中运动时，受到的阻力与运动速度之间的关系是非线性的，阻力的增加是速度平方（v^2）的函数。一旦速度翻倍，相应的阻力就会翻 4 倍。黏滞阻力可以抵消惯性动量，降低运动速度，增加患者反应时间。加上浮力对于身体的支托作用，在水中失去平衡而跌倒这一过程将被"放慢"，也就是说患者有更多的时间来努力尝试调整身体的平衡，也可以更好地体会和练习某些动作。在水中进行练习时，即使在接近甚至超过稳定性极限后，也不会害怕摔倒。然而，在陆地上进行同样训练的患者可能会因为害怕摔倒而影响训练效果。同时，水疗康复师可以通过改变运动速度来调节阻力的大小，从而轻易地调整训练难度及训练目的。

（1）功能障碍：平衡功能障碍。

（2）水疗原理：利用水的浮力减重、无规律的湍流及黏滞阻力的特性来提高平衡训练的效果。

（3）水疗设备：大型水中运动池。

（4）具体操作：可以在大型水中运动池中进行坐位、站立位下的静（或动）态平衡训练。从坐位平衡训练逐渐过渡到站立位平衡训练，从静态平衡训练逐渐过渡到动态平衡训练（图 15-3 和图 15-4）。

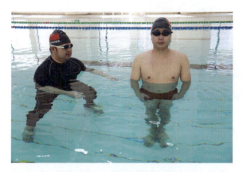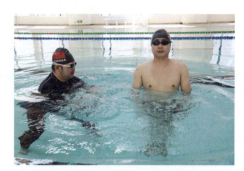

图 15-3　静态站立平衡　　　　　　　　图 15-4　外部水扰动时站立平衡

（5）注意事项：在训练过程中，水疗康复师可以利用双手人为从各个方向制造水流打破患者原有的平衡状态来增加训练难度。必要时，也可以让患者闭眼训练来增加难度。

4. 感觉功能异常　感觉训练在神经康复治疗中越来越受到重视，感觉包括深感觉、浅感觉和复合感觉。静水压力可刺激皮肤中的压觉感受器，水中涡流产生的机械效应可同时刺激皮肤触觉和压觉感受器，日本学者 Sato 针对水疗对大脑皮质的影响，进行了一系列的研究。功能性近红外光谱成像技术是一种无创的大脑皮质活动检测技术。2012 年，Sato 等利用 fNIRS 观测了 9 名受试者在 34℃ 环境中（室温和水温），齐大腿水深的坐位下初级躯体感觉区、顶叶联合区、辅助运动区和初级运动区变化。发现浸泡 20s 后，初级感觉区氧合血红蛋白含量显著增长。40s 后顶叶联合区氧合血红蛋白含量显著增长，100s 后辅助运动区与初级运动区血红蛋白含量显著增长。血压、心率和皮温均无变化。因此表明，温水浸泡可以增加大脑感觉和运动区的皮质活性。Sato 等进一步对 10 名青年男性受试者在 30℃ 水浸泡条件下由正中神经引发的短潜伏期体感诱发电位（short-latency somatosensory evoked potential，SL-SEP）的 P25、P45 振幅变小，SL-SEP 减弱是运动或触觉刺激时的皮质反应，由此说明温水浸泡的触觉和皮肤压力觉刺激能够影响体感输入的皮质，改变大脑感觉皮质 S1 的兴奋性。

（1）功能障碍：感觉功能异常。

（2）水疗原理：水的静水压及涡流产生的机械冲击刺激皮肤触觉感受器及压觉感受器。

（3）水疗设备：Hubbard 浴槽、涡流浴槽、气泡浴槽、无障碍浴槽。

（4）具体操作：在集成涡流发生器和气泡发生器的 Hubbard 浴槽内利用涡流和气泡的机械冲击刺激患者的身体。深感觉障碍训练，先由水疗康复师通过被动运动引导患者做出并体验正确动作，然后指示患者用健侧去引导患侧完成这些动作，逐渐恢复位置觉与运动觉（图 15-5）。

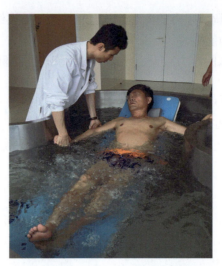

图 15-5　患侧上肢本体感觉训练

（5）注意事项：可以使用不同温度的水来增加患者的感觉输入，如果患者是急性期的脑卒中或颅脑外伤患者，要使用不感温水浴。

5. 痉挛　痉挛是上运动神经元损伤所致的一种慢性的运动障碍，呈现出以速度依赖性牵张反射增强的肌肉张力增高，并伴有腱反射活跃的特点。多见于脑卒中、脑瘫、脊髓和颅脑损伤、多发性硬化及影响上运动神经元、锥体系和锥体外系的神经退行性疾病。上运动神经元损伤后，中枢神经系统的下行抑制减少，使得牵张反射阈值降低，γ 运动神经元活动增强，极度的牵张反射造成肢体痉挛状态。患者表现为躯干及肢体发生不能控制的肌肉痉挛，并伴有肌电的异常增强。痉挛一直是上运动神经元损伤后康复的治疗难题。

已有文献报道了关于水疗在抑制痉挛方面的作用。方杰等研究表明上肢漩涡浴不仅可以缓解痉挛，同时可有效治疗脑卒中后肩手综合征。张志杰等采用温泉水疗法改善胸段不完全性脊髓损伤患者肌痉挛，试验结果显示采用温泉水疗法的患者在改良 Ashworth 评分上明显优于常规治疗的患者。Kesiktas 等观察水中浸浴对 20 例脊髓损伤患者痉挛影响的随机对照研究发现，与对照组相比，水疗组患者的痉挛程度明显减轻，患者的巴氯酚口服用量明显减少，功能独立性评分明显提高。丁葆丽等的研究显示，多种水疗方法均可改善脊髓损伤患者的痉挛状态。然而，关于水疗在改善患者痉挛状态的研究数量还不够多，还没有十分强有力的证据能证明水疗可以显著降低神经系统疾病患者的痉挛程度，但有研究显示可在力量训练的同时控制痉挛不被强化。

水疗法具有改善全身血液及淋巴循环与代谢、调整机体、缓解肌紧张、镇痛消肿、松解粘连、软化瘢痕、维持及扩大关节活动度的作用。水疗对痉挛的改善机制目前尚无定论，可能的机制有以下几点：①受水的理化性质影响。水中运动时，水对人体组织造成类似"按摩作用"，可对神经末梢产生镇静作用，以达到缓解痉挛的作用。水疗法可能通过降低患者运动时的耗氧量来改善患者的痉挛情况。②温度的影响。温度一直是水疗的重要因素之一，不同温度或不同温度先后、交替刺激均可产生不同的生理影响。热刺激可以影响肌肉的紧张度，帮助缓解痉挛；同时，也可减轻痉挛时伴发的疼痛，疼痛的缓解会降低部分痉挛的程度；热应力引起的一系列神经内分泌反应，热刺激促进肾上腺皮质激素、皮质醇、催乳素和生长激素的释放；热刺激可以促进正常角质形成细胞产生和分泌前阿黑皮素原（proopiomelanocortin，

POMC），POMC 则被认为是各类内啡肽的共同前体。热刺激增加富含胶原组织（如肌腱、筋膜、关节囊）的延展性，可改善关节的运动范围，而这类作用可直接影响肌梭和腱器官神经感受器，调整 α-γ 环路中神经传入，有效抑制牵张反射的过度兴奋。

总体来说，水疗法缓解痉挛的作用已基本得到临床与基础研究的肯定。但水疗法缓解痉挛的机制研究目前尚缺乏，现存的研究对机制探讨不够深入。水疗法形式多样，对痉挛的作用可能存在多方面的影响，临床报道中没有建立起客观、统一的评价体系，对痉挛的评价受主观影响较大。

（1）功能障碍：痉挛。

（2）水疗原理：利用水的理化性质及温度对人体的影响控制痉挛。

（3）水疗设备：Hubbard 浴槽、涡流浴槽、气泡浴槽、无障碍浴槽，大型水中运动池。

（4）具体操作：可在 Hubbard 浴槽、涡流浴槽、气泡浴槽、无障碍浴槽中进行水中被动治疗，也可以在大型水中运动池中进行 Watsu 等手法治疗（图 15-6）。

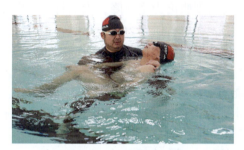

图 15-6　水中被动运动

（5）注意事项：利用水的温热效应对患者进行治疗时要密切关注患者的心率、血压等生命体征变化。

6. 疼痛及疲劳　温度是水疗中的重要因素，冷水常用于镇痛及运动过量后的恢复，还可以缓解肿胀。温水可使血管扩张、循环加速、新陈代谢增强、神经兴奋性降低、肌张力下降、缓解疼痛，热水通常用于放松，并不适于主动运动。冷热水交替可以增强适应性，减轻疲劳，缓解疼痛和肿胀。水的喷流能产生按摩的作用，对于缓解疼痛也有积极影响。水疗镇痛的原因可能为：一方面舒张血管，缓解疼痛；另一方面，是患者心理放松，主观疼痛减轻。

（1）功能障碍：疼痛。

（2）水疗原理：利用水流冲击的机械作用及温度对人体的影响缓解疼痛及疲劳。

（3）水疗设备：Hubbard 浴槽、涡流浴槽、气泡浴槽、无障碍浴槽，大型水中运动池。

（4）具体操作：可在 Hubbard 浴槽、涡流浴槽、气泡浴槽、无障碍浴槽中进行水中被动治疗，也可以在大型水中运动池中进行 Watsu 等手法治疗。

（5）注意事项：利用水的温热效应对患者进行治疗时要密切关注患者的心率、血压等生命体征变化。

7. 呼吸功能障碍　因长期卧床，许多神经疾病患者呼吸肌失用性萎缩，而呼吸肌力弱可能会造成排痰困难，从而导致肺部感染等并发症。呼吸肌力弱也限制患者的体力活动，影响患者的生活质量。如果患者接受水疗，则静水压力可压迫胸部、腹部，并使呼吸有某种程度上的困难，患者需用力呼吸来代偿，既锻炼了呼吸肌又调节了气体的代谢。有研究显示，水中步行训练在改善呼吸功能方面比在陆地上步行训练更有效地激活呼吸肌，更有效地提高最大自主通气量。

（1）功能障碍：呼吸功能障碍。

（2）水疗原理：利用水的静水压特性来使患者呼吸肌得到额外的训练。

（3）水疗设备：Hubbard 浴槽、涡流浴槽、气泡浴槽、无障碍浴槽，大型水中运动池。

（4）具体操作：可在 Hubbard 浴槽、涡流浴槽、气泡浴槽、无障碍浴槽中进行水中被动治疗，也可以在大型水中运动池中进行水中太极、Halliwick 等主动治疗。

（5）注意事项：水深的选择对于呼吸功能障碍的患者来说要格外关注，既要使患者的呼吸有一定负荷，又不能使患者呼吸太困难。水疗康复师要根据患者呼吸功能障碍严重程度选取合适的水深对患者进行治疗，同时密切观察患者的状态。

8. 步行功能障碍　步行功能障碍是常见的神经系统疾病的功能障碍，如偏瘫步态、痉挛步态、慌张步态、舞蹈步态、跨越步态等，以及步速、步长、步态对称性等空间参数上出现异常。水中步行训练可以有效改善神经系统疾病患者的步行能力及步态。

许多神经系统疾病患者会出现肌肉力量下降，无法行走。即使可以行走，许多患者也会出现步态异常及步行能力下降。在患者肌肉力量不足时，患者浸入水中会获得浮力均匀减重的效果，这可以使患者能尽早开始步行训练，输入正确的步行模式，可刺激步行中枢模式发生器，尽早地恢复步行能力，减少异常运动模式的出现。

（1）功能障碍：步行能力下降或步态异常。

（2）水疗原理：利用水的浮力的减重、支托作用提前进行步行训练，利用水的黏滞性的特点增加反应时间，形成安全的训练环境。

（3）水疗设备：步行浴槽、大型水中运动池。

（4）具体操作：可在步行浴槽内或大型水中运动池内进行步态纠正或步行能力训练（图15-7）。

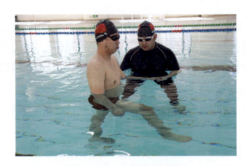

图 15-7　水中步态训练

（5）注意事项：水深的设置首先考虑保证患者安全的因素，根据患者的功能来设置不同的深度来减重，在确保安全的前提下可以设置不同水深来达到不同的训练目的。例如，水深在小腿处可以增强患者伸膝功能。

二、脑卒中的水疗康复

（一）基于ICF理念的概念框架

基于 ICF 理念，脑卒中可造成身体功能与结构、活动及参与各个层面功能障碍，如运动控制障碍、肌力障碍、肌张力障碍、感觉障碍、言语障碍、吞咽障碍、认知障碍、大小便功能障碍、疼痛、步行障碍、社会参与障碍等。实施脑卒中水中运动治疗时要充分考虑这些影响，充分利用有利因素进行治疗，同时避免不利因素的潜在危害。此外，由于水中运动治疗并非必不可少的治疗项目，且花费相对较大，在进行临床决策时也要充分考虑环境因素和个人因素，如患者对水中运动的喜爱程度、动机与依从性、发病前的游泳经验，以及照护人员意愿、费用来源和家庭支持等（图 15-8）。

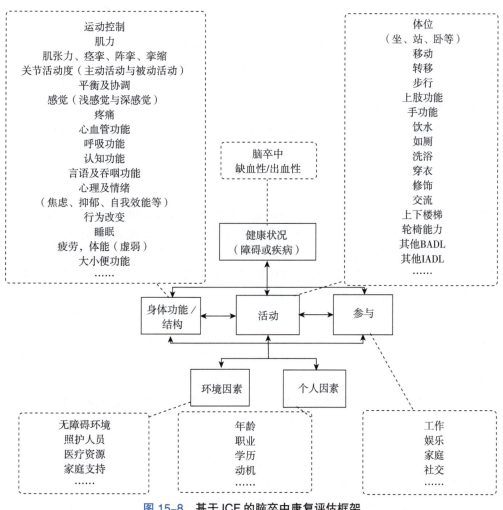

运动控制
肌力
肌张力、痉挛、阵挛、挛缩
关节活动度（主动活动与被动活动）
平衡及协调
感觉（浅感觉与深感觉）
疼痛
心血管功能
呼吸功能
认知功能
言语及吞咽功能
心理及情绪
（焦虑、抑郁、自我效能等）
行为改变
睡眠
疲劳，体能（虚弱）
大小便功能
……

体位
（坐、站、卧等）
移动
转移
步行
上肢功能
手功能
饮水
如厕
洗浴
穿衣
修饰
交流
上下楼梯
轮椅能力
其他BADL
其他IADL
……

脑卒中
缺血性/出血性

健康状况
（障碍或疾病）

身体功能/结构　　活动　　参与

环境因素　　个人因素

无障碍环境
照护人员
医疗资源
家庭支持
……

年龄
职业
学历
动机
……

工作
娱乐
家庭
社交
……

图 15-8　基于 ICF 的脑卒中康复评估框架

（二）水疗治疗方案的设计原则及注意事项

1. 时机和方式　脑卒中患者进行水疗的时机选择很重要。在病情稳定的情况下，尽早进行水疗可以预防并发症的发生，也可以最大程度地恢复患者的功能。但是在脑卒中患者发病急性期，其病灶部位、大小、年龄、血压等生命体征，以及患者既往身体情况等不同，病情稳定程度也差异很大，所以要与临床医师多沟通，选择一个合适的时机进行水疗。一般来说，缺血性卒中 1w 后、出血性卒中 3w 后可以进行功能锻炼。在综合医院康复科或康复医院，水中运动治疗干预时间可相对提前，在疗养、养老等机构，介入时间相对较晚。

2. 个体化原则　水疗康复师应根据患者年龄、性别、对于水适应情况、神经功能状态、疾病种类和不同阶段来选择适宜的强度、治疗项目、治疗时间，并制订相应的近期目标、中期目标及远期目标。

3. 损伤定位　需要注意损伤大脑左、右半球定位可能会引起患者的不同问题。例如，一个左半球卒中导致右侧肢体偏瘫患者可能因言语中枢受损而存在失语。水疗康复师与患者沟通可能需要使用手势、动作、引导式活动等。而右半球损伤的左侧肢体偏瘫患者可能存在空间定向、感知觉或复杂技能排序障碍等问题，在水疗中水疗康复师可能需要更多地关注这些知觉障碍问题，而这样的患者在治疗池中也会影响运动技能的学习。在这种情况下，需要在经验丰富的神经康复专家指导下制订出合适的水疗方案。

4. 温度　水疗中水温会对人体产生影响。体温与使用温度的差形成一种刺激，通过感觉神经的温度感受器传入中枢，出现各种身体反应。该温度差越大，反应也越大，反之则越小。理论上温度差为 0℃，即不感温度，仅有静水压和浮力的影响。脑卒中早期患者进行水疗时，应选择不感温水浴，尽量减少温度对血压、脉搏的影响。

5. 水深　由于浮力随着身体浸入水中的深度增加而增大，站立困难的患者在深水中活动因而变得容易。训练先在深水中进行，然后逐渐转移到更浅的深度。上肢训练例外，在浅水中活动上肢或抗阻划水训练可以避免上肢完全浸入水中产生最大浮力辅助。

6. 单侧运动与双侧运动　水中运动时的阻力使患者付出更多努力。当水中的肢体运动时，患者越努力运动，其躯干和邻近部分越不稳定。如果患者仅运动单个肢体，需要的动力就相应减少，尤其是在其他肢体提供额外稳定性的情况下，如扶住水池边或站在水池底面上。当患者的稳定能力提高后，开始尝试做双侧肢体运动。考虑到水中运动的阻力和提供身体近中央部分的稳定性，通常相对于对称性的双侧运动（如双肩同时前屈），患者更容易执行非对称性的双侧运动（如右肩前屈同时左肩后伸）。

7. 远端稳定性　当患者身体运动部分的远端接触到具有稳定性的物体，受到一种支撑力，从而为执行水中活动增加了稳定性。因此，远端稳定比运动状态（远端没有支撑）更容易完成水中动作。提供稳定支撑的物体不一定必须是固定不动的，比如不是固定到水池上的漂浮的浮力圈依然具有稳定作用。远端稳定的水中动作包括一手放在浮板上，在肩水平的水面上做外展内收划水动作，或者应用 Bad Ragaz 法中的大多数动作，远端自由的水中动作没有外界物体的额外支撑，如游泳动作或深水跑步。

8. 水中运动的速度和幅度　人在水中只要增加一点儿运动速度，就能感受到明显的水阻力。同样，患者增加关节活动范围，水中活动的难度也会增加。患者开始训练时应从慢速和小活动范围开始，当能力提高时再逐渐增加。通常原则是指导患者在舒适、正确完成动作情况下尽可能快速运动，如果出现运动模式异常，说明患者的动作速度和范围过量。

9. 患者体位　患者体位包括球式体位、立式体位、三角式体位、杆式体位。这些体位从最稳定到不稳定，球式体位最稳定，但是临床很少用到。立式体位是在实践中最常用的体位，身体浸入水中取类似坐姿，双上肢伸展。此种体位下躯干和四肢受到水浮力的支撑力最大。随着技能提高，患者能够越来越独立，可以尝试三角式体位或杆式体位，身体浸入水中的深度越小，水浮力的支撑力越小。功能差的患者应先在稳定的体位下训练，随着功能提高，再过渡到不稳定的体位。

10. 根据评估的结果有针对性地制订治疗方案　随着治疗的进行，患者功能得到改善，及时进行康复评估，修改治疗方案，使康复效率最大化。

（三）脑卒中水中康复治疗流程

脑卒中水中康复治疗流程见图 15-9。

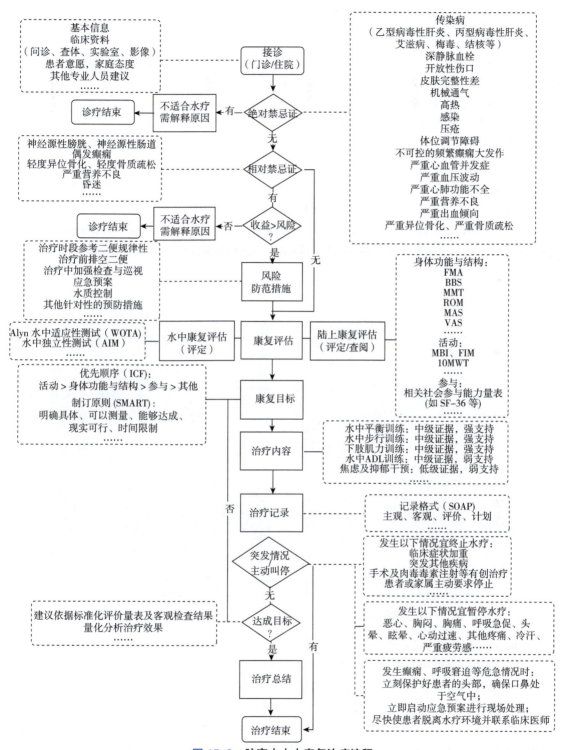

图 15-9 **脑卒中水中康复治疗流程**

FMA. Fugl-meyer Assessment，Fugl-meyer 运动功能评定表；BBS. Berg Balance Scale，Berg 平衡量表；MMT. Manual Muscle Test，徒手肌力测试；ROM. Range of Motion，关节活动度；MAS. Modified Ashworth Scale，改良 Ashworth 量表；VAS. Visual Analog Scale，视觉模拟量表；MBI. Modified Barthel Index，改良巴氏指数；FIM. Functional Independence Measure，功能独立性测量量表；10MWT. 10-Meter Walk Test，10m 步行测试；SF-36. Short Form-36 Health Survey，SF-36 生活质量问卷

（四）脑卒中患者不同阶段的水疗方法

由于不同阶段的脑卒中患者功能表现不同，故应采用不同的水疗方式，以达到最佳治疗效果。按照 Brunnstrom 运动功能分期，将水疗方法总结如下，但实际病情复杂多变，应具体情况具体分析。

1. Brunnstrom 运动功能分期 I 期

（1）特点：患者处于迟缓期，随意运动消失。

（2）水疗体位：卧位或半卧位。

（3）治疗设备：轮椅浴槽，Hubbard 浴槽（包含涡流、气泡）。

（4）建议处方：每天 1 次，每次 15 ～ 20min，水温约为 37℃，20 次为 1 个疗程（急性期患者或血压偏低患者可将水温控制在 35℃左右）。

（5）治疗作用：利用涡流冲击作用刺激迟缓肌肉，促进肌张力恢复。Hubbard 浴槽内进行被动 ROM 训练，维持关节活动度；利用静水压力进行呼吸训练；利用水的温热效应和气泡促进血液循环（图 15-10 和图 15-11）。

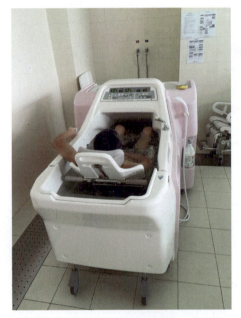 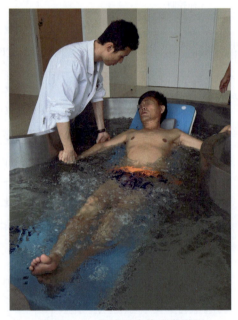

图 15-10　涡流浴康复　　　　　图 15-11　涡流浴本体感觉训练

2. Brunnstrom 运动功能分期 II 期

（1）特点：患者可出现联合反应，肌张力升高。

（2）水疗体位：患者可处于半卧位或坐位。

（3）治疗设备：轮椅浴槽，Hubbard 浴槽，水中运动池。

（4）建议处方：治疗处方每天 1 次，每次 15 ～ 20min，水温 37℃左右，20 次为 1 个疗程。水中运动池每天 1 次，每次 10 ～ 20min，水温 35℃左右，20 次为 1 个疗程。

（5）治疗作用：在 Hubbard 浴槽内进行 ROM 训练，利用联合反应诱发患肢运动的出现。轮椅浴槽体位为半卧位状态，可训练躯干肌，为坐位训练打下基础。在水中运动池中进行 Watsu 手法，可缓解疼痛，增加软组织活动性和关节活动度，利用水的浮力让患者主动运动（图 15-12 和图 15-13）。

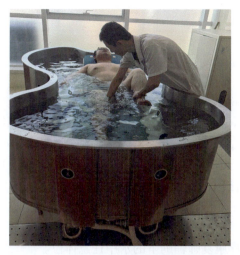

图 15-12　在 Hubbard 浴槽内进行 ROM 训练

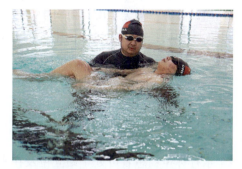

图 15-13　Watsu 技术治疗

3. Brunnstrom 运动功能分期Ⅲ期

（1）特点：共同运动模式，可能存在痉挛。

（2）水疗体位：患者可处于卧位、坐位、站立位及在水疗康复师辅助下的水中任意体位。

（3）治疗设备：Hubbard 浴槽，水中运动池，步行浴槽。

（4）建议处方：Hubbard 浴每天 1 次，每次 15 ～ 20min，水温 37℃左右，20 次为 1 个疗程。在水中运动池或步行浴槽内训练，每天 1 次，每次 10 ～ 20min，水温 35℃左右，20 次为 1 个疗程。

（5）治疗作用：在 Hubbard 浴槽内进行主动 ROM 训练，水疗康复师注意纠正患者共同运动模式。在水中运动池中进行 Watsu 训练、Halliwick 训练、Bad Ragaz 训练等，利用手法及水温控制肌张力，增强力量，水中站立平衡，诱发分离运动的产生。Watsu 训练不仅可以放松身体，还可以对心理进行调节，放松减压。Bad Ragaz 训练有水中 PNF 之称，可用于抗阻训练，也可用于正常运动模式的建立。步行浴槽训练可借助水的浮力抵消部分重力，使步行更早得到训练，促进正确步行模式的恢复（图 15-14 和图 15-15）。

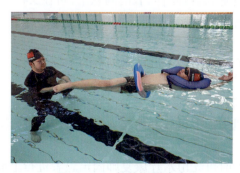

图 15-14　拉格斯圈治疗

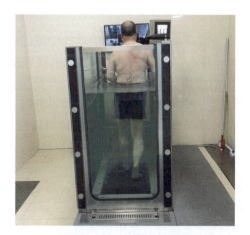

图 15-15　水槽步行训练

4. Brunnstrom 运动功能分期Ⅳ期

（1）特点：开始出现分离运动。

（2）水疗体位：患者可处于站立位及在水疗康复师辅助下的水中任意体位。

（3）治疗设备：水中运动池，步行浴槽。

（4）建议处方：每天 1 次，每次 15 ～ 20min，水温 35℃左右，20 次为 1 个疗程。

（5）治疗作用：在水中运动池中进行 Halliwick 训练、Bad Ragaz 训练、Ai Chi 训练等，利用手法及水温控制肌张力，增强力量，水中站立平衡，使分离运动更充分。Halliwick 训练中的一些旋转控制训练促进躯干肌控制能力，增强核心肌力；Ai chi 训练（图 15-16）可改善僵硬，促进平衡，释放精神压力。患者在步行浴槽中练习时，应注意纠正其异常步态。

5. Brunnstrom 运动功能分期Ⅴ、Ⅵ期

（1）特点：运动接近正常。

（2）水疗体位：患者可处于站立位及在水疗康复师辅助下的水中任意体位。

（3）治疗设备：水中运动池，步行浴槽，水中自行车。

（4）建议处方：每天 1 次，每次 20 ～ 40min，水温 35℃左右，20 次为 1 个疗程。

（5）治疗作用：在水中运动池中进行 Halliwick 训练、Bad Ragaz 训练、Ai chi 训练等，以增强力量、平衡及协调性的训练为主。治疗性游泳（图 15-17）可在此阶段进行，既可以增强协调性，又掌握了运动技能。在步行浴槽中的练习可以提高速度，以达到增加阻力的目的。患者可逐渐延长训练时间，增强机体耐力。

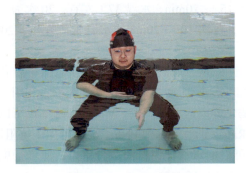 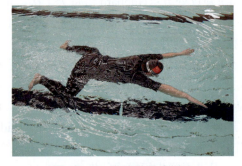

图 15-16　Ai Chi 训练　　　　　图 15-17　治疗性游泳训练

（五）脑卒中患者合并其他功能障碍的水疗方法

1. 肩手综合征　肩手综合征避免上肢外伤、疼痛、过度牵伸、长时间悬垂，可在9.4 ～ 11.1℃冷水中浸泡患手 30min，每天 1 次。开始主动或被动水疗运动前，应先进行肩胛骨活动，然后可进行水中减重主动运动，不应练习患侧上肢伸展的持重活动。

2. 肩关节半脱位　肩关节半脱位可以在 Hubbard 浴槽中进行肩关节的主动运动，训练肩关节周围肌群力量，以加强肩关节稳定性。

3. 膝关节过伸　膝关节过伸患者可在水中进行仰卧位、坐位、站立位的膝关节控制训练，加强股四头肌、腘绳肌、胫骨前肌、腓肠肌等肌力。也可以利用浮力的减重作用进行上下台阶训练。

4. 协调功能障碍　水中协调性训练，在开始时可先由水疗康复师固定患者进行上肢或下肢的分解动作，再逐渐过渡到患者完全独立进行治疗性游泳。

5. 压疮　可通过涡流浴疗法及脉冲灌洗两种方法清洁创口。注意，新生肉芽的伤口不要进行涡流浴治疗，因为新生的脆弱组织易被破坏。

三、颅脑损伤的水疗康复

（一）治疗方案的设计原则及注意事项

1. 全面原则　颅脑损伤具有多发性及复杂性，除了肢体的运动问题外，还牵涉认知行为协调及综合的问题。此外，还有脑神经感觉器官损伤，合并发生脊椎椎体、脊髓及周围神经损伤等引起的功能障碍。因此，应对颅脑损伤患者的病情进行全面了解、全面评估，以便安全、有效地制订治疗方案。

2. 持之以恒　颅脑损伤的康复还要做好长期的准备。颅脑损伤患者相对来说病情较重、病程较长，在治疗方案的设计上应与患者做好足够的沟通，并帮助患者及其家庭面对伤病现实。

3. 安全原则　颅脑损伤患者病情相对严重，急性期病情不稳定，易加重，在水疗介入的时间上一定要本着安全、谨慎的原则，多与主治医师沟通讨论。颅脑损伤患者容易出现认知、情绪方面的障碍，如易冲动、具有攻击性等，在制订治疗方案时一定要谨慎。

4. 预防感染　颅脑外伤分为闭合性损伤与开放性损伤。若是开放性损伤或脑外伤去骨瓣减压术、引流术后，一定要确保伤口已愈合或做好防水防护后再进行水疗，以防伤口感染。

5. 颅脑损伤后癫痫　癫痫是颅脑损伤后常见后遗症。频发癫痫是水疗禁忌证，而稳定、可控的癫痫在服用抗癫痫药物的情况下可尝试进行水疗。水疗项目应选择无障碍浴槽，方便出入。治疗时需密切观察患者状态，若有癫痫发作则立即出浴，最大限度地保证患者的安全。

6. 气管切开术后及气管切口未愈合　对此类患者进行水疗时，一定要在气管切开处（伤口处）进行包裹，防止水误溅造成感染或呛咳，致使水流入气管造成生命危险。治疗方式以轮椅浴槽和蝶形浴槽为主，起始水位应为胸部以下。国内尚无此类患者在大型水中运动池中训练的经验，但是国外偶有报道在严格控制水位高度及辅助设施齐备的情况下，患者可以在大型水中运动池中进行治疗。

（二）颅脑损伤患者不同恢复期的目标及水疗的主要作用

1. 急性期　此期的康复治疗目标：稳定病情，防止各种并发症，提高觉醒程度，促进创伤后的行为障碍改善，促进功能康复。水疗的主要作用如下。

（1）促醒：昏迷是一种丧失意识的状态，患者既不能被唤醒，也无注意力。昏迷常存在于损伤早期阶段，通常不超过 3～4w。严重的颅脑损伤恢复先从昏迷开始，大致顺序为昏迷→自发睁眼→觉醒周期变化→逐渐能听从命令→开始说话。水疗主要利用水的静水压力、机械冲击力刺激患者皮肤，可同时轻轻活动肢体，帮助本体感觉恢复。

1）本体感觉刺激促醒方法：方法之一是利用静水压和水流刺激，加之肢体活动刺激患者本体感受器促醒。

起始体位：无障碍浴槽或蝶形浴槽，患者半卧位，水位位于胸腹部。

技术：开动涡流喷嘴，还可配合冲淋喷头，对躯干、肢体产生压力刺激，静水压力也同时刺激压力感受器。在蝶形浴槽中，水疗康复师可轻轻活动患者上下肢，帮助其运动觉、位置觉的本体感觉恢复。

患者的感受：患者感受水流的刺激及肢体运动。

2）方法之二是通过浮力条件下进行被动身体摆动刺激患者本体感觉促醒。

起始体位：患者漂浮于水平仰卧位，水疗康复师一手托患者头颈部，另一手托患者腰部。如果患者太高或太重，可在患者头颈部或骨盆的位置增加一个漂浮装置。

技术：水疗康复师缓慢地移动患者的身体，同时使患者身体有节律的小幅度晃动摇摆。

患者的感受：患者感受水流的刺激，以及身体有节律地摇摆（图15-18）。

3）方法之三是用Watsu手法对患者进行水中被动活动，刺激患者本体感觉促醒。

技术：Watsu手法。

患者的感受：患者感受水流的刺激，躯干随水疗康复师自然摆动。

（2）预防并发症：颅脑损伤常见并发症有压疮、肺部感染、消化道出血等。水疗对预防压疮及肺部感染具有良好的效果。治疗技术同"促醒"第2条，利用仰卧位漂浮来减轻局部压力，避免压疮的形成。静水压力对胸部的压力可反射性促进呼吸。同时，在水中患者的手臂、腿、躯干、颈部和头部增加漂浮物可提供浮力，使颈部和腹部肌肉的张力下降，处于松弛状态，水疗康复师可指导患者正确利用腹部肌肉进行呼吸，控制呼吸频率及吸气与呼气的时间比为1：1～1：2。患者的呼吸肌力量增强，则咳嗽排痰能力增强，减小了肺部感染的风险。

此外，外力造成颅脑损伤的同时也常会造成四肢和脊柱的骨折。对于骨折后存在肢体水肿的患者，根据帕斯卡定律，让患者在深水区进行运动训练将有助于减轻肿胀、减少骨折并发症。

2. 恢复期 恢复期为急性期过后，生命体征已稳定1～2w后，可以认为病情已稳定，即可开始恢复期康复治疗。此期康复治疗目标：最大限度地恢复患者的运动、感觉、认知、言语等功能和生活自理能力，提高生存质量。此期可以介入水疗康复。需要注意的是，颅脑损伤患者进行水疗前一定要确认手术伤口是否已经愈合，避免感染。水疗的主要作用如下。

（1）降低肌张力：肌张力增高在颅脑损伤患者中极为常见。温水有直接降低肌张力的效果，由水产生的浮力支持和同步的刺激可进一步降低肌张力。为了控制肌张力，控制池水的温度极为重要。水温只有保持在35℃左右才能得到最好的疗效，高于或低于此温度就不能发挥很好的疗效。

1）被动躯干刺激以降低肌张力

起始体位：在水中，患者水平仰卧于水疗康复师前方。

技术：水疗康复师缓慢向后走。起初患者在水中由水疗康复师向后沿直线带行。然后水疗康复师通过S形轨迹行走，使患者躯干产生侧屈。

患者的感受：患者感受髋关节与下肢的运动给躯干带来的感觉刺激（图15-19和图15-20）。

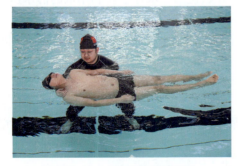

图15-18 水中身体摆动刺激

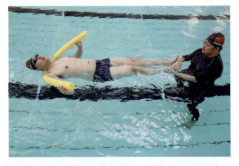

图15-19 水中漂浮前行以减低躯干肌张力

2）被动躯干旋转以降低肌张力

起始体位：在水中，患者水平仰卧于水疗康复师前方。

技术：水疗康复师一边向后走，一边从一侧到另一侧摆动患者的身体。在摆动之末抬起患者髋关节，然后是另一侧，同时做一些旋转运动。

患者的感受：增加躯干的旋转，患者感受髋关节与下肢的运动给躯干带来的感觉刺激（图 15-21）。

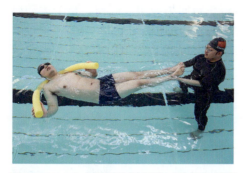 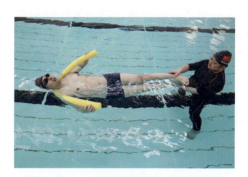

图 15-20 水中漂浮蜿蜒行进以降低躯干肌张力　　图 15-21 被动躯干旋转以减低肌张力

3）通过前庭–视觉系统刺激以降低肌张力

起始体位：患者漂浮于水平仰卧位并面对水疗康复师，双腿放在水疗康复师的腰上，手放在髋关节下。患者的头颈部由一个可充气式的颈围支托。

技术：水疗康复师让患者缓慢沿弧线运动，并渐次拓宽。

患者的感受：患者感受水的温热及压力、头部和躯干在髋关节上方的运动，以及来自前庭–视觉系统的刺激（图 15-22 和图 15-23）。

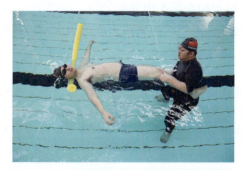 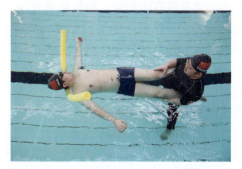

图 15-22 水疗康复师被动缓慢弧形拖行患者以减低肌张力　　图 15-23 水疗康复师被动缓慢旋转拖行患者以减低肌张力

4）被动诱发头颈部活动以调节肌张力

起始体位：患者在水疗康复师的环抱中蜷曲身体，双膝屈曲到达胸前，可能的话患者双手抱膝。水疗康复师一手托住患者的腰部后面，另一手环抱在患者屈曲的腿上。运动时的水深应可以支托患者大部分的体重。

技术：水疗康复师缓慢而有节奏地向两侧做旋转运动，使患者向前和向后移动，刺激患者头颈部做相反的充分运动，以调节肌张力。

患者的感受：患者感受头颈部相对于躯干的运动及前庭感觉刺激（图15-24）。

（2）刺激运动的产生

1）头部转动

起始体位：患者漂浮于水平仰卧位，双下肢放于水疗康复师的腰部两侧。水疗康复师的手尽可能高地支托患者的背部。

技术：患者旋转身体，当面颊接触到水时就将头转向另一边。起初，整个运动模式可以由水疗康复师被动进行，开始时移动范围很小，然后逐渐增加移动范围。

患者的感受：在身体翻转时患者感受前庭和头部移动的刺激（图15-25）。

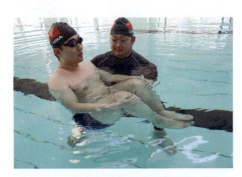 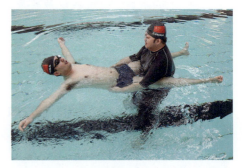

图 15-24　患者在环抱体位下缓慢旋转身体刺激本体感觉和前庭觉　　图 15-25　在水疗康复师帮助下患者头颈部主动旋转运动

2）躯干旋转

起始体位：水疗康复师如"头部转动"技术中固定患者，双手在患者的髋部支托患者。

技术：水疗康复师向前或向后移动患者的髋部。起初，指导患者自己不要进行任何运动。当患者的移动范围有增加时，指导患者重新维持躯干和头部于中立位。

患者的感受：患者可感受到前庭的刺激，当进一步伸展和旋转头部及躯干时，往往发生躯干伸展肌群的静力性收缩（图15-26）。

3）躯干侧屈

起始体位：患者漂浮于水平仰卧位，双下肢外展并放于水疗康复师腰部两侧。水疗康复师用手托着患者腰部，如果患者太高或太重，可在患者骨盆的位置增加一个漂浮装置。

技术：患者的运动形成一条弧线。当患者获得一个适当的推进力之后，水疗康复师可以突然停止运动。患者的躯干将继续被动沿弧线运动，直至推进力消失。

患者的感受：患者感受前方的刺激及躯干的侧屈（图15-27）。

4）行进中躯干侧屈，手触摸膝关节

起始体位：同"躯干侧屈"起始体位。

技术：患者在水疗康复师指导下向侧面运动，并用手触摸同侧膝关节。例如，如果患者向右侧运动，则用右手触摸右膝关节，如果患者向左侧运动则左手触摸左膝关节。一般先在功能较好的一侧进行，再在功能较差的一侧进行。

患者的感受：患者在主动或辅助的情况下可感受到前方的刺激及躯干的侧屈。患者必须克服在这个运动范围内遇到的所有阻力，包括湍流、拖曳效应及对抗涡流等（图15-28）。

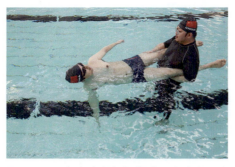

图 15-26　在水疗康复师帮助下患者躯干主动旋转运动

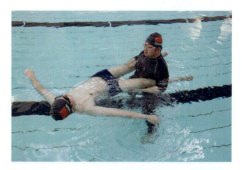

图 15-27　在水疗康复师帮助下患者躯干主动侧屈

5）躯干侧屈及静力收缩

起始体位：患者漂浮于水平仰卧位，双下肢外展并放于水疗康复师腰部两侧。水疗康复师用手托住患者腰部。

技术：患者沿弧线运动至需要运动的一侧，当水疗康复师阻止患者身体进行水中侧屈运动时，控制患者不能因水的原因而引起身体侧屈，这将引起另一侧躯干的肌肉收缩。当患者进行这种治疗时，运动可以使患者形成向健侧的习惯。

患者的感受：患者可以感受到屈曲侧躯干的肌肉进行静力性收缩（图 15-29）。

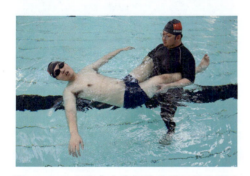

图 15-28　患者在水中行进中进行较大幅度的躯干侧屈

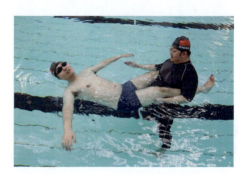

图 15-29　患者躯干保持侧屈

6）踝部游泳圈训练

起始体位：患者漂浮于水平仰卧位，颈部和骨盆使用漂浮装置。健侧或影响较小的一侧下肢放置于一充气的游泳圈上，因此该侧下肢可漂浮于水面，需要运动的一侧下肢允许下沉于水中。水疗康复师根据患者的情况给予适当的扶持。

技术：指导患者健侧下肢推动踝部游泳圈沉入水面以下，以此带动患肢漂浮起来。反复进行，逐渐促进患侧下肢上下活动。

患者的感受：患者可以感受到患侧的下肢可以"运动"到水面。患者在水疗康复师指导下增加患侧下肢的运动，可以使下肢迅速运动至水面（图 15-30 和图 15-31）。

（3）刺激正常反应的产生

1）诱导姿势反射、平衡反应、保护性伸展反射等

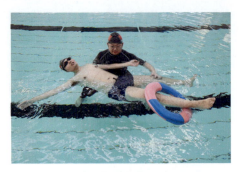

图 15-30　踝部游泳圈上浮训练

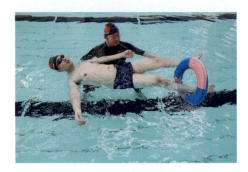

图 15-31　踝部游泳圈下沉训练

起始体位：患者面向水疗康复师并骑坐于水疗康复师的膝部。水疗康复师维持一个稳定的"坐位"，一手从患者的臂下方穿过，放置在患者胸腰结合区，另一手放于患者枕部和颈部。患者的上肢可放置于水疗康复师的肩部。对于患者来说，这是一个理想的体位，但不易完成及维持。

技术：指导患者保持面向水疗康复师，水疗康复师可转移患者的重心从一侧大腿到另一侧大腿。这样患者的髋部及躯干就可以转移到侧面。

患者的感受：患者能领会到头部和躯干正确的运动（图 15-32 和图 15-33）。

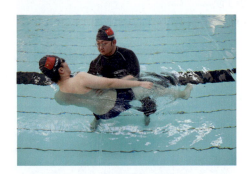

图 15-32　诱发平衡反应（一）

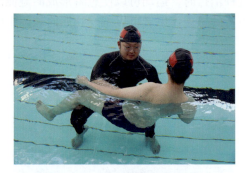

图 15-33　诱发平衡反应（二）

2）一侧手臂离开水面

起始体位：患者仰卧位漂浮于水面并面向水疗康复师，颈部和髋部用漂浮物支持。水疗康复师站在靠近患者头部的地方，用双手扶持患者的下胸段。

技术：让患者缓慢举起一侧手臂并离开水面，当患者手臂举高时，会引起身体向一侧旋转。在患者躯干开始旋转时，指导患者的头部向相反方向旋转，然后手臂落入身体一侧的水中。最初根据患者的情况给予适当的辅助，水疗康复师控制手法来支撑患者缩回缓慢些。

患者的感受：患者在身体稳定的情况下可以领会肢体运动的影响，认识正确的反应对患者抵抗身体的摇摆非常重要，并领会躯干肌肉静止性收缩的感觉（图 15-34）。

3）向前伸展手指

起始体位：假如患者能保持在水中的坐位，理论上维持这个体位需要髋关节、膝关节和踝关节处于一个正确的角度，双足与髋部分开的宽度一致，手臂向前伸展，上身直立。水疗康复师站立在患者的后面，支持患者的髋部而稳定下肢的关节。

技术：指导患者尽可能快地向前伸展手指。当水疗康复师感觉到患者向前落下时，指导患者向下坐得更低些。同时，水疗康复师在患者髋部施加一个向下的压力。

患者的感受：患者能感受到躯干肌群的静止性收缩，肢体运动时引起的失稳效应，以及当身体向前落下时需要重新获得平衡的活动（图 15-35）。

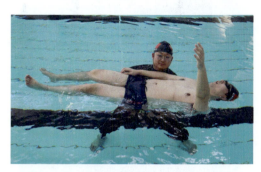 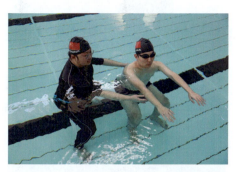

图 15-34　通过手臂活动促进躯干稳定性　　图 15-35　患者手臂前伸半蹲位站立静态平衡

4）把手向下放入水中

起始体位：患者保持于稳定的坐位，其余同"向前伸展手指"的起始体位。

技术：指导患者把手向下放入水中，当水疗康复师感觉到患者的平衡受到影响时，指导患者头部向前屈曲，手指尽可能向前伸出。让患者目光保持向前方注视一个目标，如可注视水疗池的池边，这对患者的平衡非常有帮助。

患者的感受：患者的身体向后移动与底部的支持有关，患者可意识到头部及躯干屈曲肌群的收缩，由于肢体的运动而造成的失稳效应，以及重新获得平衡所需要的运动（图 15-36）。

（4）增加受限的关节活动度：水的温热效应可使组织的延展性增加。选择不同体位，合理利用水的浮力，同样可增加关节活动度。

1）关节活动度训练

起始体位：假如患者可以在水疗康复师的膝部维持坐位的稳定，患者向前看，水疗康复师在后方扶住患者的髋部。另一种体位是患者可以在颈部及骨盆部佩戴漂浮物而呈漂浮于水平仰卧位。

技术：患侧肢体或多个肢体会被动地、快速地落入水中。水向上作用的力将保证肢体重新回到水面。这样的动作可重复多次，指导患者利用水浮力的辅助使肢体运动并回到水面。

患者的感受：患者可以感受到水向上的浮力，并使肢体向上运动。当患者需要辅助运动时，使患者认识到渐进性肌肉训练的概念（图 15-37 和图 15-38）。

2）把手向下放入水中

起始体位：在患者头颈部及腰腹部使用浮力装置使其漂浮于水平仰卧位或侧卧位。例如，可以在底部增加一个支撑基底，肢体可以使用漂浮设备。

技术：患者肢体所有的正常运动均可以进行练习。例如，患者可以保持侧卧位，亦可以尝试进行上肢或下肢的屈曲和伸展运动。

患者的感受：患者可以感受到运动能达到一个很大的范围。在陆地上，利用悬吊装置亦可以进行类似的训练（图 15-39）。

（5）刺激各种运动模式的产生，包括旋转运动模式、交互运动模式及接近功能性运动模式。

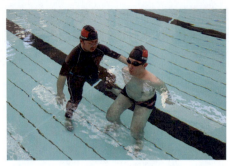

图 15-36 患者在去掉手臂辅助下半蹲位站立静态平衡

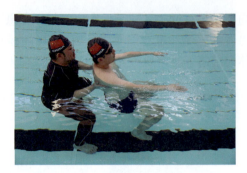

图 15-37 上肢 ROM 和肌力训练

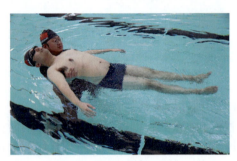

图 15-38 漂浮运动

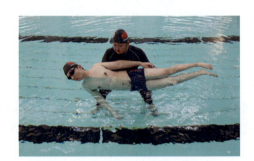

图 15-39 侧卧位肢体运动训练

　　患者头部及躯干的旋转一直是陆地上训练的难点，而水环境中的旋转训练比陆地上容易，项目也更加丰富。交互运动模式是协调性训练的方法，患者反复重复一个动作，该动作将会逐渐变得平滑、平顺。功能性运动模式包括体位转换，如坐位－卧位转换和坐位－站位转换、行走训练，甚至游泳。

　　1）旋转运动

　　起始体位：水疗康复师站在患者的一侧，用手臂支撑患者于一个合适角度的仰卧位。水疗康复师的手臂放在患者肩胛骨下部。

　　技术：让患者在水疗康复师的帮助下转体 360°，指导患者转动头部并面向水疗康复师。当患者头部转动到一定的角度后，对侧的手臂和大腿抬高，并越过身体的中线。水疗康复师引导并支持患者的手臂跨过身体，从而促使转动的完成。在转动完成时，患者回到开始的姿势。

　　患者的感受：患者将会感受到前面的肌肉收缩，如头部的控制、躯干的旋转，以及身体的正确位置等（图 15-40 和图 15-41）。

　　2）转移训练

　　起始体位：水疗康复师的手在患者腰部靠上的位置，随着患者动作的启动，支持手逐渐沿患者躯干两侧向背部移动。

　　技术：指导患者转移到坐位。在开始时患者头部向前屈，手向前伸出扶住水疗康复师的肩部。为了促使患者向前运动，水疗康复师必须向后"坐"在水中，使患者向前骑坐于水疗康复师的膝盖上。当患者重新回到开始位时，头部向后伸展，以控制身体向后运动而达到卧位。

　　患者的感受：患者感觉在开始时需要头部的控制及有控制的运动。患者从卧位转移到坐位，需要躯干的屈曲及功能性的活动才能达到（图 15-42 和图 15-43）。

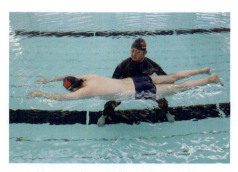

图 15-40　俯卧位肢体运动训练

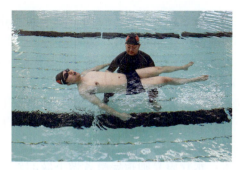

图 15-41　仰卧位肢体运动训练

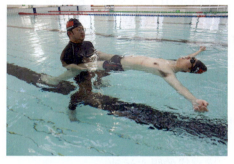

图 15-42　坐位躯干后伸运动

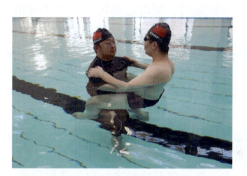

图 15-43　坐位躯干前屈运动

3）交替屈伸双下肢

起始体位：患者由颈部和骨盆部的漂浮物支撑于水平仰卧位。水疗康复师采取一个能给予患者最大支持的位置，可以站在患者的头部或足部固定患者。

技术：指导患者交替屈曲、伸展双下肢。保证患者在水中持续收缩肌肉，并可以做髋关节的旋转运动。鼓励患者每侧下肢持续进行 4 次平滑的屈伸活动。

患者的感受：患者可以意识到肢体的协调运动，学习控制运动的速度及节奏（图 15-44 和图 15-45）。

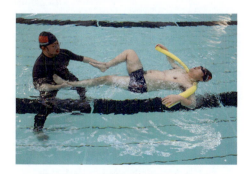

图 15-44　交替屈伸双下肢（一）

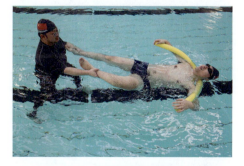

图 15-45　交替屈伸双下肢（二）

4）手触膝躯干侧屈运动

起始体位：患者的体位同"交替屈曲双下肢"起始体位。水疗康复师站在患者的头部，并支撑患者的背部及腰部。

技术：指导患者一侧手臂向下触摸同侧膝关节，同时大腿外展及外旋。如果身体对侧的手臂和大腿保持在屈曲位时，患者就不会产生滚动。

患者的感受：患者将可以感受到身体的侧屈与头部、躯干及肢体的运动（图 15-46）。

5）四肢内收外展运动

起始体位：患者的体位同"交替屈曲双下肢"起始体位。水疗康复师可以站在患者的头部或足部。如果水疗康复师站在患者头部，为患者腰部提供支撑，如果站在患者足部，可以从侧方抓住患者的踝关节。

技术：水疗康复师指导患者做下肢的外展及内收动作。水疗康复师站在患者的足部，必要时可以引导患者进行肢体的外展及内收动作。在早期阶段进行有节奏的收展运动，当下肢运动受到控制时，可以逐渐加入上肢手臂的外展与内收动作，开始时手臂可能与下肢的运动方向一致，经过治疗后患者可以使上、下肢分别向不同的方向运动，如果达到这样的训练要求，患者获得协调的运动，之后可以学习在水中移动。

患者的感受：患者在水中可以感受四肢的运动是协调的，能集中精力进行训练，易诱发分离运动及提高独立的活动能力（图 15-47 和图 15-48）。

6）踢水运动

起始体位：将一个漂浮物放在患者的骨盆处，使患者处于俯卧位而手可以放在水疗康复师的肩部，也可以放在一个游泳圈上。

技术：指导患者持续进行膝关节的屈曲，并完成直线的踢水运动。

患者的感受：患者可以知道颈部、躯干及肢体的伸肌群的肌力增加，并且下肢的运动变得协调（图 15-49）。

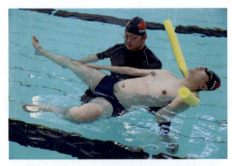

图 15-46　手触膝躯干侧屈运动

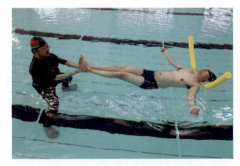

图 15-47　四肢内收运动

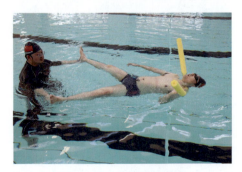

图 15-48　四肢外展运动

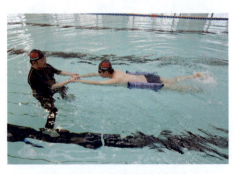

图 15-49　俯卧位踢水运动

7）大腿屈向胸部坐起运动

起始体位：患者水平仰卧位漂浮在水疗康复师的前面，水疗康复师支撑患者背部及腰部，患者的头部可以放在水疗康复师的肩部。

技术：指导患者将两侧大腿屈向其胸部，从而引起头部、肩部和手臂向前，达到坐位。

患者的感受：患者可以知道在水中如何完成从仰卧位转移到坐位的功能性运动模式（图 15-50 和图 15-51）。

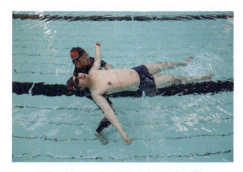 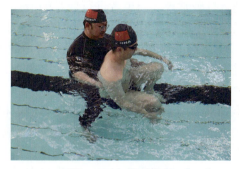

图 15-50　仰卧位坐起运动起势　　　　图 15-51　抱膝坐起

（6）呼吸训练及发声训练：水环境对胸廓的压迫促使呼吸肌更加用力收缩，口或鼻的吐气训练可刺激发声相关肌群。

起始体位：患者深吸一口气，之后将口、鼻均浸入水中。

技术：分数次从口中或从鼻中吐气。之后可训练单侧口角或鼻腔吐气。还可训练爆发力，在最短的时间内将气一次性吐出。吐气时可配合口形发出不同的声音，如"咿""呜"等。

患者的感受：患者逐渐掌握憋气及换气技巧，呼吸更有力，憋气时间更长（图 15-52）。

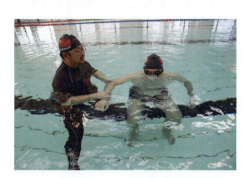

图 15-52　水中呼吸训练

（7）认知训练：认知功能障碍是颅脑损伤患者的常见障碍之一。认知是学习的关键，不具备良好的认知功能（包括注意力、记忆力、判断力等）常使训练事倍功半。训练的方法很多，下面举例说明。

起始体位：患者站立于水中，水疗康复师将 A、B、C、D、E、F、G 字母形状的训练物沉入水底。

技术：水疗康复师让患者按字母顺序脚踩各个字母。患者在训练平衡能力的同时执行任务能力也得到了训练。

患者的感受：患者动作越来越快，自信心也得到提升。

3. 后遗症期　康复治疗目标是使患者学会应对各种功能不全状况及新的替代方法，增强患者在各种环境中的独立和适应能力。

4. 水疗的主要作用

（1）积极的心理影响：不管进行什么类型的活动或使用多少漂浮物，患者均非常乐意在水中进行活动，使患者能获得独立完成运动和自由运动的感觉。对于喜欢水疗的患者，水疗法可随意打破常规。当患者进行数月的治疗，功能有改善时，可改变治疗的方法，许多患者均可联合水疗进行娱乐和放松，他们会非常乐意在水中进行运动。

（2）提高心血管的功能：神经外科术后患者的身体状况较差，应进行心肺耐力训练。在水中进行运动所消耗的能量比在陆地上更大，因而患者在水疗池中进行心血管训练所需的时间要少于在陆地上进行训练的时间。

（3）提高社会参与感：水疗康复师可以根据患者的特殊情况，灵活选用适当的漂浮设备。患者在受伤后身体的外形和密度均会受到影响，所以在选用漂浮设备前必须进行详细的评估。如果患者病情许可，尽量选用小的漂浮设备。如果患者在水中能独立，理想的是让患者在没有支撑的情况下进行水中运动。如果患者乘坐轮椅并且存在不随意运动，在水中运动时由于水有阻力，对肢体起缓冲作用，故可明显改善患者的共济失调与手足徐动的情况。对于这种类型的患者，尽管颅脑外伤后导致严重的手足徐动、共济失调等异常运动，但仍可学习游泳。首先指导患者学会放松、呼吸控制和进行协调性训练，之后选择性地加强伸肌的训练、旋转的运动模式训练等，最后再指导患者游泳的动作。在进行蛙泳训练时，在水下的动作需要整体协调，而在水面的动作则较少需要协调。这些患者在陆地上进行娱乐性活动时需要特别的设施和强壮、得力的助手。而在水中，水疗康复师只需进行相类似的训练就可以有效地改善患者的活动能力和运动质量。

患者的娱乐性训练可逐步增加水中集体活动。颅脑外伤患者，通常存在社交、知觉或行为方面的问题，进行水中集体训练可有助于学习社交技巧而融入社会生活中。

四、脊髓损伤的水疗康复

（一）基于ICF理念的脊髓损伤水疗康复架构（图15-53）

作为一种严重的中枢神经系统疾病，脊髓损伤可造成身体功能与结构、活动及参与各个层面上的功能障碍，如肌力障碍、肌张力障碍、感觉功能障碍、大小便障碍、疼痛、步行能力障碍和社会参与障碍等。

水疗康复提供了一种特殊的治疗环境，水的机械作用、温度和化学效应作用于人体可产生一系列生理效应，从而对脊髓损伤患者带来广泛影响。实施脊髓损伤水疗康复时要充分考虑这些影响，利用有利因素进行治疗，同时，避免不利因素带来的潜在危害。总之，临床实践中应充分发挥水疗的治疗效应并减少不良反应，以在ICF各个维度上改善患者的功能障碍。

此外，由于水疗康复并非必不可少的治疗项目，且花费较大，在进行水疗临床决策时，也要充分考虑环境因素和个人因素，如患者本人对水中运动的喜爱程度、动机与依从性、伤病前的游泳经验，以及照护人员意愿、费用来源和家庭支持等。

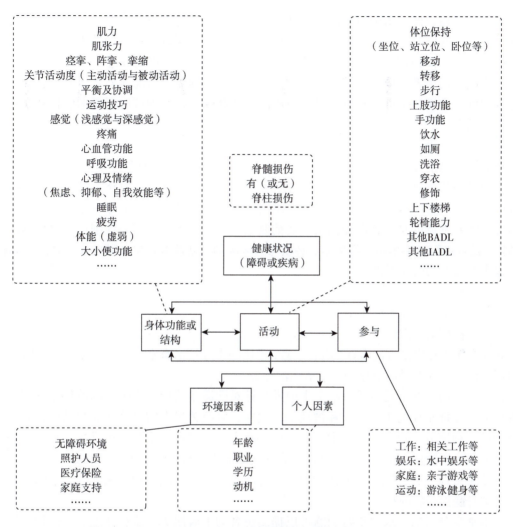

图 15-53　基于 ICF 的脊髓损伤康复评估框架

（二）作用原理与治疗效应

　　基于水的物理性质和人体处于水环境中的生理效应，水疗康复应用于脊髓损伤患者有着坚实的科学基础和明确的治疗效应，水的温度刺激、机械刺激和化学刺激可在 ICF 各个维度上为患者带来积极影响。

　　水疗对脊髓损伤的最大治疗价值在于可以让患者进行许多陆地上无法完成的运动训练并加强治疗效果。对于瘫痪患者，浮力明显减轻脊柱重力轴向压力和剪切力，水中阻力控制运动速度，还可以借助训练器具设计动作，从而提高安全活动范围。例如，浮力提供大小可调的减重环境，陆上行动不便甚至无法脱离轮椅的脊髓损伤患者可以在水中独立进行站立、蹲起、步行、漂浮、游泳和体位转移等康复训练。同时自由运动的体验可带来一定的心理益处，静水压持续作用于胸廓，可以协助进行呼吸肌强化训练，结合游泳等其他有氧训练，能够有效地增强心肺耐力并维持有氧运动能力，相对于陆地上物理治疗方法具有一定的优势。又如，黏滞阻力的存在，使得水中运动的力学冲击较小，且运动速度较慢，患者在其中进行运动更为安全，发生跌倒时有足够的时间做出反应，这可极大地缓解患者摔倒的恐惧心理，减少跌倒损伤的发生。水疗还具有缓解疼痛、调节肌张力、减轻痉挛、提高舒适度、缓解疲劳等作用，有利于脊髓损伤患者的康复。需要注意的是，水疗康复师需要考虑瘫痪者肌力和感觉缺失或减退的程度，采用特殊设备和设施提供适当的支持和保护，在训练时还要考虑骨密度降低导致的骨折风险。

（三）水疗的介入时间

脊髓损伤的治疗大体可分为急性期（受伤后 2w 内）治疗、亚急性期（伤后 2 ～ 4w）治疗和恢复期或慢性期（伤后 4w 以上）治疗。一般而言，水疗康复的介入时间在伤后或术后4w 以后，此时患者生命体征稳定，症状不再进展，并且通常已经进行了一定时间的基础性康复治疗。需要强调的是，脊髓损伤患者病情复杂，具体介入时间需要仔细评估损伤程度、损伤节段、是否进行过手术治疗等因素，必须与临床医师、患者本人和家属充分沟通，认真评估，在确保患者安全的前提下进行。

（四）整体流程

脊髓损伤水疗康复流程见图 15-54。

（五）水疗康复方法

脊髓损伤水疗康复方法多样，内容丰富，常用的水疗技术有水中运动治疗、水中步行训练、全身浸浴治疗、局部浸浴治疗和非浸浴式治疗等。

1. 水中运动治疗 是指通过浸于水中进行针对性运动治疗。水中运动治疗充分利用水的物理性质，发挥水疗的主动治疗和被动治疗效应，以改善患者的身体功能与结构、活动及参与能力的一种康复治疗方法。水中运动治疗多在大、中型运动水疗池中进行。水中运动治疗可以明显改善脊髓损伤患者的身体功能、有氧运动能力、整体健康状况，并缓解疼痛。此外，还可以改善身体成分、肌力、平衡能力、步行能力、心肺功能和功能独立性。水中运动治疗可以缓解脊髓损伤后的痉挛。

2. 水中步行训练 水中步行训练可以提高患者的下肢肌力、步行速度、步行稳定性、移动效率、心肺功能和整体健康状态。在脊髓损伤患者中应用较多。

3. 全身浸浴治疗 全身浸浴治疗包括在 Hubbard 槽、轮椅浴槽、气泡涡流浴槽等经典水疗设备中进行的浸浴治疗，可以结合小范围的主动或被动运动训练，其中利用 Hubbard 槽进行的浸浴治疗最为常见，全身浸浴治疗在缓解脊髓损伤的痉挛方面有一定作用。建议在浸浴治疗过程中增加主动运动的成分。

4. 局部浸浴治疗和非浸浴式治疗 局部浸浴治疗包括利用半身浴槽、四肢浴槽和坐浴槽等设备进行的水中治疗，非浸浴式治疗包括冲淋治疗、灌洗治疗和温布包裹等治疗方式，以上方法在脊髓损伤的治疗中应用较少。

（六）治疗参数

根据目前国内水疗现状，推荐的治疗参数如下：水温 33 ～ 38℃（运动成分多的项目水温偏低，浸浴成分多的项目水温偏高），每次 20 ～ 40min，每周 2 ～ 5 次，每个疗程 20 次，持续 1 ～ 3 个疗程。对于具体的水疗技术，如各种浸浴疗法、Halliwick 技术、Bad Ragaz 泳圈疗法、Watsu 技术等的选择，可根据每种技术的特点及患者的功能障碍个体化选择。推荐以功能性活动为主，以主动运动为主，综合运用各种水疗技术。

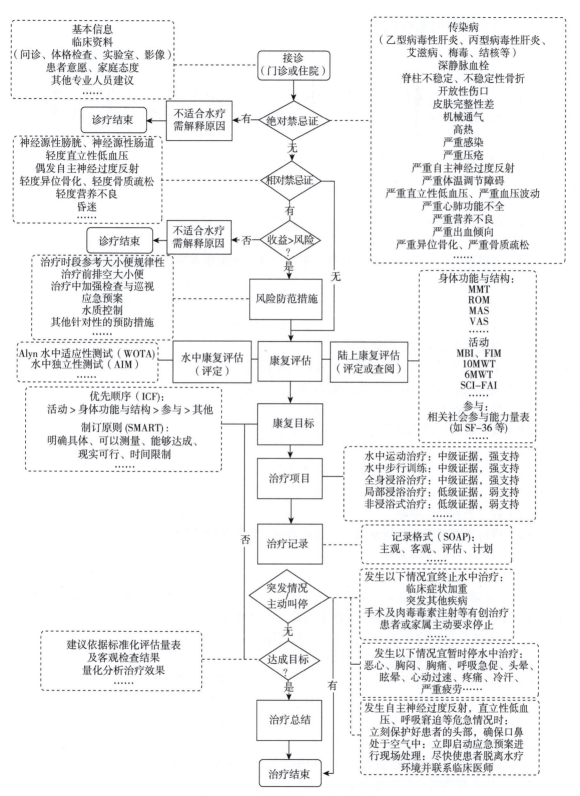

图 15-54　脊髓损伤水疗康复流程

6MWT. 6-Meter Walk Test，6m 步行测试；SCI-FAI. Spinal Cord Injury Functional Ambulation Inventory，脊髓损伤功能性步行量表

五、帕金森病的水疗康复

帕金森病是一种慢性进展性病变，康复治疗只是一种辅助治疗手段，不能改变疾病本身的进程与结局。然而，采取综合性的康复治疗方法，可以改善症状，推迟药物的应用，减轻功能障碍的程度，提高患者的活动能力及延长生活自理的时间，预防畸形的发生。改善运动的启动过程，增加持续运动的幅度和速度。改善患者的心理状况，维持或提高日常生活活动能力，提高生命质量。晚期卧床患者应加强护理，减少并发症的发生。水疗适用于所有帕金森病患者，尤其是早、中期患者。

（一）帕金森病的康复治疗目标

1. 近期目标

（1）保持主、被动关节活动度以满足患者功能性活动的需要，通过肌肉牵伸与放松，预防挛缩的发生。

（2）加强患者躯干旋转、重心转移和平衡训练，增强患者姿势稳定性、平衡反应和安全意识。

（3）改善患者运动幅度、速度和灵活性，促进运动的启动过程及协调功能。

（4）进行扩胸训练，维持或增加肺活量及说话能力。

（5）纠正不正常姿势，改善步态。

（6）维持或改善患者耐力，预防或减轻失用性肌萎缩无力。

（7）改善或维持患者的独立生活能力和生活质量。

（8）教会患者节省能量和工作简化技术。

（9）改善患者心理状况及适应对生活方式的调整。

2. 远期目标

（1）预防和减少继发性功能障碍如肌肉萎缩、骨质疏松、心肺功能下降、肺炎、周围血液循环障碍、压疮等并发症的发生。

（2）教会患者代偿策略。

（3）维持患者日常生活活动能力，延长寿命，提高生命质量。

（4）帮助患者和家属调整心理状态。

（二）帕金森病的水中治疗参数

1. 水中运动康复治疗频率 至少每周2次，建议水中治疗每周2～5次。建议水中治疗持续12w以上，如果患者能长期参与水中治疗，效果更佳。

2. 治疗温度 进行水中运动时，需要谨慎使用水温≥33℃的水温，水温＞33℃可能只适用于低强度的活动或治疗体能下降的晚期帕金森病患者。

3. 治疗强度 治疗强度须根据每位患者的病情及功能障碍严重程度个体化衡量。

4. 治疗时间 为达到最佳的治疗效果，每次的治疗时间应为30～45min。

5. 治疗内容 根据患者病情、功能障碍、个人爱好等因素个性化设计治疗内容，并循序渐进地增加难度。

6. 其他 水上项目应根据患者的目标和偏好及损害程度进行调整。

（三）帕金森病的水中康复治疗

帕金森病的水中康复治疗主要针对其四大运动症状（即震颤、肌强直、运动迟缓和姿势平衡障碍）的康复，以及由此产生的继发性功能障碍的预防。

1. 治疗原则

（1）抑制异常运动模式，学会正常的运动模式：帕金森病患者经常运用异常运动模式，并误认为这是正确的。因此，应着眼于向患者指出异常之处并抑制之，并通过对简单的正确动作进行大量的重复来让患者重新学会正常的运动方式。

（2）充分利用视听反馈：帕金森病患者虽然运动有困难，但能很好地利用视、听反馈来帮助运动，因此在治疗中要充分利用这些反馈。

（3）让患者积极主动地参与治疗：患者只有主动、积极、全神贯注，才能学会正常的运动模式，因此必须强调患者有意识地主动参与。

（4）避免疲劳：因为疲劳一旦发生，消失很慢。

（5）可适当进行小强度抗阻运动：由于患者肌萎缩和肌力下降，目前推荐进行低强度抗阻肌肉力量训练，避免疲劳，这样不会增加肌张力并且能够提高肌力。

2. 松弛训练　肌强直、肢体僵硬是帕金森病的一个典型特征。通过缓慢的前庭刺激，如和缓的、有节奏的水中摆动可使全身肌肉松弛，如 Watsu 技术和 Bad Ragaz 技术，需有节奏地进行，从被动运动到主动运动，开始在小范围内运动，逐步进行到全运动范围，具有松弛肌强直作用。注意运动开始时要缓慢，转动时要有节奏，转动时使患者感受到松弛。也可以在 Hubbard 浴槽内利用水的温热作用及涡流的机械作用来缓解肌强直。

3. 维持和改善关节活动度训练　主要是颈关节、肩关节、肘关节、腕关节、指关节、髋关节、膝关节活动训练，一般采取主动活动或被动活动的训练方法。重点是牵拉缩短的、绷紧的屈肌，防止挛缩的发生，维持正常的关节活动度。可在 Hubbard 浴槽内进行，也可在大型水中训练池中进行训练。需注意避免过度牵拉及出现疼痛；注意骨质疏松的可能，防止造成骨折；避免用力过大或活动过度造成软组织损伤。

4. 姿势训练　帕金森病患者由于躯干、四肢和颈部肌肉强直常呈现一种特殊的姿势，即头部前倾、躯干俯屈、肩关节内收、肘关节屈曲、腕关节伸直、前臂内收、髋关节和膝关节屈曲。训练的重点放在活动伸肌上，可用 Bad Ragaz 技术、水中太极技术。训练期间，鼓励患者呼吸运动与此配合，促进胸廓扩张。为矫正这种姿势，患者还可将两手上举过头，挺胸、伸展腰部，头后仰，此姿势维持 2～5s，然后将两手放下，身体放松。

5. 平衡训练　帕金森病患者由于重心转移困难，在进行水中平衡训练时，水疗康复师应有意识地做前、后、左、右 4 个方向的重心转移训练，可以用双手制造涡流来打破患者的平衡状态，让患者自己调整回原来的平衡状态。可逐渐增加训练的复杂性，增加重心转移的范围或附加上肢任务。由于帕金森病患者的腹肌力量弱，坐位时常不能控制躯干而突然向后跌倒，因此训练中还需关注腹肌及核心控制能力的训练，可用 Halliwick "十点程序" 中的训练内容有针对性地训练。活动中可采用音乐或打拍子的方式以提供患者练习姿势与平衡性运动的节奏或韵律。为了改善头部直立的位置控制，促进胸廓的伸展，应教会患者配合运动进行深呼吸的方法，体会躯干挺直的感觉，并在要求视觉跟踪和躯干控制的动态性活动中，如抛接球运动等，反复练习和巩固这一运动模式。

6. 协调训练　帕金森病患者双上肢、双下肢之间及双上肢与双下肢之间的交互协调运动困难，使患者难于同时做两个或两个以上运动。

（1）患者迈步时双足往复困难，可以使用 Bad Ragaz 技术使双膝关节交替地做屈伸运动。

（2）水疗康复师与患者面对面，让患者模仿水疗康复师上、下肢之间的交互运动，如有困难，可先做双上肢或双下肢的交互运动，然后再做上、下肢之间的交互运动。

（3）上、下肢反向运动。

7. 步态训练　帕金森病患者步行时启动慢、前冲及小碎步，姿势调整差和姿势反射差。训练的目标是针对以上问题，加快启动速度和步行速度，加大步幅及步伐基底宽度。确保患者躯干运动和上肢摆动之间相互交替的协调，确保重心顺利转移及步态中足跟 – 足趾的顺序触地运动，确保患者按指令行走的程序步行及练习高跨步等。

（1）按照水疗康复师口令"1、2、1"或击掌节拍加快启动速度和步行速度。步行前可做原地踏步训练，要求患者双上肢先向右侧摆动，躯干向右旋转，重心转至右足，左足抬离地面的同时向相反方向运动，反复进行，使步行时足易于离地。

（2）可利用 Halliwick 理念中的水中跨越障碍物训练，让患者行走时跨步，避免小碎步。

（3）上肢摆动和躯干旋转训练：要求患者左侧肩和上肢向前摆，右侧肩和上肢则向后摆，反复进行。幅度可以逐渐加大，但不可失去平衡状态。

（4）训练步行时手足同时做不同的动作：患者迈右足时双手在左侧击掌，迈左足时双手在右侧击掌，反复进行。

（5）重心的前后移动训练：患者站立于水中，一足在前、一足在后，将身体重心前后移动，幅度逐渐增加。

（6）转弯训练：帕金森病患者转身困难，患者常在行走间变换方向时出现手足不协调。训练时可让患者在水中绕障碍物行走。

8. 呼吸功能及面肌训练　患者因肌强直，表情肌少动使其面无表情，进食动作差，甚至导致社交活动受限，对患者的心理产生一定的影响，所以促进面、舌肌肉运动也是康复训练中的重要目标。且帕金森病可导致患者肺功能减弱，肺活量降低。因此在水中可以进行呼吸功能训练，比如利用 Halliwick "十点程序"中的"心理调适"进行呼吸训练，也可以利用水中太极技术，在运动的同时练习呼吸控制。在呼吸训练的同时也可以尽量调动面部肌肉，使面部动作幅度尽量大一些。

六、周围神经损伤的水疗康复

周围神经损伤患者常伴有各种不同程度的运动功能及感觉功能等障碍，应针对患者不同情况进行相应的康复训练。康复治疗人员应与临床医师仔细沟通，确定患者病情平稳且无水疗禁忌证后，为其制订水中康复训练计划，及早进行康复治疗。

（一）水中康复原则

应根据患者疾病的不同时期、不同的功能障碍进行个体化、有针对性的治疗。主要是改善呼吸功能、镇痛、消肿、减少并发症，预防患者肌肉萎缩和关节挛缩，促进受损神经的恢复与再生，减慢或减轻肌肉萎缩，维持和扩大关节活动范围，预防关节挛缩、畸形等并发症的发生，增强肌力和耐力，解除心理障碍，使患者最大程度地恢复生活能力和社会活动能力。

（二）水中康复治疗

1. 增强关节活动度训练　患者可出现双侧肢体或四肢肌力减弱或完全麻痹。当患者的运动控制能力逐渐下降时，由于关节的制动、肢体的肿胀及疼痛、不良肢位、肌力不平衡等因素，常易出现因关节受累而致的疼痛、肌肉萎缩、关节挛缩。为防止肌肉挛缩、变形，可在 Hubbard 浴槽中进行被动运动，以保持关节正常的活动范围。受累肢体各关节，应做全关节各轴向活动范围内的被动运动，以保持受累关节的正常活动范围。若关节受损程度较轻，视患者肢体麻痹程度而决定做被动运动、辅助下的主动运动或主动运动。当肌力≤3级时，主动活动受限，可进行持续被动活动。被动关节活动应从近端关节开始，动作轻柔，并且只活动到痛点。

2. 增强肌力训练　根据瘫痪肌肉的功能情况相继做被动运动、助力运动、主动运动、抗阻力运动，循序渐进，动作应缓慢，运动范围尽量大。受累肌力为0～1级时，进行被动运动；肌力为2～3级时，进行助力运动或主动运动，但应注意运动量不宜过大，以免肌肉疲劳。可利用水的浮力减重作用，在大型水中运动池中提前进行站立、行走等训练，把治疗时间窗前移，提前输入正确的运动模式。随着肌力的增强，逐渐减少助力。肌力为3～4级时，可进行抗阻练习，以争取肌力的最大恢复。采用渐进性抗阻力训练时要注意运动适量，随着患者肌力及耐受力的增加逐渐增加活动阻力。当受累肌肉的肌力增至4级时，在进行以上抗阻力运动训练的同时，进行速度、耐力、灵敏度、协调性与平衡性的专门训练。

3. 感觉训练　随着患者感觉功能的恢复，应提供感觉刺激的机会。感觉脱敏者，可反复刺激过敏区，克服患者过敏现象，如将肢体置于涡流浴中15～30min，漩涡从低速逐渐到高速。

（王轶钊　赵　骅）

测验题

1. 神经系统疾病患者会出现的共性体征和症状包括（　　）

　　A. 痉挛　B. 感觉障碍　C. 关节活动受限　D. 肌力下降　E. 以上都是

2. 颅脑损伤的水疗康复原则包括（　　）

　　A. 全面原则　B. 持之以恒　C. 安全原则　D. 预防感染　E. 以上都是

3. 开始出现分离运动是 Brunnstrom（　　）功能分期的特点

　　A. Ⅰ期　B. Ⅱ期　C. Ⅲ期　D. Ⅳ期　E. V期

4. 脊髓损伤的水疗介入时间一般在（　　）

　　A. 1～2w　B. 2～4w　C. 4w 以后　D. 8w 以后　E. 以上都不是

5. 浸浴治疗不包括（　　）

　　A. Hubbard 浴　B. 冲淋浴　C. 气泡涡流浴　D. 轮椅浴　E. 四肢浴

6. 以下不适宜帕金森病患者在水中进行的运动为（　　）

　　A. 水中抗阻训练　B. 水中平衡训练　C. Halliwick 技术　D. Bad Ragaz 技术
　　E.Watsu 技术

7. 周围神经损伤患者水中训练应包括（　　）

　　A. 增加肌力训练　B. 感觉训练　C. 增加 ROM 训练　D. 以上均是　E. 以上均不是

8. 水疗康复应遵循从易到难的原则，以下各项不符合的是（　　）

　　A. 从浅水到深水　B. 从慢速到快速　C. 从不稳定到稳定　D. 以上均是　E. 以上均不是

9. 神经系统疾病患者进行水疗，可以解决的问题是（　　）

　　A. 力量　B. 感觉　C. 痉挛　D. 平衡　E. 步态

10. Brunnstrom 运动功能分期Ⅴ、Ⅵ期的患者水疗内容包括（　　）

　　A. Hubbard 浴训练　B. 步行浴训练　C. Halliwick 技术　D. Bad Ragaz 技术　E.Watsu 技术

参考答案： 1. E　2. E　3. D　4. C　5. B　6. A　7. D　8. A　9. ABCDE　10. BCDE

参考文献

顾旭东, 2022. 临床实用水疗学. 北京：人民卫生出版社.

倪朝民, 2018. 神经康复学. 北京：人民卫生出版社.

唐丹, 2018. 实用水疗技术. 北京：人民卫生出版社.

王俊, 王维, 王璐, 等, 2019. 脊髓损伤水疗康复中国专家共识. 中国康复理论与实践, 25(1): 34-43.

王轶钊, 黄力平, 巫嘉陵, 2019. 水疗法在神经系统疾病中的应用研究进展. 中华物理医学与康复杂志, 41(8): 634-638.

王轶钊, 张玥, 张琳瑛, 等, 2015. 陆上运动与水中运动对脑卒中恢复期患者下肢肌肉功能恢复的影响. 中华物理医学与康复杂志, 37(11): 834-837.

中华医学会物理医学与康复学分会康复治疗学组, 中国医师协会水疗康复专业委员会, 2020. 脑卒中水中运动治疗中国循证临床实践指南 (2019 版). 中国康复理论与实践, 26(3): 249-262.

BECKER B E, 2020. Aquatic therapy in contemporary neurorehabilitation: an update. PMR, 12(12): 1251-1259.

BECKER B E, COLE AJ, 2014. 综合水疗学. 3 版. 黄东锋, 李建新, 王宁华, 等译. 北京：金盾出版社.

CARROLL L M, MORRIS M E, O'CONNOR W T, et al., 2022. Evidence–Based aquatic therapy guidelines for parkinson's disease: an international consensus study. Journal of Parkinson's Disease, J Parkinsons Dis, 12(2): 621-637.

ZHANG Y, WANG, Y Z, HUANG L P, et al., 2016. Aquatic therapy improves outcomes for subacute stroke patients by enhancing muscular strength of paretic lower limbs without increasing spasticity: a randomized controlled trial. American Journal of Physical Medicine and Rehabilitation, 95(11): 840-849.

第 16 章 风湿性疾病水中康复

第一节 风湿性疾病概述

一、风湿性疾病

风湿性疾病泛指影响骨、关节及其周围软组织（如肌肉、滑膜、肌腱、筋膜、神经等）的一组疾病。多数原因未明，可能与感染、免疫、代谢和内分泌异常及遗传有关，也可能是退行性病变或肿瘤所致、或地理环境所致。风湿性疾病的临床表现可以是全身性的，也可以是局部性的；可以是器质性的，也可以是精神性或功能性的，其特点为慢性病程，肌肉、关节受累多见。目前风湿性疾病根据其发病机制、病理变化及临床特点分为十大类近 200 种疾病，见表 16-1。由于风湿性疾病疾病谱广泛，很难对每个疾病的水疗康复一一论述，下面就常见的类风湿关节炎、强直性脊柱炎和肌纤维疼痛综合征的水疗康复进行介绍。

表 16-1 常见的风湿性疾病范畴和分类

1. 弥漫性结缔组织病：类风湿关节炎、红斑狼疮、硬皮病、多肌炎、血管炎等
2. 脊柱关节炎：强直性脊柱炎、Reiter 综合征、银屑病关节炎等
3. 退行性变：骨关节炎
4. 与代谢和内分泌相关的风湿病：痛风、假性痛风、马方综合征、免疫缺陷病等
5. 和感染相关的风湿病：风湿热、反应性关节炎等
6. 与肿瘤相关的风湿病：原发性（滑膜瘤、滑膜肉瘤等），继发性（多发性骨髓瘤等）
7. 神经血管疾病：神经性关节病、压迫性关节病变、雷诺病等
8. 骨与软骨病变：骨质疏松、骨软化、肥大性关节病、弥漫性原发性骨肥厚等
9. 非关节炎风湿病：肌纤维疼痛综合征、关节周围病变、椎间盘病变等
10. 其他有关节症状的疾病：周期性风湿病、间歇性关节炎、药物相关的风湿综合征等

二、常见风湿性疾病流行病学

（一）类风湿关节炎

类风湿关节炎（rheumatoid arthritis，RA）是以侵蚀性关节炎症为主要临床表现的自身免疫性疾病，呈慢性、进行性、侵蚀性疾病发展历程，可累及关节及肺、心血管等全身各个组织器官，致残率高。我国类风湿关节炎患者病程在 1～5 年、5～10 年、10～15 年和 ≥ 15 年的致残率分别为 18.6%、43.5%、48.1% 和 61.3%。各年龄均可发病，但 80% 的类风湿关节炎发生在 35～50 岁，女性多见，女性：男性比例为 4：1，慢性隐匿性起病。我国类风湿关节炎患病率为 0.42%，患病人数达 500 万。类风湿关节炎病因未明，可能与免疫紊乱、环境因素和遗传因素有关。

（二）强直性脊柱炎

强直性脊柱炎（ankylosing spondylitis，AS）是一种主要影响患者脊柱和骶髂关节的轴性骨骼的疼痛性、渐进性、慢性炎症，属于风湿性疾病。慢性疼痛可以导致功能障碍等多种并发症。该病病因不明，一般认为是自身免疫性疾病，检测血清人类白细胞抗原 –27（the human leucocyte antigen，HLA–B27）阳性者达 60%，并且 HLA–B27 阳性患者比 HLA–B27 阴性者诊断可提早 5 年，目前无治愈方法。强直性脊柱炎发病率各国报道不一，北欧为 1%～61%，东南亚为 0～32%，土耳其为 0.03%～1.8%，每年新增强直性脊柱炎患者 0.5/10 万～14/10 万，不同地区平均发病率为 1%～4%。强直性脊柱炎大多在 20～35 岁发病，男、女比例为（2～3）：1。

（三）肌纤维疼痛综合征

肌纤维疼痛综合征（myofiberalgia syndrome，MS）是一种慢性、特发性、非关节性的弥漫性疼痛综合征，常伴有睡眠障碍、疲劳、感觉异常、僵硬、焦虑、抑郁，可有多处压痛点。肌纤维疼痛综合征是第三大常见骨骼肌肉系统疾病，发病率为 1.3%～8%，仅次于腰痛和骨关节炎，好发于 40～60 岁，女性男性发病比例为（2～7）：1。

第二节　常见风湿性疾病临床表现及功能障碍

一、类风湿关节炎

（一）临床表现

1. 一般症状　类风湿关节炎多为慢性隐匿性起病，最初以低热、乏力、全身不适、体重下降等非特异性症状呈现，之后可逐渐出现典型的关节炎症状。

2. 关节炎典型表现　最早出现对称性、持续性腕关节、掌指关节、近端指间关节等关节疼痛、肿胀，同时伴有压痛，其他关节也可受累；关节晨僵持续 1h 以上；晚期患者关节畸形，可出现"天鹅颈"样畸形或"纽扣花"样畸形，即腕关节和肘关节强直，掌指关节半脱位，手指向尺侧偏斜。失去关节功能，患者生活不能自理。颈椎、腰椎、髋关节、膝关节等也可受累，出现相应症状和体征。

3. 关节外症状　20%～30% 的类风湿关节炎患者可出现类风湿结节，位于关节隆突部位及受压部位的皮下，对称性分布、质硬、无压痛；可在指甲下或指端观察到类风湿血管炎；也可出现间质性肺炎、肺结节、胸膜炎、心包炎、神经受压、贫血、血小板减少、脾大和中性粒细胞减少、干燥综合征等。

（二）临床诊治

临床诊断参照 1987 年美国风湿病学会（ACR）发布的 RA 分类标准与 2010 年 ACR/ 和欧洲风湿病学会联盟（EULAR）发布的 RA 分类标准进行诊断。这样既可以提高 RA 早期诊断率，又可增加 RA 诊断特异性，利于早期治疗和针对性治疗。1987ACR 制定的 RA 分类标准 ①晨僵:

至少持续 1h;②多关节炎：14 个关节区中至少累及 3 个关节区（双侧近端指间关节、掌指关节、腕、肘、膝、踝及跖趾关节）；③手关节炎： 关节肿胀累及近端指间关节、掌指关节、腕关节中至少一个关节；④对称性关节炎： 两侧关节同时受累；⑤类风湿结节：皮下结节常见于易摩擦部位（如前臂伸侧、跟腱、枕骨结节等）；⑥类风湿因子阳性：血清类风湿因子水平升高；⑦放射学改变：手腕关节 X 线片显示骨侵蚀改变。上述①～④ 项的病程必须持续超过 6 周；符合 7 项中至少 4 项，排除其他关节炎，可诊断 RA。

　　2010 年 ACR/EULAR 制定的 RA 分类标准：①至少一个关节表现为临床滑膜炎；②滑膜炎不能用其他疾病解释；③ X 线未见到典型的骨侵蚀改变。如满足上述 3 个条件，则进行 4 项评分（表 16-2），最高分为 10 分，当总分≥ 6 分时可诊断 RA。

表 16-2　2010 年 ACR/EULAR 制定的 RA 分类标准的项目评分

项目	评分
A. 受累关节	
1 个大关节	0
2 ～ 10 个大关节	1
1 ～ 3 个小关节（伴或不伴有大关节受累）	2
4 ～ 10 个小关节（伴或不伴有大关节受累）	3
＞ 10 个关节（至少 1 个小关节）	5
B. 自身抗体	
RF 和抗 CCP 抗体均阴性	0
RF 和抗 CCP 抗体至少 1 项低滴度阳性（＞正常参考值上限）	2
RF 和抗 CCP 抗体至少 1 项高滴度阳性 （＞正常参考值上限 3 倍）	3
C. 急性期反应物	
CRP 和 ESR 正常	0
CRP 和 ESR 升高	1
D. 滑膜炎持续时间	
＜ 6w	0
≥ 6w	1

注：大关节包括肩、肘、髋、膝、踝关节；小关节包括腕、掌指关节、近端指间关节、跖趾关节 2 ～ 5；不包括远端指间关节、第一腕掌关节、第一跖趾关节；RF. 类风湿因子；CCP. 环瓜氨酸多肽；CRP.C 反应蛋白；ESR. 红细胞沉降率。

（三）功能评估

1. 疼痛和肿胀评估

（1）关节和关节周围组织疼痛的评估采用视觉模拟评分法，0 ～ 10 分，从无痛到非常疼痛。

（2）压痛评估：类风湿关节炎时病变关节及周围组织可有压痛，可用李克特分级法（Likert scale）评估压痛程度。0，无压痛；1，有较轻压痛；2，有严重压痛。

（3）肿胀评估：可用皮尺测量关节围度以评估肿胀程度，注意体表标志点要标准化，治疗前后评估时一致，以"cm"计。此外，在评估压痛时也可触诊观察是否为指凹性水肿。

2. 身体功能评估

（1）ROM评估：对两侧肢体各个关节和颈、腰椎关节，尤其是病变关节，进行主动ROM测量和被动ROM测量，了解病变关节活动受限和脱位情况。

（2）肌力评估：对类风湿关节炎患者四肢肌力进行评估，可采用徒手肌力评估，也可采用等长肌力和等动肌力评估。但对腕关节、手指关节的力量评估时注意不要鼓励患者进行最大握力测试，以免加重关节脱位病情。

（3）心肺耐力评估：通过递增负荷运动试验或6min步行试验，或5m步行试验对RA患者进行心肺耐力测试。

（4）平衡功能评估：采用计时起立走、手臂前伸试验、闭眼单足站立或平衡仪进行评估。

3. ADL评估　当前类风湿关节炎的残疾评估采用美国风湿病协会的分级标准（表16-3）。

表 16-3　类风湿关节炎残疾分级

残疾分级	描述
Ⅰ级	功能完好，能无困难地进行各种活动
Ⅱ级	虽有单个或多个关节不适或功能受限，但仍能完成日常生活活动
Ⅲ级	功能受限，部分或不能完成正常工作或仅能完成部分生活活动
Ⅳ级	大部分或完全功能丧失，需卧床或限于依靠轮椅行动，生活自理能力丧失或仅保留极少部分

（四）疾病活动度评估

疾病活动度评估是临床疗效观察的基础。基于28个关节疾病活动性评分（disease activity scores，DAS28）、临床疾病活动指数（clinical disease activity index，CDAI）和简化疾病活动指数（short disease activity index，SDAI）复合评分。评分计算方法中包括压痛关节数、肿胀关节数、患者对疾病总体评分、医师对疾病总体评分、红细胞沉降率和C反应蛋白共6项参数综合评估类风湿关节炎疾病活动度，见表16-4。

表 16-4　类风湿关节炎疾病活动度分级

疾病活动度分级	DAS28	CDAI	SDAI
临床缓解	< 2.6	≤ 2.8	≤ 3.3
低疾病活动度	≥ 2.6 ～ < 3.2	> 2.8 ～ < 10	> 3.3 ～ < 11
中疾病活动度	≥ 3.2 ～ ≤ 5.1	≥ 10 ～ ≤ 22	≥ 11 ～ ≤ 26
高疾病活动度	> 5.1	> 22	> 26

注：DAS28. 28个关节疾病活动度评分；CDAI. 临床疾病活动指数；SDAI. 简化疾病活动指数。

$$DAS28（分）=0.56\sqrt{压痛关节数（TJC28）（个）}+0.28\sqrt{肿胀关节数（SJC28）（个）}+\ln\left[红细胞沉降率（ESR）\frac{mm}{1h}\right]$$
$$+0.01\times[患者对疾病的总体评估（PGA）（分）]$$

CDAI（分）= 压痛关节数（TJC）（个）+ 肿胀关节数（SJC）（个）+ 患者对疾病的总体评分（PGA）（分）+ 医师对疾病的总体评分（EGA）（分）

SDAI（分）= 压痛关节数（TJC）（个）+ 肿胀关节数（SJC）（个）+ 患者对疾病的总体评分（PGA）（分）+ 医师对疾病的总体评分（EGA）（分）+C反应蛋白（CRP）（mg/dl）

二、强直性脊柱炎

（一）临床表现

后背痛，尤其是腰痛和渐进性脊柱僵硬为主要临床表现。后背痛，休息时不缓解，运动可减轻为其临床特点，关节晨僵持续 30min 以上。同时可伴有肩关节、髋关节等外周大关节及手指（足趾）关节炎症。有些患者可进一步出现炎症性皮肤病变、炎症性肠病和前葡萄膜炎。

（二）临床诊断与治疗

诊断按照改良的纽约类风湿关节炎诊断标准判断，包含两部分内容，即临床症状和影像学检查，类风湿关节炎确诊条件需满足 1 个临床症状 + 放射性影像学诊断标准。

1. 临床症状

（1）腰背疼痛和僵硬持续≥ 3 个月，休息不缓解，运动可减轻。

（2）腰椎在冠状面和矢状面活动受限，即弯腰和侧屈受限。

（3）相对于同年龄和同性别人群来讲，患者胸廓扩张受限。

2. X 线影像学标准　双侧骶髂关节积分≥ 2 分或单侧骶髂关节积分 3 ～ 4 分，评估方法见表 16-5 骶髂关节炎 X 线分级表。

表 16-5　骶髂关节炎 X 线分级表

分级	描述
0 分	正常
1 分	可疑，骨质侵蚀及关节面模糊
2 分	轻度异常，可见局限性侵蚀、硬化，但关节间隙正常
3 分	明显异常，存在侵蚀、硬化，关节间隙增宽或狭窄，部分强直等 1 项或 1 项以上改变
4 分	严重异常，表现为完全性关节强直，关节间隙消失，关节融合或强直

近年来 MRI 成为诊断强直性脊柱炎患者的重要依据，因为在 MRI 上可以清晰看到骶髂关节的软骨下骨骨髓水肿，因此是强直性脊柱炎的诊断依据。

另一种诊断方法是依据国际强直性脊柱炎学会评估法（the Assessment of Spondyloarthritis international Society，ASAS）进行临床症状、影像学检查和血清免疫学检查综合诊断方法，它的总体敏感度为 82.9%，特异度为 84%。ASAS 诊断标准（图 16-1）如下：①后背痛≥ 3 个月，并且发病在 45 岁以下。②具备骶髂关节放射线 X 线片影像学表现，加上 1 个强直性脊柱炎特征表现。或者 HLA–B27 阳性加上 2 个强直性脊柱炎特征表现。③强直性脊柱炎特征表现有炎性后背痛、关节炎、肌腱末端病、前葡萄膜炎、银屑病关节炎、克罗恩病、足趾炎、对非甾体类抗炎药（nonsteroidal anti-inflammatory drugs，NSAID）治疗反应良好、有强直性脊柱炎家族史、HLA–B27 升高、C 反应蛋白（C-reactive protein，CRP）升高。

强直性脊柱炎是终身性疾病，治疗包括临床治疗和康复治疗，两者相辅相成。强直性脊柱炎临床管理目标是：缓解疾病症状和降低疾病活动性（疾病活动指数下降或 CRP 下降）。强直性脊柱炎康复管理目标是：改善和保持脊柱灵活性、恢复正常姿势，缓解症状，减少功能受限和降低合并症。

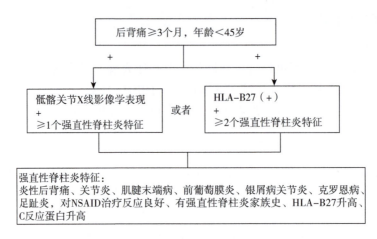

图 16-1　ASAS 强直性脊柱炎诊断标准

　　药物治疗和必要时手术治疗是强直性脊柱炎临床治疗主要方法。药物治疗首选非甾体抗炎药（NSAID）消炎、镇痛，减轻疼痛症状。肿瘤坏死因子 -α 抑制剂是当前比较提倡的生物治疗强直性脊柱炎方法之一，具有消炎、镇痛效果，持续治疗 12w 的患者若症状缓解不明显应停药。抗风湿药仅建议应用于手指（足趾）炎和眼前葡萄膜炎。在特殊情况下如孕妇需要控制强直性脊柱炎症状时，可用糖皮质激素局部治疗。疾病处于活动期，标准治疗包括康复治疗和至少 2 种类型的 NSAID 使用 4w 以上。疗效不佳时，建议联用 TNF-α 抑制剂控制病情。

　　强直性脊柱炎康复治疗的目标是改善和保持脊柱灵活性、恢复正常姿势，缓解症状，减少功能受限和降低合并症，保持和促进日常生活活动能力。康复治疗方法主要包括规律运动和患者教育，研究证明这两种方法对改善强直性脊柱炎患者症状最有效。推荐强直性脊柱炎运动训练形式有：普拉提，视频运动，心肺耐力运动，力量训练，牵拉，扩胸深吸气，伸脊，保持正确的坐姿、站姿和行走姿势等康复计划和水疗。在运动活动中不宜进行骑车、骑马、拳击和足球等冲击性或易跌倒的项目，以免加大发生骨折的风险。病情炎症期，采用低强度运动，当症状缓解、病情稳定后，运动强度可达中等强度。运动频率为每周 2 ～ 5 次，每次 30min 以上，持续运动 4 ～ 16w 及以上方可见效，坚持长期运动有助于保持身体功能。

　　（三）功能评估

　　1. 疾病活动性评估　包括临床症状、血清学炎症指标和 MRI 脊柱炎症表现。Bath AS 疾病活动指数（Bath ankylosing spondylitis disease activity index，BASDAI）是临床症状评估疾病活动性的工具，具体方法可检索相关网站。血清 HLA-B27 和 CRP 水平升高表明免疫炎症活跃，也是疾病活动性指征。MRI 发现关节软骨下骨骨髓水肿、炎症侵蚀等也是疾病活动指征。

　　2. 疾病结构损害评估　采用脊柱 X 线评估方法，即改良的斯托克脊柱积分法（the modified Stoke ankylosing spondylitis spinal score，mSASSS），见图 16-2。该方法在颈腰椎 X 线侧位片上观察 7 个颈椎和 5 个腰椎上下缘共 24 个椎体边缘及相邻椎体间边缘变化，每个边缘计为 0 ～ 3 分，24×3 最高可得 72 分，评估意义见表 16-6。

　　mSASSS 还可帮助判断疾病活动或进展。在初始 mSASSS 测量时就有韧带钙化（≥2 分），在随后 2 年随访中若增加 2.6 分代表疾病进展；在初始测量时没有韧带钙化（≤1 分），在随后 2 年随访中增加 0.8 分代表疾病进展，说明疾病早期病情相对进展较慢。

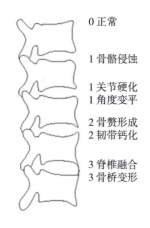
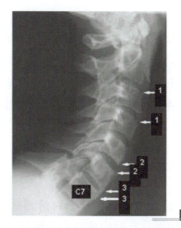

0 正常

1 骨骼侵蚀

1 关节硬化
1 角度变平

2 骨赘形成
2 韧带钙化

3 脊椎融合
3 骨桥变形

0分 正常

1分 骨骼侵蚀或关节硬化
或脊椎呈直角变平

2分 韧带骨赘形成或明显
的韧带钙化

3分 骨桥形成，脊椎融合，
脊椎竹节样变

图 16-2　改良的斯托克脊柱评分法（mSASSS 脊柱 X 线评分）

表 16-6　改良的斯托克脊柱积分法评估临床意义

评分	临床意义	评分	临床意义
0分	没有异常	2分	韧带骨赘形成或明显的韧带钙化
1分	骨骼侵蚀或关节硬化或脊椎呈直角变平	3分	骨桥形成，脊椎融合，脊椎竹节样变

　　3. 脊柱活动性评估　根据颈、腰椎关节活动度进行评估。常用方法有 Bath 强直性脊柱炎测量指数（Bath ankylosing spondylitis metrology index，BASMI），用于测量强直脊柱炎患者脊柱轴线骨骼（颈椎和腰椎）的活动性。还可用枕壁距离（枕骨与墙壁间距离）进行评估，正常为 0，强直性脊柱炎时 > 0cm。改良的 Schober 试验测量腰椎前屈活动度、后伸活动度和侧屈活动度也可用于评估脊柱活动性。

　　4. 呼吸功能评估　采用肺功能测定仪评估肺功能，包括肺活量、第 1 秒肺活量和呼吸肌力量测量。在做肺功能检查前，也需要进行胸廓活动度测量，即在第 4 肋间水平测量深吸气后胸廓最大围度与深呼气后胸廓最小围度间差值，正常情况下应 ≥ 2.5cm。

　　5. 日常生活活动能力评估　常用方法为 Bath AS 功能指数（Bath ankylosing spondylitis functional index，BASFI），共包括 10 项内容，如弯腰、前伸、改变姿势、转身、站立、上楼梯和 2 项与应对日常生活有关的内容，用视觉模拟评分法（0 ～ 10 分）评估，0 分容易做，10 分完全不能做，功能最差。第 2 种 ADL 评估方法是杜家多功能指数评分，涵盖 20 项日常生活活动内容，如穿衣、洗澡、站立、上楼梯、改变姿势、弯腰、做家务或日常工作、咳嗽、打喷嚏和呼吸深度等，每项问题以"您能……吗？"发问，回答以李克特分级表达：完全能做得"0 分"，部分完成"1 分"，完全不能做"2 分"，项目得分相加得出总分 0 ～ 40 分，总分越高，功能越差。

　　6. 生活质量评估　采用 AS 生活质量调查问卷（ankylosing spondylitis quality of life，ASQoL）或 AS 生活质量评估量表来评估患者的生活质量，或采用 SF-36 简短生活质量量表评估。ASQoL 有中文版，包括 18 项内容如疾病对睡眠、情绪、动机、应对策略、ADL、独立性、人际关系和社会生活等影响。

　　7. 康复功能评估　AS 患者由于中轴骨骼活动障碍和外周关节等免疫性炎症，胸廓扩张困难，呼吸肌无力，影响患者的呼吸功能；颈、腰椎和骶髂关节等活动障碍，ROM 下降；肌力不足；易疲劳，心肺功能差；长期的疼痛困扰，身体不能放松，精神紧张，甚至造成心理障碍；因疼痛，运动不足而缺乏对骨骼的有效力学刺激，以及药物治疗导致骨质疏松，诱发跌倒、骨折；因疾病控制不理想，疾病活动进展导致脊柱、骶髂关节、肩关节和髋关节等融合硬化、结构固定的严重合并症，有时需要手术治疗才能保持患者日常生活活动能力。因此，要对上述可能的功能障碍进行详细评估。

三、肌纤维疼痛综合征

（一）临床表现

全身多处疼痛、疲劳和睡眠不佳是 MS 主要症状。自诉腰痛、颈部疼痛、肩部疼痛、上背疼痛和僵硬。疼痛一般为烧灼痛或酸痛，有时出现绞痛。晨僵，多数患者起床后逐渐改善。一些患者在白天也感到筋疲力尽，许多患者夜间经常醒来，再入睡困难。无客观肿胀的关节肿胀感，以及无客观神经学异常的感觉异常是肌纤维疼痛综合征的两个重要特征。许多 MS 患者存在认知功能障碍，如记忆力差、语言表达能力差，命名模糊。头痛、眩晕、头晕、焦虑或抑郁等也是常见症状。

（二）临床诊断与治疗

目前我国肌纤维疼痛综合征的诊断主要依据的是对 2016 年美国风湿学会肌纤维疼痛综合征诊断标准的修订版。当患者的临床表现满足以下 3 项时，可诊断为肌纤维疼痛综合征。

1. 弥漫疼痛指数≥ 7 分和症状严重程度评分≥ 5 分；或弥漫疼痛指数为 4 ~ 6 分且症状严重程度评分≥ 9 分。

2. 广泛性疼痛，定义为 5 个区域中至少有 4 个区域出现疼痛，其中颌部、胸部、腹部的疼痛不包含在广泛性疼痛定义内。

3. 症状持续相同水平在 3 个月以上。

弥漫疼痛指数指过去 1w 内以下 19 个部位中出现疼痛数量的积分，每个部位出现疼痛记 1 分，总计 19 分。疼痛部位见表 16-7。MS 诊断时还需考虑症状严重程度。

表 16-7　MS 诊断弥漫性疼痛 19 个部位

左上区域（区域 1）	右上区域（区域 2）	左下区域（区域 3）
左颌部 *	右颌部 *	左髋部（臀、大转子）
左肩胛带	右肩胛带	左大腿
左上臂	右上臂	左小腿
左下臂	右下臂	
右下区域（区域 4）	中轴区域（区域 5）	
右髋部（臀、大转子）	颈部	
右大腿	上背部	
右小腿	下背部	
	胸部 *	
	腹部 *	

* 不包含在广泛性疼痛定义内。

MS 的治疗目标为缓解疼痛，促进睡眠质量提升，减轻疲劳和焦虑。治疗方法主要包括患者教育、非药物治疗和药物治疗，在非药物治疗中推荐以运动和物理治疗为主，辅以心理调适，对难治性疼痛、焦虑和抑郁患者可适当采用药物治疗。

（三）功能评估

1. 临床评估

（1）疾病影响问卷（fibromyalgia impact questionnaire，FIQ）：是 Burckhardt 等于 1991 年开发的用于评估肌纤维疼痛综合征患者日常生活功能能力及疾病状态、进展与结局的自答问卷。该问卷由 10 个项目组成，包括功能障碍、感受、停工、工作状态、疼痛、疲劳、精力、僵硬、焦虑和抑郁，分数越高，表明功能受限程度越大，见表 16-8。

表 16-8　FIQ 问卷

项目	得分
1）是否能做	
说明：在问题①～问题 ⑪，请圈出最能描述你过去 1w 整体表现的数字。如果此项事情通常不做，请把这个问题划掉（0= 总是，1= 大部分时间，2= 偶尔，3= 从不）	
①是否能购物？	0　1　2　3
②是否能用洗衣机洗衣服？	0　1　2　3
③是否能做饭？	0　1　2　3
④是否能徒手刷碗筷？	0　1　2　3
⑤是否能用吸尘器？	0　1　2　3
⑥是否能整理床铺？	0　1　2　3
⑦是否能步行通过几个街区？	0　1　2　3
⑧是否能拜访朋友或亲戚？	0　1　2　3
⑨是否能做园艺？	0　1　2　3
⑩是否能开车？	0　1　2　3
⑪ 是否能爬楼梯？	0　1　2　3

标准化得分 =11 项总分 ×3.33

（前 11 项总分 = $\dfrac{\text{所评估的项目的分数相加之和}}{\text{所评估的项目数量之和}}$，前 11 项总分在 0 ～ 3 分）

2）在过去 1w 里，你感觉良好的天数是多少？

0　1　2　3　4　5　6　7　标准化得分 = 分数 ×1.43

（0分=7天，1分=6天，2分=5天，3分=4天，4分=3天，5分=2天，6分=1天，7分=0天）

3）上周因为肌纤维疼痛，你有多少天没上班或没做家务？

0　1　2　3　4　5　6　7　标准化得分 = 分数 ×1.43

（0分=0天，1分=1天，2分=2天，3分=3天，4分=4天，5分=5天，6分=6天，7分=7天）

项目	得分

说明：从问题4）到问题10），请在线上标出最能反映你过去1w整体感受的点。每个问题得分范围从0～10分。如果在任何项目上的两条竖线之间做了标记，该项目计前一竖线所得分数加0.5分。

4）当你工作时，肌纤维疼痛及其症状对你工作及家务的影响有多大？

● ＿＿Ｉ＿＿Ｉ＿＿Ｉ＿＿Ｉ＿＿Ｉ＿＿Ｉ＿＿Ｉ＿＿Ｉ＿＿ ●

无影响　　　　　　　　　　　　　　　　　　　　影响特别大

5）你的疼痛有多严重？

● ＿＿Ｉ＿＿Ｉ＿＿Ｉ＿＿Ｉ＿＿Ｉ＿＿Ｉ＿＿Ｉ＿＿Ｉ＿＿ ●

无疼痛　　　　　　　　　　　　　　　　　　　　剧烈疼痛

6）你有多累？

● ＿＿Ｉ＿＿Ｉ＿＿Ｉ＿＿Ｉ＿＿Ｉ＿＿Ｉ＿＿Ｉ＿＿Ｉ＿＿ ●

不累　　　　　　　　　　　　　　　　　　　　　非常累

7）你早上起床时感觉如何？

● ＿＿Ｉ＿＿Ｉ＿＿Ｉ＿＿Ｉ＿＿Ｉ＿＿Ｉ＿＿Ｉ＿＿Ｉ＿＿ ●

感觉休息得很好　　　　　　　　　　　　　　　　感觉非常累

8）你身体的僵硬程度有多重？

● ＿＿Ｉ＿＿Ｉ＿＿Ｉ＿＿Ｉ＿＿Ｉ＿＿Ｉ＿＿Ｉ＿＿Ｉ＿＿ ●

无僵硬　　　　　　　　　　　　　　　　　　　　僵硬，很难动

9）你是否紧张或焦虑？

● ＿＿Ｉ＿＿Ｉ＿＿Ｉ＿＿Ｉ＿＿Ｉ＿＿Ｉ＿＿Ｉ＿＿Ｉ＿＿ ●

无焦虑　　　　　　　　　　　　　　　　　　　　非常焦虑

10）你是否沮丧或忧郁？

● ＿＿Ｉ＿＿Ｉ＿＿Ｉ＿＿Ｉ＿＿Ｉ＿＿Ｉ＿＿Ｉ＿＿Ｉ＿＿ ●

不沮丧　　　　　　　　　　　　　　　　　　　　非常沮丧

总分

　　（2）疲劳量表（functional assessment of chronic illness therapy – Fatigue，FACIT–Fatigue）：是慢性疾病治疗功能评估测量系统的独立子量表，用于评估慢性疾病患者与健康相关的生活质量，其中包含13个项目的问卷，用于评估疲劳的程度及其对功能的影响，FACIT–Fatigue量表评分范围为0～52分，计算量表总分＝题目得分的总和 × 量表中的题目数/回答的题目数，

因此，得分越高表示疲劳程度越重。

（3）视觉模拟量表

1）疲劳视觉模拟量表：是评估受试者 1w 内每天的疲劳程度的简单工具，该工具由100mm 带有标记点的水平线组成，受试者根据其疲劳程度在线上标注，用标准米尺测量，范围为 0～100mm，如 0 代表不疲劳，100 代表非常疲劳，那么数值越高表明疲劳程度越重。

2）疼痛视觉模拟量表：VAS 是评估受试者 1w 内每天的疼痛程度的简单工具。受试者根据其疼痛程度在线上标注，用标准米尺测量，范围为 0～100mm，数值越高表明疼痛程度越高。

2. 睡眠评估

（1）爱泼沃斯嗜睡量表：爱泼沃斯嗜睡量表是由澳大利亚 Epworth 医院设计的用于评估患者白天嗜睡程度的自评量表。

（2）匹兹堡睡眠质量指数量表：是评估一般人、睡眠障碍患者及精神障碍患者睡眠质量的自评量表。量表由 9 道题组成，前 4 题为填空题，后 5 题为选择题，其中第 5 题包含 10 道小题，一般在 5～10min 完成。分数越高，睡眠质量越差。

3. 心理评估

（1）抑郁自评量表：是 Zung 编订的能直观反映具有抑郁症状的成年人的主观感受及其在治疗中的变化自评量表，该量表含有 20 个项目，使用简便，但严重迟缓症状的抑郁及文化程度较低或智力水平稍差者应用效果不佳。

（2）汉密尔顿抑郁量表：是 Hamilton 编订的用于评估抑郁症状的量表，该量表评估方法简便，标准明确，应用较为普遍，一般由经过培训的 2 名评估者采用交谈与观察的方式对患者进行汉密尔顿抑郁量表检查，检查结束后分别独立评分。但是，该量表不能较好地鉴别抑郁症与焦虑症。

（3）焦虑自评量表：是由 Zung 等编订的评估有焦虑症状的成年人的评估量表，该量表的形式和方法与抑郁自评量表十分相似，使用简便。

第三节　风湿性疾病水疗康复

一、类风湿关节炎的水疗康复

（一）康复治疗目标

类风湿关节炎康复治疗目标是缓解肿痛和僵硬症状，增进运动活动，改善和维持机体功能和日常生活能力，辅助延缓病情进展。根据类风湿关节炎病情发展阶段，其康复治疗也有很大差异。类风湿关节炎急性期关节疼痛、肿胀等炎症表现突出，康复治疗最主要是制动休息，保持功能位，必要时需用夹板或支具支持，可做一些轻微的关节活动，避免关节剧烈活动加剧炎症，同时配合物理因子治疗镇痛、消炎。而在病情缓解稳定期，则可进行中、低强度的运动康复治疗和作业治疗，增强身体功能和 ADL，提高生活质量。温泉浴和水中运动在类风湿关节炎康复中发挥重要作用，既可以用于急性期，也可在缓解稳定期发挥康复作用。

（二）类风湿关节炎水疗康复

1. 温泉浴　是指应用矿物水和矿物泥，以及氡和二氧化碳气体等水浴促进健康和防治疾病的治疗方法。温泉浴通过水温和水成分调节治疗效应，泥疗包括湿热包或沙疗。类风湿关节炎患者可以采取全身浸入水中（图 16-3）或泥沙中进行治疗，也可将受累肢体或关节局部浸入水中进行治疗，其作用包括改善活动能力，减低关节僵硬和疼痛，缓解类风湿关节炎患者症状，改善生活质量。

温泉浴治疗类风湿关节炎处方：水温36～38℃；热泥浴42℃；沙浴50～60℃；热沙浴，每天20min，连续治疗7d，同时可配合陆地上康复治疗；氡水浴局部治疗，每次20min，每周3～4次，治疗3～4w（共15次）可明显见效；硫磺浴，每天20min，治疗2w，其治疗效果与药物治疗相似。

2. 水中运动　水中主、被动运动对缓解类风湿关节炎症状，改善关节功能和提升生活能力与质量有效。水中运动处方：水温36～38℃，受累关节可以局部浸入（图16-4），也可全身浸入治疗池水中。水疗康复师轻轻被动活动受累关节，如掌指关节、近端指间关节、腕关节和膝关节、踝关节等，每个关节活动5～10次，每天2～4组，在水温、水压和浮力辅助下，大大减低患者关节肿痛，保持关节活动度；可以在水下进行肌力训练，从助力运动到主动运动，再到低强度抗阻运动，根据疾病发展阶段，每组每个动作活动10次，练习1～3组，每天训练时间为15～20min，可增加肌力、改善功能；在水中行走，可改善身体耐力，减低疲劳，并且不会对关节施加负荷，每次训练时间为20～30min，每周3次，隔日进行；在水中进行平衡功能训练，每天10～15min，每周2～3次。水疗后注意用浴巾保暖20min，然后冲淋结束水疗。

3. 注意事项　在RA急性期水温不宜太高，36～38℃适宜，这样不会加剧炎症反应，而在稳定期水温可稍高，如41～43℃，有助于提高患者良好感受，改善关节柔韧性。也有研究建议，在RA急性期采用全身冷疗–110℃ 1min，常温1～3min，交替3～4次，有消炎镇痛效果。

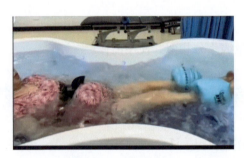

图 16-3　全身浸浴

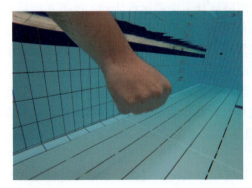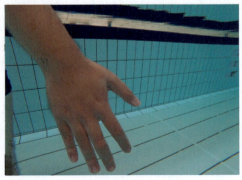

图 16-4　水中手指屈伸活动

4. 水疗康复的作用机制　水疗缓解疼痛基于水的热效应和浮力作用于人体热感受器与机械感受器，其向中枢的信息传导可以阻断伤害性感受器信息通过脊髓节段上传，类似"闸门效应"减轻疼痛感觉。热水水温增加血流量，有助于清除致痛化学物质，缓解疼痛，促进肌肉放松，增加关节活动度。此外，水的静水压可以减低外周组织水肿、降低交感神经系统活性而缓解疼痛。一些特殊形式的水疗方式如泥疗和矿泉浴可以通过持续的低比热效应，在不增加心血管应激的条件下增加身体的核心温度和机体代谢，从而达到锻炼身体功能的目的。因此，水疗和水中运动既可对患者局部产生减痛效果，也可产生提升全身体适能的锻炼效果。

（三）其他康复治疗

1. 支具和辅助具选配与训练　支具通常用于不负重关节保持最佳功能位，限制活动及镇痛，多用于急性期类风湿关节炎患者，如手腕关节、掌指关节、指间关节等。辅助具如拐杖、轮椅等用于辅助患者行动，RA 患者关节炎多发生在腕关节和手部，如果膝关节或踝关节受累影响患者行走能力需要拐杖时，通常推荐用肘杖，可减轻患者手臂远端关节负荷。也可根据患者关节受累、畸形、功能受限和疾病活动度等情况，综合分析日常生活中辅助具需求和日常生活用具的改装，如吃饭的勺子柄要长且软、厕所安装扶手等。这些支具和辅助具选配后需要训练患者使用和适应，如有不适还需及时调整。

2. 作业治疗　作业治疗主要是针对 RA 患者吃饭、穿衣、化妆、个人卫生、如厕、洗澡、上下楼梯、出行等日常生活活动开展的康复治疗。作业治疗一方面改善 RA 患者自身功能，比如手臂功能、转移功能等；另一方面，也应训练患者对环境适应或选配辅助具等。

3. 物理治疗　在 RA 急性期宜选用超短波、短波治疗，无温量和微温量治疗利于消除急性炎症。在慢性期可采用超声波治疗、中频电治疗和蜡疗等。

4. 陆上运动康复　目前研究已明确，水中运动，尤其是在疾病急性期所获得的功能改善，要逐渐转化为陆地上运动，从而通过训练进一步增加活动量、运动强度和运动能力。水中运动与陆地上运动结合，可使 RA 患者获得更多的健康获益。

二、强直性脊柱炎的水中康复治疗

（一）水中康复治疗目标

AS 水中康复治疗目标是减痛、改善呼吸功能、维持和恢复正确身体姿势、保持和恢复骨骼肌肉功能、提高肌肉力量、耐力、平衡能力、改善心理感受、提升日常生活活动能力和生活质量。

（二）水中康复治疗方法

水中康复治疗对 AS 患者有与陆地上运动同样的疗效，甚至有研究证实，水中康复治疗在 AS 患者改善疼痛、紧张、疲劳和脊柱活动度方面略占优势。水中康复治疗包括水中运动和温泉泡浴。

1. 水疗条件　AS 水中康复治疗一般要求水温较高（34～38℃），水中运动温度稍低，而温泉泡浴治疗温度稍高，水温有时可能达到 40～43℃。较高的温度可以减少伤害性感受器向神经中枢传导疼痛等不良感受；也可减少脊髓前角 γ 神经元和 α 神经元的兴奋性冲动，降低肌肉张力，有助于肌肉放松，扩大关节活动度；扩张血管，增强血液循环，促进炎症消散。水深取决于水疗方式，水中运动可以根据患者年龄、病情等情况设置，一般水深为齐胸水平或齐肩颈水平，以使其利用浮力作用减少下肢和脊柱负重，有利于在减重条件下进行运动，如肢体和脊柱关节活动度训练、姿势训练及平衡训练等。温泉泡浴水位可浅些，多为 80 ～ 100cm，内设台阶供坐位浸泡，有时还可在其中加入某些有治疗作用的中药以增强疗效。

2. 水中运动方式（图 16-5 ～图 16-8）

（1）ROM 训练：ROM 训练是 AS 在水中的基本运动形式，在水中患者可利用浮力减重条件主动进行 ROM 训练，比如胸部扩展、背部伸展、肩关节与髋关节屈伸等。水疗康复师也可施予患者 Watsu 技术、脊柱松动术、放松技术和牵拉训练等，改善 AS 患者关节活动度，尤其是脊柱活动性。

（2）呼吸功能训练：AS 患者可利用水温减痛和水的黏滞性、波动性和水深等阻力条件进行扩胸运动，增强呼吸肌力量训练和呼吸深度，改善呼吸功能。

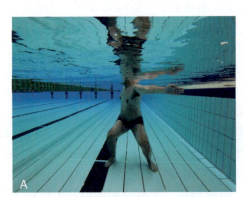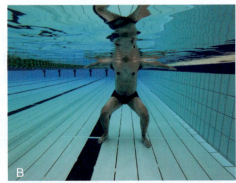

图 16-5　水中扩胸运动

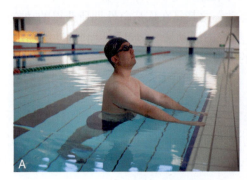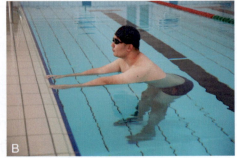

图 16-6　水中腰背肌伸展训练

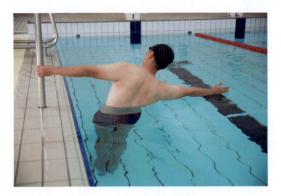

图 16-7　水中牵拉训练

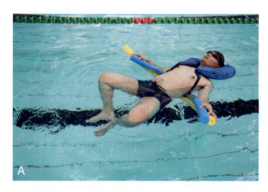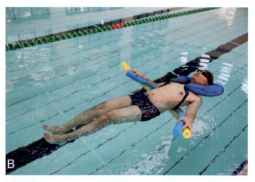

图 16-8　仰泳训练

（3）增强肌力训练：可利用水温减痛、水的浮力和水的黏滞性、波动性和水深等阻力条件，徒手或使用水中器械进行抗阻训练，以增强四肢和躯干肌力。

（4）平衡协调训练：水的不稳定性为 AS 患者提供了良好的平衡训练载体，AS 患者可在水中进行高抬腿运动、侧向跨步运动、单腿平衡训练，以及运用 Halliwick 技术、Ai Chi 技术进行训练等，也可通过对水的扰动或穿戴浮力用具增强平衡控制刺激进行训练，提高患者神经肌肉的反应性，提高平衡和协调能力。

（5）有氧耐力训练：游泳、水中步行和水中骑车等方式是有效的刺激心血管功能，改善有氧耐力和疲劳的训练方式。有研究发现，将温泉泡浴与水中运动相结合促进功能改善较单纯温泉浴治疗效果更好。总之，水环境可改善 AS 疼痛、僵硬、紧张、疲劳等症状，增加脊柱的活动性。推荐的水疗康复处方，以水中运动、温泉泡浴、泥疗、富氢水疗和水中电疗法（Stanger bath therapy）为主要水疗康复类型，每次 20 ~ 60min，每天 1 次，每周 3 ~ 5 次，持续 3 ~ 8w 见效。

（三）AS 患者教育

1. 用药依从性教育　患者一旦确诊 AS，就要遵从医嘱进行规范化治疗，控制炎症和症状，需要患者有耐心，坚持治疗。因此，要对患者进行耐心教育，使其坚持规范用药，依从性对疾病症状控制和功能障碍防治都很重要。

2. 生活方式改变　吸烟可使 AS 患者疾病活动性增加，因此 AS 患者要戒烟。科学合理运动对减少 AS 造成的呼吸功能下降、关节活动受限和增强耐疲劳及平衡功能非常重要。因此，提倡 AS 患者科学运动锻炼，保持良好心情，正确对待疾病。

3. 姿势教育与防跌倒教育　AS 患者的发病特点是身体中轴骨骼炎症受损，因此，AS 患者会出现明显的脊柱和骶髂关节，甚至肩关节、髋关节等大关节疼痛、僵硬、畸形，胸廓活动受限，日常生活活动受限。因此，要教育 AS 患者保持正确的姿势，即脊背伸展、扩胸、伸髋等姿势，避免佝偻畸形影响生活活动。此外，患者由于用药、制动等因素可致骨质疏松，加之活动受限，跌倒和骨折风险加大。因此，要对 AS 患者进行下肢肌力训练、平衡训练、步态训练和防跌倒教育，避免跌倒造成骨折致残。

三、肌纤维疼痛综合征的水疗康复

（一）MS 水疗康复目标

肌纤维疼痛综合征患者疼痛明显，影响日常生活质量。水疗康复主要目标是减痛、保持和提升身体功能、改善生活质量。

（二）MS 水疗康复方法

1. 浸浴　浸浴可以有效缓解骨骼、肌肉或神经性疼痛和僵硬，改善患者生活质量。目前浸浴已被应用于肌纤维疼痛综合征的治疗，疗效较好。

（1）浸浴水温：水温对人体有重要影响，肌纤维疼痛综合征患者一般采用温水浴或热水浴，温度为 36 ～ 43℃。温水浴（水温 36 ～ 37℃）对血管有一定的扩张作用，能在一定程度上放松肌肉，增加组织代谢率，缓解疼痛。而热水浴（水温 > 37.5℃）相较于温水浴短时间内扩张血管、缓解疼痛、降低肌张力的能力更强，但长时间浸泡易导致患者出汗脱水，老年、体弱及汗腺功能障碍患者慎用。也有一些研究认为不感水浴（水温约 34.8℃）有利于肌纤维疼痛综合征患者镇静、缓解疼痛，可配合药浴使用或进行水中运动。

（2）浸浴种类：肌纤维疼痛综合征患者可采用全身浸浴、坐浴、盐水浴、药浴、泥浴等方式，均能起到不同程度的镇痛镇静、降低肌张力的作用。药浴可采用 Vetriolo 硫酸水浴（ SO_4^{2-} 、 Ca^{2+} 、 Mg^{2+} 、 Fe^{3+} ，pH=5.7）、碳酸氢钠水浴（中等矿化、碱性、岩屑、氟化、硅化）等，一些研究也使用温泉水浴（ Na^+ 、 Ca^{2+} 、 Cl^- ，总量 3367mg/L）。

（3）浸浴时间：根据浸浴水温及种类决定浸浴的时间。如果采用温水浴，一般浸浴时间为 20min，而热水浴一般浸浴时间为 15min，比较耐受温水浴和热水浴的患者可延长浸浴时间至 30min，不感水浴结合水中运动的时间可根据运动的时间决定，一般为 20 ～ 45min。

2. 水中运动　水中运动兼具浸浴和运动的双重作用，水中有氧、力量、协调性运动训练能有效增加肌纤维疼痛综合征患者肌力和心肺功能，改善身体功能，缓解疼痛、僵硬。由于肌纤维疼痛综合征的疼痛范围可及颈、胸、背、腹部与四肢，而肌纤维疼痛综合征的潜在病理机制涉及中枢神经系统改变、心理健康恶化、肥胖等，因此应从增加体力活动、降低脂肪含量、改善心理健康、调节中枢神经系统功能等方面进行肌纤维疼痛综合征的水中运动。

（1）水中 Ai Chi 运动：水中 Ai Chi 运动是包含一系列连绵不绝、舒展饱满、柔美圆缓动作的康复治疗方法。患者站于齐肩的水中，无法站立的患者可在浅水中坐在凳子上进行训练。Ai Chi 运动缓慢的动作和腹式呼吸相结合，能有效降低交感神经兴奋性，平衡自主神经系统，改变软组织黏弹性，缓解僵硬，改善慢性疼痛、降低肌张力、改善认知功能、改善心理健康、调节神经功能。Ai Chi 运动的三要素包括①集中注意力，用心感受运动；②调整呼吸，放松身心；③全身释然肌肉放松，动静结合。Ai Chi 运动系列动作难度是逐渐增加的，即从躯干对称到躯干旋转，从上肢动作对称到不对称，手部动作从小到大，平衡从静态到动态，支撑面从小到大，从视觉控制到无视觉或前庭控制。MS 患者水中 Ai Chi 运动锻炼处方：每次 20 ～ 30min，甚至增至 60min 可达到治疗效果，每周 2 ～ 3 次，治疗 8w 以上功能可得到明显改善。

（2）水中有氧运动：水中有氧运动可以增加 MS 患者的体力，降低心理压力，改善睡眠和疲劳。运动方式采用水中步行、水中球类运动、水中有氧健身操、水中高强度间歇运动、游泳等方式进行。运动前做好热身，运动后用毛巾包裹身体保暖，并适当拉伸整理，预防运动损伤及心血管意外发生。水温 30 ～ 33℃，水深视患者身高、功能和病情而定（宜 1.2 ～ 1.8m）。运动强度保持在 50% ～ 75%HRmax，或 Borg RPE 量表 11 ～ 14/6 ～ 20 级中等强度即可，待能力提高，运动强度调整进阶。运动时间与频率可根据患者情况而定，一般运动时间为 30 ～ 60min，每周运动 3 ～ 5 次。

（3）水中力量训练：水中力量训练可采用自身重量和力量器械如哑铃、橡胶棒、趾蹼等进行，也可应用拉格斯圈训练方法和 Halliwick 技术进行。水中力量训练分为上肢训练、下肢训练和躯干训练。训练水温为 30～33℃，水深 1.2～1.8m。上肢运动方式有胸部抗阻伸展运动、腰背抗阻屈伸训练、肩关节各向抗阻运动、肘关节各向抗阻运动、下肢各个关节抗阻运动等。运动处方，运动强度在 Borg RPE：11～16/6～20 级，训练时不能憋气，每次运动时间为 30～45min，每周 2～3 次。

（4）水中运动注意事项：患者在进行水中运动前要进行宣教，讲解注意事项。在训练中要注意运动强度把握，宜从短时、小量开始，逐渐增加时间和训练量，使其逐渐适应，避免疲劳和焦虑。在水疗过程中注意询问患者睡眠和疼痛情况，为调整训练方案提供依据。此外，当患者在进行水中运动时出现明显胸闷、心慌或心前区疼痛，严重心理障碍并极度抗拒治疗，严重呼吸困难，头晕、面色苍白或发绀，血压＞180/120mmHg 或＜90/50mmHg，严重心律失常等情况需立即终止运动。

（黄力平　王嘉智）

○ 测验题 ○

1. 有关风湿性疾病的描述，不正确的是（　　）

　　A. 全身性疾病　　B. 局部性疾病　　C. 炎症性疾病　　D. 免疫性疾病

2. 类风湿关节炎功能评估包括（　　）

　　A. 肿痛　　B.ROM　　C. 肌力　　D. 心肺耐力

3. 类风湿关节炎水疗康复方法包括（　　）

　　A. 温泉浸浴　　B. 水中运动　　C. 泥疗　　D. 热沙疗

4. 类风湿关节炎水中运动处方（　　）

　　A. 水温 36～38℃　　B. 每天水疗时间为 20min　　C. 被动活动 ROM　　D. 主动功能训练

5. ASAS 诊断强直性脊柱炎的标准不包括（　　）

　　A. 后背痛≥3 个月，年龄＜45 岁　　B. 骶髂关节炎 X 表现　　C. 关节炎　　D. C 反应蛋白水平正常

6. AS 水疗康复目标不包括（　　）

　　A. 减痛消肿　　B. 逆转骨关节结构损害　　C. 保持和恢复运动功能　　D. 保持和扩大 ROM

7. AS 水疗改善呼吸功能的方法有（　　）

　　A. 扩胸运动　　B. 腰背镇痛手法　　C. 脊柱伸展训练　　D. 游泳

8. 肌纤维疼痛综合征的临床特征是（　　）

　　A. 关节肿胀　　B. 心烦意乱　　C. 感觉关节肿胀但无肿胀，感觉异常但神经科检查正常　　D. 昼夜疼痛都重

9. 肌纤维疼痛综合征水疗目标是（　　）

　　A. 减痛、镇痛　　B. 保持身体功能　　C. 改善心理感受　　D. 促进睡眠

10. 肌纤维疼综合征水中运动类型包括（　　）

　　A. 肌力训练　　B. 放松训练　　C. 有氧耐力训练　　D. 平衡训练

参考答案：1. B　2. ABCD　3. ABCD　4. ABCD　5. D　6. B　7. ABCD　8. C　9. ABCD
　　　　　10. ABCD

参考文献

北京中西医结合学会风湿病专业委员会, 2021. 强直性脊柱炎长期管理专家共识 (2021 年). 中国中西医结合杂志 , 41(12): 1426-1434.

国家皮肤与免疫疾病临床医学研究中心（北京协和医院）, 中国医师协会风湿免疫专科医师分会 , 中国康复医学会风湿免疫病康复专业委员会 , 等 , 2024.2024 中国类风湿关节炎诊疗指南 . 中华内科杂志 , 63(11):1059-1077.

耿研 , 谢希 , 王昱 , 等 , 2022. 类风湿关节炎诊疗规范 . 中华内科杂志 , 61(1): 51-59.

顾旭东 , 2022. 临床实用水疗学 . 北京 : 人民卫生出版社 .

陆再英 , 钟南山 , 2008. 内科学 . 7 版 . 北京 : 人民卫生出版社 .

叶超群 , 梁东风 , 凌梦钰 , 等 , 2021. 纤维肌痛综合征运动干预患者实践指南 (2021 年). 解放军医学院学报 , 42(8): 790-797.

周士坊 , 范振华 , 1998. 实用康复医学 . 南京 : 东南大学出版社 .

AL–QUBAEISSY K Y, FATOYE F A, GOODWIN P C, et al., 2013. The effectiveness of hydrotherapy in the management of rheumatoid arthritis: a systematic review. Musculoskeletal Care, 11(1): 3-18.

BECKER BE, COLE AJ, 2014. 综合水疗学 . 3 版 . 黄东峰 , 李建新 , 王宁华 , 等译 . 北京 : 金盾出版社 .

BRAUN J, KILTZ U, BARALIAKOS X, 2022. Management of axial spondyloarthritis – insights into upadacitinib. Drug Design, Development and Therapy, 16: 3609-3620.

CAO C F, MA K L, LI Q L, et al., 2021. Balneotherapy for fibromyalgia syndrome: a systematic review and meta–analysis. Journal of Clinical Medicine, 10(7): 1493.

CARAYANNOPOULOS A G, HAN A, BURDENKO L N, 2020. The benefits of combining water and land–based therapy. Journal of Exercise Rehabilitation, 16(1): 20-26.

FERNANDEZ–GONZALEZ M, FERNANDEZ–LAO C, MARTIN–MARTIN L, et al., 2021. Therapeutic benefits of balneotherapy on quality of life of patients with rheumatoid arthritis: A systematic review. International Journey of Environmental Research and Public Health, 18(24): 13216.

GRAVALDI LP, BONETTI F, LEZZERINI S, et al., 2022. Effectiveness of physiotherapy in patients with ankylosing spondylitis: a systematic review and meta–analysis. Healthcare(Basel), 10(1): 132.

HÄUSER W, ABLIN J, FITZCHARLES M A, et al., 2015. Fibromyalgia. Nature Reviews Disease Primers, 1: 15022.

VAN DER HEIJDE D , BRAUN J, DEODHAR A, et al., 2019. Modified stoke ankylosing spondylitis spinal score as an outcome measure to assess the impact of treatment on structural progression in ankylosing spondylitis. Rheumatology(Oxford), 58(3): 388-400.

第 17 章 心肺代谢疾病水中康复

第一节 常见心肺代谢疾病概述

心肺代谢疾病是心脏循环系统疾病、呼吸系统疾病和代谢性疾病的统称，由于这些疾病主要影响心肺功能和身体代谢，进而造成身体运动功能异常和全身其他障碍，因此将其归类叙述。据"中国居民营养与慢性疾病现状报告（2020）"，我国 18 岁及以上成人高血压患病率为 27.5%，糖尿病患病率为 11.9%，中国成年居民超重肥胖率 > 50%，40 岁以上成人慢性阻塞性肺疾病患病率为 13.6%，发病呈增长趋势。我国慢性病死亡率为 685/10 万，占总死亡率的 88.5%，其中心脑血管疾病、癌症和呼吸系统疾病又占到其中的 80.7%。另据《中国心血管健康与疾病报告 2020》显示，我国心血管病患病率处于持续上升态势，目前患病人数约 3.3 亿。因此，本章重点讲述心肺代谢性疾病的水中康复治疗。

一、心脏疾病

心脏疾病包括风湿性心脏病、先天性心脏病、高血压心脏病、冠状动脉粥样硬化性心脏病（冠心病）和心肌炎等各种心脏病，其中以冠状动脉粥样硬化性心脏病最为多见。

我国冠状动脉粥样硬化性心脏病的患病率和死亡率都高居疾病榜首，是威胁人民健康的重大疾病。据 2020 年中国卫生健康统计年鉴显示，2018 年我国成人冠状动脉粥样硬化性心脏病 2w 患病率为 19.2%。《中国心血管健康与疾病报告 2023》显示，我国成人高血压患病率已达 31.6%，患病人数约为 2.45 亿。2019 年心脑血管疾病死亡率占总死亡率的比例高达 43%，是影响我国人民健康的重大疾病，也是国家健康行动计划中重点防治疾病。

二、呼吸系统疾病

呼吸系统疾病包括慢性阻塞性肺疾病、支气管哮喘、肺癌、肺源性心脏病、呼吸衰竭、肺栓塞、肺结核、肺尘埃沉着病、间质性肺疾病和胸膜疾病等多种病因的一组疾病。

（一）慢性阻塞性肺疾病

慢性阻塞性肺疾病，简称慢阻肺。据"中国成人肺部健康研究"报道，2018 年我国 20 岁及以上成人慢性塞阻性肺疾病发病率为 8.6%，40 岁以上成人患病率达 13.6%，估算患病人群可达 1 亿。2016 年慢性阻塞性肺疾病位列我国主要死因第 5 位，2017 年则是第 3 大伤残调整寿命年主要原因。

（二）支气管哮喘

支气管哮喘简称哮喘，是我国各个年龄段人群都可罹患的常见呼吸系统疾病，并且发病率有增加趋势。据"中国成人肺部健康研究"报道，我国 20 岁及以上成人哮喘患病率为 4.2%，伴有气流受限的哮喘患病率为 1.1%，据此估算有 4500 万哮喘患者，伴有气流受限患者 1300 万，哮喘在青少年、儿童中发病率更高，可达 3% ～ 5%。而且较低的就诊率和不合理的治疗妨碍了对哮喘病的遏制。

三、代谢性疾病

代谢性疾病是指因遗传因素和（或）环境因素导致的机体物质代谢紊乱所造成的疾病，主要包括糖尿病、高脂血症、非酒精性脂肪肝、肥胖症、高尿酸血症或痛风、骨质疏松等，超重和肥胖是其共同危险因素。

（一）糖尿病

糖尿病是遗传因素和环境因素共同作用所促发的中、老年人群常见的疾病，在环境因素中静坐少动、饮食不合理、作息不规律的生活方式发挥重要作用。据"中国居民营养与慢性疾病现状报告（2020）"数据显示，我国 18 岁及以上成人糖尿病患病率为 11.9%，且仍有增高趋势。虽然糖尿病本身不是我国居民的主要致死原因，但其并发症所致死亡率非常高，危害不容忽视。

（二）肥胖症

肥胖症是当今世界发达国家和逐渐发展起来的发展中国家所面临的健康威胁之一，肥胖是导致代谢综合征的元凶。据我国第 5 次国民体质监测（2020）公报报道，我国成人肥胖患病率为 14.6%，超重率为 35%，总体患病率达 50%，老年人肥胖患病率为 16.7%，超重率为 41.7%，成人和老年人的肥胖超重率持续增加。另据《中国居民营养与慢性病现状报告（2020）》报道，6 ～ 17 岁儿童、青少年超重率和肥胖率分别为 11.1% 和 7.9%，6 岁以下儿童超重率和肥胖率分别为 6.8% 和 3.6%，儿童、青少年，尤其是幼儿时期超重、肥胖为成人发生慢性疾病埋下隐患，更应引起高度重视，因此，控制肥胖、超重是我国防治重大慢性疾病中需要关注的基础性问题。

（三）高尿酸血症与痛风

高尿酸血症和痛风是嘌呤代谢障碍引起的代谢性疾病，在正常饮食条件下，血尿酸超过临床正常参考值标准时定义为高尿酸血症，当血尿酸升高并伴有急性关节炎、痛风石、关节畸形、慢性间质性肾炎和尿酸性尿路结石症状时则发展为痛风。高尿酸血症和痛风好发于 40 岁以上男性和老年人，近年来由于较多的静坐少动生活方式、大量饮用含糖饮料及含酒精饮料等，发病有低龄化趋势，我国高尿酸血症患病率 13.3%，其中约有 1/3 的高尿酸血症患者可发展为痛风。

第二节　常见心肺代谢疾病临床表现及功能障碍

一、冠状动脉粥样硬化性心脏病

冠状动脉粥样硬化性心脏病指冠状动脉粥样硬化使血管腔狭窄或阻塞，和（或）因冠状动脉功能性改变（痉挛）导致心肌缺血、缺氧、坏死而引起的心脏病统称，本文主要以慢性冠状动脉疾病为例加以叙述。慢性冠状动脉疾病包括慢性稳定型劳力性心绞痛、缺血性心肌病和急性冠脉综合征后稳定的病程阶段。慢性稳定性劳力型心绞痛是在冠状动脉固定性严重狭窄的基础上，由于心肌负荷增加引起的心肌急剧的、短暂的缺血缺氧临床综合征，通常为一过性的胸部不适，其特点为短暂的胸骨后压榨性疼痛或憋闷感（心绞痛），可由运动、情绪波动或其他应激诱发。缺血性心肌病指因长期心肌缺血导致心肌局限性或弥漫性纤维化，产生心脏收缩和（或）舒张功能受损，引起心脏扩大或僵硬、慢性心力衰竭、心律失常等一系列临床表现的临床综合征。急性冠脉综合征后稳定的病程阶段通常无症状，表现为长期、静止、无典型缺血症状的状态。

（一）临床表现及诊治

1. 心绞痛　劳累或情绪激动所诱发的胸骨后压榨性、濒死样疼痛，持续 3～5min，最长10 余分钟，含服硝酸酯类药物可缓解，疼痛发作时可伴有呼吸困难，这是典型的冠状动脉粥样硬化性心脏病症状。

2. 体征　心绞痛通常无特异性体征，胸痛发作时常见心率增快、血压升高、表情焦虑、皮肤冷或出汗，可出现第三、第四心音，均无特异性。

3. 辅助检查　静息心电图、动态心电图、超声心动图、胸部 X 线检查、血液生化检查和血细胞计数及心脏负荷试验有助于综合诊断冠状动脉粥样硬化性心脏病及其并发症如心力衰竭、心肌病和心律失常等。冠状动脉 CT 血管成像和冠状动脉造影是诊断冠状动脉粥样硬化性心脏病、了解冠状动脉狭窄部位和程度的有效方法。

4. 冠状动脉粥样硬化性心脏病临床治疗和预防　冠状动脉粥样硬化性心脏病临床治疗包括药物治疗和血供重建治疗。常规治疗药物主要是硝酸酯类药物、β 受体阻滞药和钙拮抗剂单独或联合应用。改善预后和预防心肌梗死和死亡等不良事件的药物，包括抗血小板药、调血脂药、β 受体阻滞药和血管紧张素转化酶抑制药或血管紧张素 Ⅱ 受体拮抗药。药物治疗无效或严重冠状动脉阻塞者需要进行血供重建治疗，如冠状动脉介入治疗和冠状动脉旁路移植术，治疗前需要严格评估。

（二）功能评估

1. 临床评估　临床评估包括病史、体格检查和辅助检查，如心电图、超声心动图（左心室功能）、心电图负荷试验和冠状动脉造影及血液检查等，对心血管病总体风险进行评价，并且可以对其进行危险分层，以便给予不同的治疗和康复。

冠状动脉粥样硬化性心脏病危险因素包括增龄（40 岁以上）、男性、高血压、高血糖、高血脂、吸烟、静坐少动、肥胖，除了年龄和性别外，其他都是可加以调控的可改变因素，水疗康复中也要针对这些危险因素进行干预。

临床评估也有助于排除患者有严重的合并症，如心力衰竭、心律失常、休克等，此时不宜进行康复，需要先进行临床救治。

2. 有氧耐力评估　递增负荷运动试验是心脏康复评估患者有氧耐力的重要内容。进行运动试验时要为患者佩戴连接气体分析的呼吸面罩、心电图记录仪和动态血压计，准备好 Borg 主观用力量表，并随时观察患者的症状和体征。试验采用递增负荷运动试验或症状限制性运动试验。在运动过程中，连续监测记录患者症状和体征、心率、血压、心电图和费力程度变化，当患者出现异常（达到峰 VO_2）或达到最大摄氧量（VO_{2max}）标准时及时终止试验，并继续监测运动后每 2 分钟各个指标变化，直到恢复到运动前水平。峰 VO_2 低于预计值 85% 判定为有氧耐力减低。通过运动试验可以获得患者的有氧耐力水平和在运动中心率、血压等血流动力学变化，获得运动诱发心肌缺血和心律失常等情况，帮助判断冠状动脉粥样硬化性心脏病预后风险，也可为安全运动康复提供指导。需要注意的是，在进行心脏运动试验时需要有医师在场，并预备急救设备和药物以备不时之需。心脏运动试验观察指标、正常值和异常标准见表 17-1。

表 17-1　心脏运动试验观察指标及异常判别

观察指标	正常	异常
运动能力	试验的持续时间 8 ～ 12min	< 8min
	终止运动的原因 运动耐量 > 85%METs 预计值	异常症状和体征，或异常心电图表现 运动耐量 < 85%METs 预计值
心率	随运动负荷递增心率增加	静息时、运动时、恢复期心率异常
	运动达到最大耐力时心率 ≥ 85%HRmax	< 85%HRmax
	应用 β 受体阻滞剂时心率 ≥ 62%HRmax	< 62%HRmax
	运动停止恢复第 1 分钟心率下降 ≥ 18 次 / 分	< 18 次 / 分
	运动停止主动恢复第 1 分钟心率下降 ≥ 12 次 / 分	< 12 次 / 分
血压	随运动负荷递增 　收缩压递增 　舒张压不变	血压过度升高，≥ 250/120mmHg 反应不足，随运动负荷递增 收缩压升高 < 30mmHg 或不升
心肌缺血	ECG 显示无 ST 段压低及抬高	ST 段压低或升高，心律失常等 心肌缺血出现时对应心率为缺血阈心率

注：男性预计 METs 值计算运动耐量，预计 METs=14.7-0.11× 年龄；

女性预计 METs 值计算运动耐量，预计 METs=14.7-0.13× 年龄。

依据运动试验进行 Duke 评分判断冠状动脉粥样硬化性心脏病预后：Duke 评分是根据活动平板运动试验的运动时间、ST 段压低程度和运动中出现心绞痛的程度进行危险分层。Duke 评分 = 运动时间（min）-5×ST 段下降（mm）-（4× 心绞痛指数）。心绞痛指数定义为：运动中未出现心绞痛评 0 分，运动中出现心绞痛评 1 分，因心绞痛终止运动试验评 2 分。Duke 评分 ≥ 5 分为低风险，-10 ～ 4 分为中风险，≤ -11 分为高风险。

6min 步行试验也是慢性冠状动脉粥样硬化性心脏病患者运动康复前常用的方法，尤其是在社区人群中评估冠状动脉粥样硬化性心脏病有氧耐力时，评估 6min 时间内患者步行距离。在评估时用动态血压计和心率表监测血压和心率，能更好地了解患者运动过程中血压和心率反应。

3. 肌力评估　肌力评估一般采用简约的握力评估和座椅起坐试验等评估上、下肢综合肌力。应用力量设备，尤其是数字化力量设备评估也渐成趋势。

二、慢性阻塞性肺疾病

慢性阻塞性肺疾病是最常见的、可预防、可治疗的慢性气道疾病，其特征为持续存在的气流受限和相应的呼吸系统症状。

（一）临床表现及诊治

1. 症状　慢性咳嗽、咳痰和呼吸困难是慢性阻塞性肺疾病的典型症状，部分患者特别是重症患者或病情急性加重时出现喘息，长期患病者体重指数下降，食欲缺乏。

2. 体征　桶状胸是慢性阻塞性肺疾病的胸部外观表现，患者呼吸变浅、频率加快，辅助呼吸肌可参与呼吸运动，严重时有缩唇呼吸，触诊双侧语颤减弱，叩诊肺部过清音，心浊音界缩小。听诊呼吸音减低，可有干、湿啰音。如有合并症，可有相应的体征。

3. 辅助检查　肺功能检查是判断气道气流受限的"金标准"，可通过肺通气量指标如肺总量、深吸气量、第 1 秒用力呼气容积（FEV_1）占用力肺活量（FVC）百分比（FEV_1/FVC）、FEV_1% 预计值等指标辅助评价气流受限和慢性阻塞性肺气肿严重程度。通过吸入扩张支气管药物后 FEV_1/FVC < 70%、FEV_1 < 80% 预计值判断气流受限的不完全可逆性。一氧化碳弥散量（DLco）检查及 DLco 与肺泡通气量（VA）比值（DLco/VA）判断肺换气功能。胸部影像学检查（如 X 线、CT 等）主要用于辅助诊断和鉴别诊断。血气分析对确定发生低氧血症、高碳酸血症、酸碱平衡失调和判断呼吸衰竭的类型有重要价值。

4. 临床诊治　患者年龄 ≥ 40 岁，有慢性阻塞性肺疾病危险因素暴露史，并有典型慢性阻塞性肺疾病症状和体征，肺功能检查使用支气管扩张药物后 FEV_1/FVC < 70%，排除其他诊断可确诊慢性阻塞性肺疾病。临床治疗包括健康教育、远离或戒断危险因素和规律用药。化痰、镇咳、扩张支气管、抑制炎症及氧疗是基本内容，如果出现发热等感染所致病情急性加重时可加用抗生素治疗。康复治疗包括超声雾化吸入、超声振动排痰等物理因子治疗和运动康复。

（二）功能评估

1. 呼吸困难分级　呼吸困难分级采用改良版英国医学研究委员会（Modified British Medical Research Council，mMRC）呼吸困难问卷进行（表 17-2）。

表 17-2　mMRC 呼吸困难问卷

呼吸困难评价等级	呼吸困难严重程度
0 级	只在剧烈活动时感到呼吸困难
1 级	在平地快步行走或爬小坡时感到呼吸困难
2 级	由于气短，平地行走时比同龄人慢或需要停下休息
3 级	平地行走 100m 左右或行走数分钟需要停下喘息
4 级	由于严重呼吸困难不能离开家，或在穿、脱衣服时出现呼吸困难

2. 肺功能评估　可使用慢性阻塞性肺疾病气流受限肺功能分级（GOLD），按照气流受限严

重程度进行肺功能分级评估，前提条件是使用支气管扩张药后 $FEV_1/FVC < 70\%$（表 17–3）。GOLD 1 ～ 2 级慢性阻塞性肺疾病患者适宜水疗康复，GOLD 3 ～ 4 级慢性阻塞性肺疾病需要先行临床治疗和陆地上康复。

表 17–3　慢性阻塞性肺疾病患者气流受限严重程度的肺功能分级

分级	严重程度	肺功能（基于使用支气管扩张药后 FEV_1）
GOLD 1 级	轻度	$FEV_1 \geqslant 80\%$ 预计值
GOLD 2 级	中度	FEV_1 50% ～ 80% 预计值
GOLD 3 级	重度	FEV_1 30% ～ 50% 预计值
GOLD 4 级	极重度	$FEV_1 < 30\%$ 预计值

注：GOLD. global initiative for chronic obstructive lung disease，慢性阻塞性肺疾病肺功能分级全球倡议；FEV_1. forced expiratory volume in one second，第 1 秒用力呼气容积。

3. 有氧耐力试验　6min 步行试验是慢性阻塞性肺疾病患者进行有氧耐力测试的基本方法，如果要精确评估可进行监护下递增负荷运动试验。

三、哮喘

哮喘是由多种细胞及细胞组分参与的慢性气道炎症性疾病，临床表现为反复发作的喘息、气急，伴或不伴胸闷或咳嗽等症状，同时伴有气道高反应性和可变的气流受限，随着病程延长可导致气道结构改变，即气道重塑。

（一）临床表现及诊治

1. 症状与体征

（1）反复发作性喘息、气促，伴或不伴胸闷或咳嗽，夜间及晨间多发，常与接触变应原、冷空气、物理化学性刺激及上呼吸道感染、运动等有关。

（2）发作时及部分未控制的慢性持续性哮喘，双肺可闻及散在或弥漫性哮鸣音，呼气相延长。

（3）上述症状和体征可经治疗缓解或自行缓解。

2. 辅助检查　气流受限检查是检测哮喘的指标，也是诊断的依据。气流受限检查包括：①支气管舒张试验阳性（吸入支气管扩张药后，FEV_1 增加 > 12%，且 FEV_1 绝对值增加 > 200ml）；或抗炎治疗 4w 后与基线值比较 FEV_1 增加 > 12%，且 FEV_1 绝对值增加 > 200ml（除外呼吸道感染）。②支气管激发试验阳性：吸入激发剂乙酰甲胆碱或组胺，通常以吸入激发剂后 FEV_1 下降 ≥ 20%，判断结果为阳性，提示存在气道高反应性。③呼气流量峰值（peak expiratory flow，PEF）平均每日昼夜变异率（至少连续 7 天每日 PEF 昼夜变异率之和 / 总天数 7）> 10%，或 PEF 周变异率 {（2 周内最高 PEF 值 – 最低 PEF 值）/[（2 周内最高 PEF 值 + 最低 PEF）× 1/2]× 100%}> 20%。

3. 临床诊治　根据症状、体征和气流受限检查，并排除引起喘鸣、咳嗽症状的其他疾病可确诊。哮喘治疗目标是达到哮喘症状的良好控制，维持正常的活动水平，尽可能减少急性发作和死亡、肺功能不可逆损害和药物相关不良反应的风险。对慢性持续性哮喘患者推荐长期阶梯式 5 级药物治疗方案，以减轻气道炎症和扩张支气管。药物总体上分为控制哮喘药物（针对慢性持续性哮喘）、急救缓解哮喘药物（急性期哮喘）和重症附加药物 3 类，需择机使用。

关注与识别有急性发作高危因素的哮喘患者，制订相应的干预策略以减少未来哮喘急性发作的风险，也是哮喘治疗的重要内容。

（二）功能评估

1. 临床评估　哮喘分为急性发作期、慢性持续期和临床控制期，因此，其临床评估（表 17-4）比较复杂。

表 17-4　哮喘的临床评估

评估内容	评估方法
患者的临床控制水平	症状
患者有无未来急性发作的危险因素	肺功能检查（FEV_1、PEF）
哮喘的过敏状态及触发因素	哮喘控制测试问卷（ACT）
患者的药物使用情况	呼出气一氧化氮（FeNO）
评估患者是否有合并症	痰嗜酸性粒细胞计数
	外周血嗜酸性粒细胞计数
	血清总 IgE 和过敏原特异性 IgE
	过敏原检测

2. 有氧耐力测定　哮喘病的有氧耐力测定与慢性阻塞性肺疾病类似。注意测试时准备好气管扩张药，以备急性发作时使用。

3. 肌力测定　肌力测定可根据患者年龄而定，青壮年可用器械测试，老年人则可用功能性肌力测试，如握力、30s 屈臂试验和座椅起坐测试。

四、糖尿病

糖尿病是一组由于胰岛素分泌和作用缺陷所引起的、以慢性血葡萄糖水平升高为特征的代谢性疾病。长期糖类（碳水化合物）、脂肪和蛋白质代谢障碍可以引起多系统损害，导致眼、心脏、神经、肾和血管等组织器官慢性进行性病变、功能减退，甚至衰竭。根据病因学，糖尿病通常分为 1 型糖尿病、2 型糖尿病、特殊类型糖尿病和妊娠糖尿病 4 种类型，尤以 2 型糖尿病最为常见，占所有糖尿病的 90% 以上。

（一）临床表现及诊治

2 型糖尿病的特征性临床表现为"三多一少"，即多饮、多食、多尿和体重减轻。但绝大多数患者可以长期没有明显症状，而是以慢性并发症、伴发病来诊，或健康体检时发现，比如大血管病变、微血管病变、糖尿病肾病、糖尿病视网膜病变、糖尿病神经病变等慢性并发症。一般发病年龄在 40 岁以上，可同时伴有肥胖症、胆石症、高脂血症和高胰岛素血症等代谢综合征表现及胰岛素抵抗现象。临床诊断糖尿病的标准见表 17-5。

表 17-5　糖尿病诊断标准

诊断标准	静脉血浆葡萄糖或 HbA1c 水平
典型糖尿病症状	
+ 随机血糖	≥ 11.1mmol/L
或 + 空腹血糖	≥ 7.0mmol/L
或 +OGTT 2h 血糖	≥ 11.1mmol/L
或 +HbA1c	≥ 6.5%
无典型糖尿病症状者需改日复查确诊	

注：HbA1c. 糖化血红蛋白；OGTT. 葡萄糖耐量试验。

糖尿病临床治疗和管理包括"五驾马车"，即糖尿病教育、血糖监测、营养调理、运动干预、药物规范治疗。在糖尿病管理中除了治疗外，更重要的是降低发病危险因素，进行三级预防，早期筛查和诊断糖尿病，规范治疗，减少合并症。

（二）功能评估

1. 临床评估　询问病史是首要的临床评估手段，比如详细了解患者过去体重变化的情况，是否有高血压、血脂异常、冠状动脉粥样硬化性心脏病、脑血管病变、周围血管病变、脂肪肝、肿瘤、睡眠呼吸暂停综合征及治疗等既往病史；吸烟、饮酒、饮食及运动等个人生活方式；并询问家族中有无同类疾病史近亲属等。全面体格检查包括心率、血压、身高、体重、计算体重指数。2 型糖尿病尤其注重心脏和血管功能检查、眼底功能检查、肾功能检查、中枢神经和周围神经功能检查及足部动脉和皮肤检查，以早期发现并发症征象。实验室辅助检查对帮助了解患者血糖水平及治疗反应，确定有无合并症、伴发病及其严重程度，并指导治疗决策很有帮助，基本内容包括血液生化全项检查、心电图或超声心动图、超声血管检查、眼底检查、神经电生理检查等。临床评估可以确定糖尿病危险因素、病情及控制、合并症情况等，为康复治疗提供依据。

2. 功能评估

（1）肥胖评估：可用 BMI 法评估，也可用生物电阻抗法或双能 X 线法精确评估。

（2）肌肉力量评估：进行各大肌群肌力评估（第 4 章）。

（3）有氧耐力评估：可用功率车递增负荷运动试验或 6min 步行能力评估，方法见第 4 章。

（4）感觉评估：运用本体感觉临床试验或关节位置觉或运动觉等检查患者下肢和足部本体感觉，用针刺法或棉签法检查对比双侧下肢，尤其是足部痛触觉等浅感觉。

（5）平衡与协调功能评估：见第 4 章。

（6）步态评估：见第 4 章。

五、肥胖症

肥胖症指体内脂肪堆积过多和（或）分布异常，以及体重增加导致代谢障碍的慢性代谢性疾病，是由遗传因素和环境因素在内的多种因素相互作用的结果。肥胖症有一定的遗传倾向和家族聚集性，除了遗传因素外，生活方式如饮食失调、静坐少动、缺乏体力活动等导致机体能量摄入与消耗不平衡是产生肥胖的重要环境因素。

（一）临床表现及诊治

轻度肥胖症没有症状，中、重度肥胖症患者除了身体外型有明显表征外，还可出现一系列肥胖继发的临床症状，如心慌、气短、关节痛、体力活动费力、焦虑和抑郁等。肥胖是许多慢性疾病的共同病理基础，也可与其他疾病同时出现。临床上将肥胖症、血脂异常、脂肪肝、高血压、冠状动脉粥样硬化性心脏病、糖耐量异常或糖尿病同时发生，并伴有高胰岛素抵抗时称为代谢综合征。肥胖症还可伴有呼吸睡眠暂停综合征、胆囊炎、高尿酸血症、痛风、骨关节炎、静脉血栓、生育功能受损及某些恶性肿瘤，因此，可有复杂的临床表现。成人肥胖症的诊断标准是 BMI ≥ 28kg/m^2，超重为 BMI ≥ 24kg/m^2；男性腰围 ≥ 90cm，女性腰围 ≥ 85cm 确诊为腹型肥胖。临床治疗主要包括行为治疗、药物治疗和手术治疗。行为治疗主要是控制饮食、运动锻炼、规律作息、戒烟、限酒等措施。在行为治疗疗效不佳或反复波动时采用药物治疗。重度肥胖症且食欲极佳时临床治疗指南推荐采用减重手术（bariatric surgery）。

（二）功能评估

1. 临床评估

（1）身体质量指数（BMI，kg/m^2）：评估超重、肥胖和肥胖程度，详见表 17-6。

表 17-6　BMI 超重肥胖评估（kg/m^2）

评估等级	BMI 数值	评估等级	BMI 数值
正常	18.5 ～ 23.9	轻度肥胖	28 ～ 32.5
超重	24 ～ 27.9	中度肥胖	32.5 ～ 37.5
肥胖	≥ 28	重度肥胖	37.5 ～ 50
		极重度肥胖	≥ 50

（2）腰臀比：评估身体脂肪分布。男性腰臀比 ≥ 0.9、女性腰臀比 ≥ 0.8 为腹型肥胖。

（3）脂肪百分比（F%）：评估身体脂肪所占体重百分比。用生物电阻抗或 DXA 检测可获得脂肪百分比，成年男性脂肪百分比 ≥ 25%，女性脂肪百分比 ≥ 30% 视为肥胖，该数值受年龄影响，低龄成人可能降低一些，老年人可能增加一些。

（4）理想体重（ideal body weight，IBW）：用于指导体重控制。一般通过测量身高获得 IBW，IBW（kg）= 身高（cm）-105；或经过性别矫正后，IBW（kg）=[身高（cm）-100] × 0.9（男）或 × 0.85（女）。

（5）CT 或 MRI 测量腰椎（L$_4$ ～ L$_5$）腹内脂肪面积评估腹型肥胖：推荐内脏脂肪面积 ≥ 100cm^2 为腹型肥胖诊断切点值。

2. 功能评估　肥胖症功能评估包括：①肌肉力量评估，进行各大肌群肌力评估；②有氧耐力评估，可用功率车递增负荷运动试验或 6min 步行能力评估；③平衡协调性检查；④步态评估：见第 4 章。

六、痛风

高尿酸血症和痛风是嘌呤代谢障碍引起的代谢性疾病，在正常饮食条件下，血尿酸超过临床正常参考值标准时定义为高尿酸血症，血尿酸升高并伴有急性关节炎、痛风石、关节畸形、慢性间质性肾炎和尿酸性尿路结石症状时称为痛风。

（一）临床表现及诊治

最新高尿酸血症的诊断标准：正常饮食状态下，非同日两次检测空腹血尿酸水平＞420μmol/L 即可诊断为高尿酸血症。单纯高尿酸血症可无任何症状，持续数年至数十年，甚至可以终身没有症状。但发展为痛风时可出现急性关节炎症状，特征性表现为午夜或清晨突然出现的关节红肿、剧痛，最常发生在单侧跗趾和第 1 跖趾关节，踝关节、膝关节、腕关节、指关节和肘关节也较常见，应用秋水仙碱治疗后关节炎症状迅速缓解，关节腔滑囊液可检出尿酸盐结晶。CT 检查可见受累关节部位不均匀斑点状高密度痛风石影像，可确诊痛风。高尿酸血症和痛风的临床治疗主要有药物治疗、生活方式教育和手术治疗。急性关节炎期以应用秋水仙碱、非甾体抗炎药或糖皮质激素消炎、镇痛为主。排尿酸药物和抑制尿酸生成药物，配合多饮水和碱化血液环境会强化治疗效果。较大的尿酸石影响关节活动时可手术剔除。

（二）功能评估

1.疼痛和肿胀评估　在急性期或发作间歇期都可采用视觉模拟评分法进行疼痛评估。肿胀可以用触诊法进行评估，也可采用软尺测量围度方法，详见第 4 章。

2.关节活动度评估　对受累关节进行主、被动关节活动度评估，并与对侧正常关节进行对比，以评估疾病对关节功能的影响，具体方法详见第 4 章。

3.肌力评估　全身各大肌群肌力，尤其是受累关节相关肌群的肌力需要进行评估，具体方法详见第 4 章。

4.步态和足底压力评估　痛风患者在急性关节炎期由于疼痛，步态呈现典型的减痛步态，患肢不敢负重。在痛风发作间歇期其步态也与正常人显著不同，表现为步长和步幅都小，步速慢，患肢支撑相短，足底第 1 跖趾关节处受力小，而前足掌中部受力大的特点，可用步态分析仪进行仔细评估。

第三节　心肺代谢疾病的水中康复

一、水疗对心肺代谢疾病的影响

水疗法对心血管系统的影响，取决于水的温度、持续作用时间、水深及刺激强度。水温对心肺康复产生影响。当对心脏部位进行冷敷时，心搏次数减少，但收缩力量增强，脉搏有力、血压下降。进行全身冷水浴时，初期毛细血管收缩、心搏加速、血压上升，但不久又出现血管扩张、心搏变慢、血压降低，可即刻减轻心脏的负担。因此人们认为寒冷刺激能提高心肌能力，使心搏变慢，改善心肌营养。在进行 37 ～ 39℃的水浴时，周围血管扩张、脉搏增快、血压下降，造成体内血液再分配，这种再分配在治疗上有一定意义。但是，当这种再分配发生急剧改变时，则会出现脑血液循环障碍的症状，如面色改变、头晕、头痛、耳鸣、视物模糊等，应尽量避免发生。这种反应常见于体质较弱、贫血或有高血压、脑充血倾向者。在 40℃以上的热水浴时，血压出现波动，首先上升，继之下降，然后再上升。最初的反应是由于高温下血管发生痉挛，第 2 阶段是因血管扩张，最后心脏对高温扩血管反应做出生理性反应，心搏量增加，血管收缩，血压出现第 2 次上升。这种心脏适应功能，在健康人和心脏代偿能力佳的人身上表现明显。但 40℃以上的热水浴，能增加心脏的负担。研究证实，心肌梗死和缺血性心肌病患者在水环境中进行康复，心血管功能显著提升。

水深对心肺康复产生影响。在水中浸没胸廓、腹壁和四肢时，因压力影响，静脉周径缩小，同时腹腔、胸腔静脉的内压均高，回心血量增加。静水压可对淋巴液淤积、水肿、肢体肿胀有良好作用，但也可引起膈肌上升及膈肌活动受限，导致呼吸面积缩小而肺活量减少。同时也可使心脏增大，肺与心脏的面积比例减少，全身浸浴时心脏与肺的比例可增加 40% 以上，因而对呼吸功能和肺循环功能产生影响，在水中运动训练时要充分注意心肺功能变化。浸浴对心血管会产生级联效应。水浸没至胸部或更高部位时，静水压升高，静脉和淋巴受挤压，回心血量增多，心房压力增加，肺动脉压力升高，心脏血容量上升，每搏输出量增加，心排血量增多。

二、水疗康复程序

1. 在进行水中训练前应对患者进行体格检查，了解患者的身体状况及有无运动禁忌证。

2. 在进行水中训练前，患者应先进行陆地上的训练。陆地上的练习包括热身体操，水中基本动作的模仿等。

3. 在水中训练时，初学者应先适应水性，消除患者对水的恐惧心理。水疗康复师要保护患者，帮助患者在水中站立、活动四肢或水中游戏，使其适应水中环境。

4. 在患者适应水性后，可以进行一些简单的动作练习，如水中呼吸、打水、水中翻转等。

5. 根据患者的情况进行合适的各类水中练习，为提高运动兴趣，可进行小组训练。

三、心脏疾病水疗康复

心脏康复倡导"五大处方"，即运动处方、营养处方、心理处方（包括睡眠管理）、戒烟处方和药物处方。其中，运动处方是心脏康复的基础和重要组成部分，运动训练的目的在于恢复和提高患者的功能能力，减少卧床并发症和长期体力活动不足导致的体能下降，降低心血管疾病危险因素，减少残疾，促使患者重返家庭与社会。

（一）水疗康复作用

水疗康复可以增强心肌功能。人在水中运动时，各器官都参与其中，耗能多、血液循环也随之加快，以供给运动器官更多的营养物质。血流速度加快，会增加心脏负荷，使其跳动频率加快，收缩强而有力。长期进行游泳康复训练，患者心肌肌力会明显增大，心脏收缩有力，血管壁厚度增加、弹性加大，每搏输出量增加，心血管功能发生明显的改善。同时，经常参加游泳训练还可以预防心血管疾病的发生，增强身体素质。

（二）治疗方法

1. 水中有氧耐力运动训练　心脏水疗康复以有氧训练为主，辅以肌力训练和其他运动训练。有氧运动包括水中步行（图 17-1）、水中跑台运动、水中蹬车运动、水中健身操等，根据患者年龄、病情确定运动方式、运动强度和运动时间，可用水中 Polar 表监测运动心率，确保患者在安全的运动范围内进行锻炼，水疗康复师要随时监测患者的症状和体征，以调整训练指令或终止训练。一般建议水温为 28 ~ 32℃，水深齐剑突水平或齐脐水平（图 17-2 和图 17-3），每次运动持续 20 ~ 45min，每周 3 ~ 6 次，坚持 4w 以上。水中可放置跑步机，通过调制跑速和跑步或走步时间达到训练目标。也可放置功率车，调整其蹬速和踏蹬时间来达到训练目标；如果患者年龄大或体力差，还可以在水中手扶双杠往返行走，或在水域中做健身操来达到训练目的。体力较好的患者可以进行游泳训练，25m × 5 为 1 组，间歇进行，每次训练 2 ～ 5 组，每周训练 3 ～ 5 次，根据患者身体反应，增减运动量或运动负荷。在有氧运动训练前，要做好热身，包括 ROM 训练、慢走、水中适应性慢行，持续 10min。运动后要用干毛巾裹好身体，坐位或躺下放松休息 20min 左右，等身体恢复到舒适状态后冲澡，结束训练。

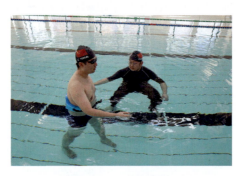

图 17-1　水中步行

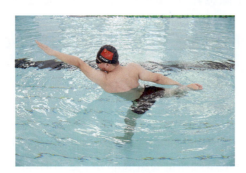

图 17-2　水中运动（一）

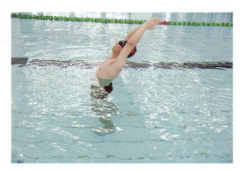

图 17-3　水中运动（二）

2. 水中力量训练　水中力量训练是辅助患者增强肌肉力量和运动代谢的有效方法。设置水深约为剑突水平（图 17-4），水温 30 ～ 35℃。力量训练方法可以徒手推动水流（图 17-5）、站位或坐位踢腿实现，也可在池中使用浮力助具，如泡沫哑铃（图 17-6）、泡沫板（图 17-7）、脚蹼等进行训练，每次 20min，每周 3 ～ 4 次，持续 4w 以上。

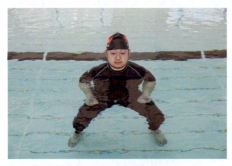

图 17-4　水中力量训练（一）

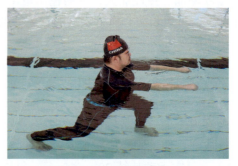

图 17-5　水中力量训练（二）

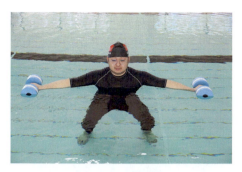

图 17-6　水中力量训练（三）

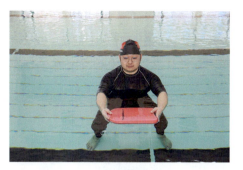

图 17-7　水中力量训练（四）

（三）治疗目的

通过施加一定强度的运动负荷促进血液循环，进而减少心血管负荷，降低心率，减少心肌耗氧量；促进静脉回流；获得心血管适应性；通过无创且力学负荷较小的方法增加心肺功能。

（四）注意事项

注意水深控制。水深不同，流体静压大小不同，水越深、静水压越大，回心血量更多，可增加心房充盈，增加心肺压力，因此，要充分了解心脏病患者进行水中运动时血流动力学的改变，在特定训练中监测心率和血压，必要时让患者处于水平位以减少心脏做功的可能性。注意控制水温，在同样的运动强度下，水温越高，在水中的代谢效应更强，心血管压力更大，因此，有氧耐力训练水温不宜超过 32℃。

四、呼吸系统疾病水疗康复

肺康复是对有症状、日常生活活动能力下降的慢性呼吸系统疾病患者采取的多学科综合干预措施，以减轻症状、改善肺功能状态，最终达到稳定或逆转肺部疾病所引起的病理、生理和心理学变化的目的，使患者获得最大程度的恢复。

（一）水疗康复作用

水中康复可以提高人的肺活量，改善呼吸系统的功能状况，增强呼吸肌力量。游泳运动是改善和提高肺活量的有效手段之一，游泳时人的胸部要接受 12 ～ 15kg 的压力，如果用冷水刺激肌肉紧缩，则感到呼吸困难，迫使人用力呼吸，加大呼吸深度，吸入更多的氧气才能满足机体的需求。游泳促使人呼吸肌发达、胸围增大、肺活量增加，而且吸气时肺泡开放更多，换气顺畅，对健康极为有利。水疗通过神经性反射对患者呼吸次数和深度产生影响，瞬间的冷刺激使吸气加深，甚至有短暂的呼吸停止和深吸气，温度越低，刺激越突然，呼吸停止得越快、越急剧。继之，从一系列深呼吸运动变为呼吸节律更快、更深。如受到热刺激时，表现为呼吸节律变快且较为浅表，其原因是糖和脂肪代谢增加、二氧化碳累积所致，长时间的温水浴使呼吸减慢。静水压可强化呼吸肌力量。

（二）治疗方法

呼吸系统疾病水疗康复方案包括水中呼吸训练、水中有氧运动和力量训练等。有氧运动是基础，有氧运动和力量训练内容见本节"心脏疾病水疗康复"部分。

1. 水中呼吸体操　水中呼吸体操主要是利用水的浮力、压力、阻力及温度等因素的作用治疗呼吸系统疾病的方法。水中呼吸锻炼有助于呼吸系统疾病和手术后患者尽早最大限度地恢复肺功能，缩短康复时间。水温 28 ～ 30℃，水深可选择齐剑突、乳头或腋窝水平。

（1）第1节：长呼吸。患者身体直立，全身肌肉放松，用鼻吸气（图17-8），口呼气。先练深长呼气，直到把气呼尽（图17-9），然后自然吸气，呼与吸时间之比为2：1或3：1，以不头晕为宜，呼吸频率以16次/分左右为宜。

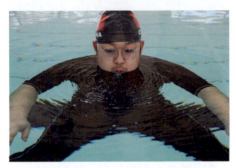 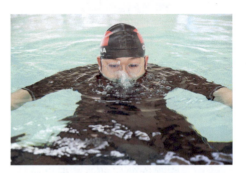

图17-8　水中吸气训练　　　　　　图17-9　水中呼气训练

（2）第2节：腹式呼吸。患者直立位，一手放胸前，另一手放腹部，做腹式呼吸。吸气时尽力挺腹，胸部不动，呼气时腹肌缓慢主动收缩，以增加腹内压力，有利于膈肌上提，将气缓缓呼出。呼吸应有节律。

（3）第3节：动力呼吸。患者随着呼气和吸气做两臂放下和上举。

（4）第4节：抱胸呼吸。患者直立位，两臂在胸前交叉并压紧胸部，身体前倾呼气（图17-10）；两臂逐渐上举，扩张胸部，吸气（图17-11）。

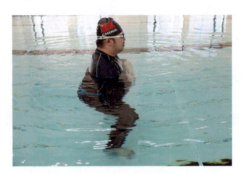 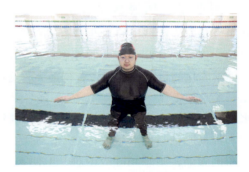

图17-10　呼气训练　　　　　　图17-11　吸气训练

（5）第5节：压腹呼吸。患者直立位，双手叉腰，拇指朝后，其余4指压在上腹，身体前倾呼气，两臂慢慢上抬吸气。

（6）第6节：下蹲呼吸。患者直立位，双足合拢（图17-12），身体前倾下蹲，两手抱膝呼气（图17-13），还原时吸气。

（7）第7节：弯腰呼吸。患者直立位，双臂在腹前交叉，向前弯腰时呼气，上身还原，两臂向双侧分开时吸气。

（8）第8节：手臂外展呼吸。患者站立位，手臂外展的同时吸气，然后，手臂内收呼气，反复练习。

以上每节操自然呼吸30s，每次做10～20组，全套操费时10～20min。

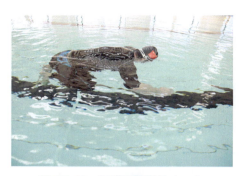

图 17-12　下蹲呼吸训练（一）

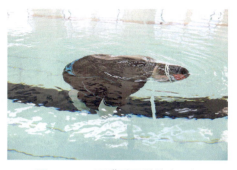

图 17-13　下蹲呼吸训练（二）

2. 静水压作用下水中呼吸训练

水中站立位

1）呼吸训练：患者直立，抬头，在水面上呼气（图 17-14），然后深吸气，屏气，向前低头并将头浸入水中（图 17-15）。

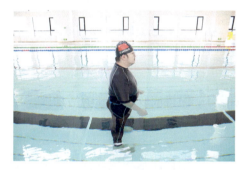

图 17-14　水面上呼气

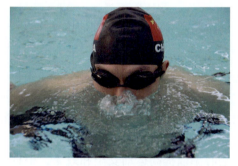

图 17-15　深吸气后水下屏气

2）呼吸手臂交替上举：患者伸展上肢，上举，同时在水面上呼气，再吸气，然后手臂放下。训练时先单侧，后双侧，最后双上肢交替进行练习（图 17-16 和图 17-17）。

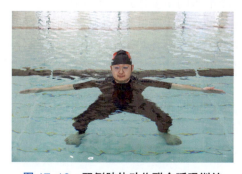

图 17-16　双侧肢体动作联合呼吸训练

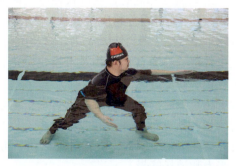

图 17-17　单侧肢体动作联合呼吸训练

3）俯身呼吸训练：患者上半身放松，前倾，吸气，将头浸入水中，然后再重新直立，抬头出水面，呼气，反复进行。

4）抬臂俯身呼吸训练：患者吸气－俯身－屏气－浸入水中，然后高举上臂，同时伸展上半身，呼气，然后上肢放松下落。

3. 水中步行呼吸训练　①患者正步行走，伸展上肢，双臂抬起、落下摆动，与呼吸同时进行。②患者正步行走，抬上肢并伸展不动，足站立，然后行走，上肢放松落下，反复重复，如平时行走，与呼吸同时进行（图 17-18）。③患者正步行走，抬上肢，伸展上肢，上半身放松，上肢下落，双侧臂自由摆动，与呼吸同时进行（图 17-19）。

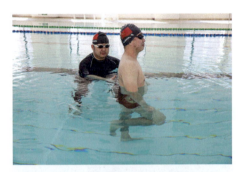
图 17-18　行走联合呼吸训练（一）

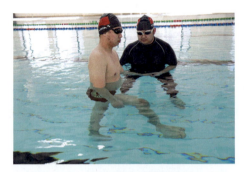
图 17-19　行走联合呼吸训练（二）

（三）治疗目的

改善换气；改善呼吸肌的肌力、耐力及协调能力；保持或改善胸廓的活动度；建立有效的呼吸方式；促进放松；增强患者整体的功能。

（四）注意事项

监测心率以提高运动安全和效果，根据患者的需求选择深水环境或浅水环境训练，监测患者在水中的呼吸频率变化，避免呼吸困难、溺水等危险发生。

五、代谢系统疾病水疗康复

（一）水疗康复对代谢性疾病的作用

身体代谢与体温具有密切的关系。在体温升高和氧化过程加速的情况下，身体基础代谢率增高，组织温度降低时，基础代谢率则降低。冷水浴的主要作用是加快脂肪代谢、气体代谢及血液循环，促进营养物质的吸收。温水浴能在某种程度上降低代谢过程。而过度的热作用、蒸汽浴或干空气浴，则会使碳水化合物及蛋白质的燃烧加速。在热水浴作用下，汗腺分泌增加，排出大量汗液，有害代谢产物及毒素也随之排出。由于液体丧失、血液浓缩、组织内的水分进入血管，从而促进渗出液的吸收。

对于超重或肥胖患者而言，进行水中运动的治疗机制很明确，因为他们可能无法承受陆地上持续运动所施加的关节和身体负重，但是在水中，由于减重效应，动作执行难度下降，他们可能会在规定时间内完成相应的运动。同时，水中运动治疗有助于促进肌肉的营养作用、调节肌张力和消耗能量。

（二）治疗方法

持续进行中等强度的水中有氧运动和循环抗阻训练是增强机体代谢，改善血糖、血脂、血压水平，减少脂肪积累的有效方法。训练 8～12w 或以上时间方能见效。

　　肥胖与超重的训练方案以有氧运动为基础，包括循环训练和（或）使用大型设备的训练（如在水中跑台上练习行走、跑步或水中踏车等）。选择恢复时间较短或极短的持续性运动，除了可以刺激机体代谢之外，还可以包括数种状态的循环抗阻训练，循环抗阻训练可针对各个大肌群进行力量训练（图 17-20）。糖尿病、肥胖和代谢综合征训练方案以持续进行中等强度的水中有氧运动为主，也可进行恢复时间非常短的多肌群循环活动。进行水中跑步与步行训练，训练过程中，也可以使用相关辅助器具（图 17-21）。

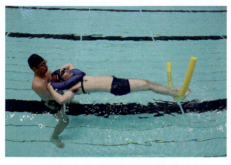

图 17-20　辅助划水游动

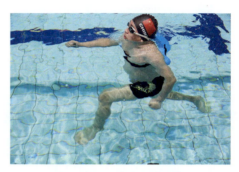

图 17-21　水中跨步行走

（三）治疗目的

　　通过水疗康复，改善患者的血糖、血脂，提升胰岛素敏感性，增强心肺耐力和改变体成分，从而降低糖尿病危险因素和并发症。

（四）糖尿病水疗康复方法

　　应根据每位患者的具体需求和个人特点选择不同的水中运动治疗方案。监测心率以提高运动效果，监测关节症状，根据患者的需求和肥胖类型选择深水或浅水环境，调整减重量，定期监测体重和体脂率变化。同时，运动中由于大量出汗也会造成体内脱水及部分矿物盐类的丧失。因此，水疗时如出汗过多，应适当补充盐水。

　　持续进行中等强度的水中有氧训练。患者在垂直位下的运动所产生的力学减重效应是最大的，所以垂直位是最为常用的治疗体位。在治疗过程中可改变患者的运动体位（如从水平位转变为垂直位，或对角 / 倾斜姿势，再转变到其他不同体位的组合，反之亦然），也可结合类似于游泳的运动来进行水平位训练，并与垂直位训练交替进行（图 17-22）。

　　水中力量训练可采取推动水流抗阻、水中哑铃、水中漂浮板、脚蹼等抗阻运动方式进行，以增强肌肉力量和耐力，控制身体平衡，如图 17-23 ～图 17-25。

　　治疗目的：利用静水压力的作用增加静脉回流，增加肌肉功能，改善机体代谢。

　　注意事项：糖尿病患者训练时不建议水温过高，以 28 ～ 32℃为宜，有周围神经病变的糖尿病患者尤需注意。训练中随时监测血糖变化，同时根据患者评估结果，可交替进行深水区运动和浅水区运动。利用水中体位改变及下肢运动所带来的循环效应，结合有氧运动，改善机体代谢。要了解糖尿病患者用药时间，水疗不要与药物作用高峰时间重叠，避免运动性低血糖，一般推荐餐后 1h 进行水中康复治疗。少部分患者运动后可出现高血糖，如果患者运动时感觉疲乏无力，要警惕高血糖情况，让患者及时上岸休息，检测血糖，必要时临床医治。

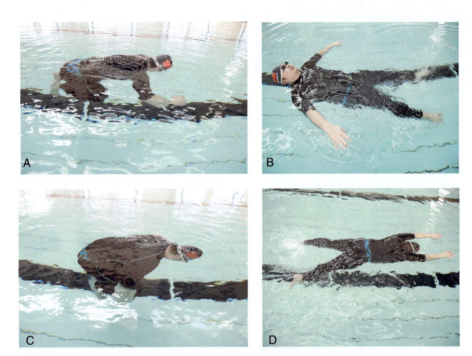

图 17-22　呼吸与游泳练习

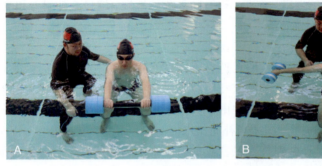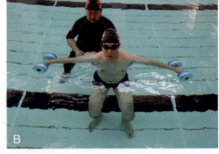

图 17-23　水中抗阻训练

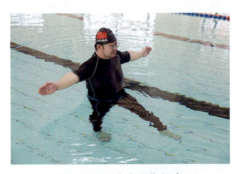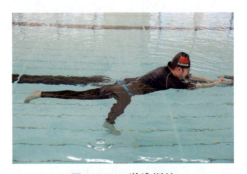

图 17-24　水中平衡行走　　　　　　　图 17-25　游泳训练

（刘畅格　张亦弛）

测验题

1. 心肺水中康复的核心以（　　）为主，需要进行预防、临床、康复与教育的结合。尽早开始心肺康复治疗可以最大程度地保留和改善残存的心肺功能，延缓疾病进展

　　A. 运动治疗　　B. 心理治疗　　C. 营养调理　　D. 生活方式指导

2. 热水浴的温度在（　　）以上，能增加心脏的负担，心肌梗死和缺血性心肌病的患者利用水环境的作用促使心血管得到康复

　　A. 38℃　　B. 40℃　　C. 42℃　　D. 36℃

3. 全身浸浴深度对心血管会产生级联效应，水浸没至胸部或更高部位时，静水压升高，静脉和淋巴受挤压，回心血量增多，从而（　　）压力增加，肺动脉压力升高，心脏血容量上升，每搏输出量增加，心排血量增多

　　A. 肺动脉　　B. 主动脉　　C. 心房　　D. 心室

4. 水疗通过神经性反射对患者呼吸次数和深度产生影响，训练方案以（　　）为基础，包括循环训练或使用大型设备的训练，如在水中跑台上练习行走、水中踏车

　　A. 呼吸训练　　B. 柔韧性训练　　C. 有氧运动　　D. 力量训练

5. 水中呼吸体操主要是利用水的（　　）及温度等因素的作用来治疗呼吸系统疾病，例如哮喘、慢性支气管炎及肺气肿等。水中呼吸锻炼有助于呼吸系统疾病和手术后患者尽早最大限度地恢复肺功能，缩短康复时间。请选择错误的选项

　　A. 浮力　　B. 压力　　C. 阻力　　D. 力量

6. 脂肪百分比（F%）评估身体脂肪所占体重百分比，用生物电阻抗或 DXA 检测可获得。成年男性 F%≥25%，女性（　　）视为肥胖，该数值受年龄影响，低龄成人可能降低一些，老年人可能增加一些

　　A. F%≥28%　　B. F%≥30%　　C. F%≥35%　　D. F%≥32%

7. 代谢系统疾病的水疗康复，采用持续进行中等强度的水中有氧运动和循环抗阻训练是增强机体代谢，改善血糖、血脂、血压水平，减少脂肪积累的有效方法。训练需（　　）以上方能见效

　　A. 8～12w　　B. 4～6w　　C. 2～4w　　D. 12～14w

8. 水中呼吸锻炼有助于呼吸系统疾病患者尽早最大限度地恢复肺功能，缩短康复时间。选择水温（　　），水深可选择齐剑突、乳头或腋窝水平

　　A. 24～26℃　　B. 26～28℃　　C. 28～30℃　　D. 30～32℃

9. 水中力量训练是辅助患者增强肌肉力量和运动代谢的有效方法。设置水深约为（　　）水平

　　A. 肚脐　　B. 剑突　　C. 锁骨　　D. 膝关节

10. 心脏康复的核心为"五大处方"，即（　　）、营养处方、心理处方（包括睡眠管理）、戒烟处方和药物处方

　　A. 认知处方　　B. 游戏处方　　C. 饮酒处方　　D. 运动处方

参考答案： 1. A　2. B　3. C　4. C　5. D　6. B　7. A　8. C　9. B　10. D

参考文献

国家卫生健康委食品安全标准与监测评估司, 国家食品安全风险评估中心, 成人高尿酸血症与痛风食养指南编写专家组, 2024. 成人高尿酸血症与痛风食养指南 (2024 版). 卫生研究, 53(3): 352-356.

黄坤, 廖玉华, 2023. 2023 ESC 糖尿病合并心血管疾病管理指南解读. 临床心血管病杂志, 39(10): 753-755.

中国老年学和老年医学学会, 2023. 老年慢性阻塞性肺疾病管理指南. 中西医结合研究, 15(3): 154-164.

中华医学会呼吸病学分会慢性阻塞性肺疾病学组, 中国医师协会呼吸医师分会慢性阻塞性肺疾病工作委员会, 2021. 慢性阻塞性肺疾病诊治指南 2021 修订版. 中华结核和呼吸杂志, 44(3): 170-205.

中华医学会呼吸病学分会哮喘学组, 2020. 支气管哮喘防治指南 (2020 年版). 中华结核和呼吸杂志, 43(12): 1023-1048.

中华医学会糖尿病学分会, 2021. 中国 2 型糖尿病防治指南 (2020 年版). 中华糖尿病杂志, 13(4): 315-409.

HUANG K, YANG T, XU J, et al., 2019. Prevalence, risk factors, and mangement of asthma in China: a national cross-sectional study. Lancet, 394(10196): 407-418.

TEFFAHA D, MOUROT L, VERNOCHET P, et al., 2011. Relevance of water gymnastics in rehabilitation programs in patients with chronic heart failure or coronary artery disease with normal left ventricular function. Journal of Cardiac Failure, 17(8): 676-683.

WANG C, XU J, YANG L, et al., 2018. Prevalence and risk factors of chronic obstructive pulmonary disease in China〔the China Pulmonary Health(CPH) study〕: a national cross-sectional study. Lancet, 391(10131): 1706-1717.

第18章 烧伤的水中康复

第一节 烧伤概述

我国人口众多,因生产、生活、灾害或意外等导致烧伤患者数目巨大。对于烧伤患者的救治,尤其是对于大面积烧伤患者的救治,目前我国处于世界领先的水平。然而,烧伤患者常伴有各种生理及心理的后遗症,如关节挛缩、变形、截肢,以及各种社会、心理问题等都严重影响患者回归生活、家庭及社会,因此康复的介入非常必要。

烧伤是以火焰、热水、热蒸气、热油、化学物质、光、电及放射线等作用于人体皮肤、黏膜、肌肉、骨骼,甚至内脏器官等造成的损伤,是皮肤黏膜等屏障组织及其连带的深层组织器官损伤。皮肤一旦遭到严重烧伤,就会使其重要的保护身体内环境稳定的功能受到破坏或丧失,从而引起烧伤患者出现诸如休克、感染、多器官功能不全等危及生命的严重并发症。烧伤在和平时期和战争时期都是常见的创伤,一般以热力烧伤为主,化学烧伤和电子烧伤亦呈增多趋势。

烧伤的严重程度与烧伤面积、烧伤深度、烧伤部位、烧伤原因、患者年龄、患者体质状况、有无合并伤(如呼吸道损伤)或中毒等因素有关。其中最重要的是烧伤面积和烧伤深度。

烧伤水疗康复贯穿于烧伤治疗的各个时期,与其他康复治疗方法联合应用,尽量使患者减少残疾。

第二节 烧伤临床表现

一、烧伤严重程度估算办法

(一)烧伤面积的估计

我国一般采用经实测中国人体表面积而建立的"中国新九分法"来表示。适用于较大面积烧伤的评估,将全身体表面积划分为 11 个等份,另加 1%,构成 100%。

1. 头颈部 =1×9%,即 3、3、3(头部、面部、颈部)。

2. 两上肢 =2×9%,即 5、6、7(双手、双前臂、双上臂)。

3. 躯干 =3×9%,即 13、13(躯干前、躯干后)、1(会阴)。

4. 双下肢 =5×9%+1%,即 5、7、13、21(双臀、双足、双小腿、双大腿)。

合计:共为 11×9%+1%。

（二）烧伤深度的分类

我国传统惯用"三度四分法"，见表18-1。

表18-1　烧伤三度四分法

分类	描述
Ⅰ度	烧伤仅伤及表皮浅层，生发层健在
浅Ⅱ度	烧伤达真皮浅层，部分生发层健在；创面靠残存的表皮生发层和皮肤附件（汗腺、毛囊）的上皮再生修复
深Ⅱ度	烧伤达真皮深层，还有皮肤附件残留；由于真皮层内有残存的皮肤附件，创面修复可依赖其上皮增殖形成上皮小岛
Ⅲ度	也称为焦痂型烧伤，全层皮肤烧伤；可深达肌肉甚至骨骼、内脏器官等

（三）临床分期

烧伤分为4个阶段，即急性体液渗出期（休克期）、感染期、修复期和康复期。

1. 急性体液渗出期（休克期）　烧伤后由于伤口表面的暴露和毛细血管的炎性扩张，以及渗透性增加，迅速发生体液的渗出。当烧伤面积很大时（通常为Ⅱ度、Ⅲ度烧伤面积，成人10%，儿童＞5%），身体不足以弥补体液迅速流失时会发生休克。渗出期持续1～2d，需要及时补充大量的平衡液。

2. 感染期　烧伤后48h，炎症扩张的毛细血管开始恢复。随着毛细血管通透性的恢复，体液开始吸收，水肿消退，但细菌也会被吸收到体内，易发生感染；伤后2～3w，由于深度烧伤，坏死组织开始溶解。它也是一种很好的细菌培养基，所以它也容易感染。因此，伤后2～3d和伤后2～3w是感染的易感时期。

3. 修复期　修复期包括伤口修复和功能修复。伤口修复过程在伤口表面发生炎症改变后不久开始，直到伤口愈合。因此，需要尽快促进伤口愈合。控制感染，加强营养，支持人体修复功能。

4. 康复期　康复期指烧伤创面愈合之后功能的康复阶段。通过康复训练及整形等治疗，让皮肤及身体功能尽量恢复到原来状态。

二、临床表现

（一）烧伤临床表现分度

1. Ⅰ度烧伤　仅伤及表皮，局部皮肤发红，又称为红斑烧伤。有轻度肿胀和疼痛，一般2～3d后红斑消失，3～7d脱屑痊愈，不留瘢痕，有时可有轻度色素沉着。

2. 浅Ⅱ度烧伤　伤及整个表皮和部分乳头层。皮肤疼痛剧烈、感觉过敏，有水疱；水疱皮剥脱后可见创面均匀发红、潮湿、水肿明显；如无感染，创面可于1～2w愈合，创面靠残存的表皮生发层和皮肤附件（汗腺、毛囊）的上皮再生修复，一般不留瘢痕，但可有色素沉着。

3. 深Ⅱ度烧伤　伤及真皮深层，但有皮肤附件残留。也可形成水疱，水疱较小或较扁薄，基底苍白，间有红色斑点，感觉迟钝，但拔毛试验时可感觉疼痛、皮温稍低；表面渗液较少，但底部肿胀明显；如无感染，可通过上皮小岛扩展融合修复，需时 3～4w，但常有瘢痕增生。如被感染，残留的皮肤附件往往被破坏，从而变成Ⅲ度。

4. Ⅲ度烧伤　伤及皮肤全层，可深达肌肉甚至骨骼、内脏器官等，创面蜡白或焦黄，甚至炭化，又称为焦痂型烧伤，硬如皮革，干燥，无渗液，发凉，针刺和拔毛试验无痛感，可见粗大栓塞的树枝状血管。但皮下组织间隙有大量液体积聚，严重甚至引起全身变化如休克感染等。由于皮肤及其附件全部被毁，3～4w 后焦痂脱落形成肉芽创面，创面修复依赖于手术植皮或皮瓣修复，较小创面也可由创缘健康皮肤上皮生长修复，愈合后形成瘢痕，且常造成畸形、不能出汗。

由于烧伤各度之间往往是可以变动和混合存在的，尤其是深Ⅱ度和Ⅲ度之间更易混淆，因此在治疗过程中需要经常重新估计核实。

（二）严重程度分类

1. 轻度烧伤　Ⅱ度烧伤面积＜9%（占体表面积）。

2. 中度烧伤　Ⅱ度烧伤总面积在 10%～29%，或Ⅲ度烧伤面积＜10%。

3. 重度烧伤　烧伤总面积在 30%～49%；或Ⅲ度烧伤面积在 10%～19%；或Ⅱ度、Ⅲ度烧伤面积虽不足上述百分比，但有其他严重情况（较重的复合伤；已发生休克或全身情况较重；中、重度吸入性呼吸道损伤和肺损伤）。

4. 特重烧伤　烧伤总面积＞50% 或Ⅲ度烧伤面积＞20%。

患者合并有休克、严重感染、严重损伤时，无论烧伤面积大小，均列为重度烧伤以上级别的烧伤。

三、功能障碍

1. 运动功能

（1）肌肉功能、平衡能力和协调能力的下降：因制动造成的肌肉萎缩和肌力、耐力下降，平衡能力和协调能力同步下降。

（2）关节活动范围下降：因疼痛、瘢痕增生或制动后瘢痕、肌腱、肌肉等软组织挛缩造成的关节僵硬、畸形，致使关节功能障碍。

2. 心肺功能下降　大面积烧伤，因长期卧床或肢体制动造成心肺功能下降。

3. 日常生活能力下降　因关节 ROM 下降或肢体残障造成的 ADL 障碍。

4. 创面问题　烧伤创面、感染创面和肢体肿胀的辅助治疗带来的创面问题也是烧伤康复的特有问题。

5. 并发症　肺部感染、深静脉血栓形成与压疮风险增加。

6. 社会心理问题　由于病痛、形象等遭受创伤，包括工作、学习、交往和家庭生活与融入社会等各方面社会心理障碍也可存在。

第三节　烧伤水疗康复

水疗作为一种康复方法，通过温度、机械及化学刺激作用，以及在水中进行适当的运动和按摩，可以帮助烧伤患者缓解疼痛及各种功能障碍。

一、水疗在烧伤康复中的作用

1. 促进创面愈合　水疗可以清除创面表面的细菌负载，分离焦痂，清理创面的渗出及残存的药物，这些都有利于促进伤口的愈合。此外，水中的压力和水流也可加快伤口愈合的速度。

2. 缓解疼痛和不适感　烧伤对于患者来说是一个痛苦的经历，通常伴有强烈的疼痛感，这种疼痛感会严重影响患者的康复疗效，因此有效缓解疼痛成为全面康复治疗的一个重要前提。水疗可以通过水温、水流和水压的调节，产生舒适的感觉，减轻患者的疼痛和不适感。

3. 改善运动能力　严重烧伤患者可出现肌肉缺损、肌力下降、关节僵硬等都会导致患者的运动能力下降。水疗可以通过水的浮力和阻力，对肢体起到减重和抗阻的作用。同时，通过水的温热作用松弛患者关节的关节囊，因此能够有效锻炼烧伤患者的肌肉，并对关节有放松的作用，最终提高患者的运动能力。

4. 软化瘢痕　借助水的温热作用可软化瘢痕，增加皮肤弹性，利于肢体活动。

5. 改善睡眠质量　严重的烧伤也可能导致患者睡眠不佳，水疗可以通过水的温热作用、压力和运动来调节自主神经系统，改善患者的睡眠质量。

6. 改善心理状态　患者在烧伤后，常伴有各种负性情绪，这些情绪可出现在烧伤治疗的任何阶段。水疗可以通过水中的轻柔和静谧来使烧伤患者放松，帮助患者缓解压力、焦虑和抑郁。

二、水疗在烧伤康复中的优势和风险

1. 水疗在烧伤康复中的优势　相对于其他的康复方法，水疗具有安全、稳定、舒适和高效的特点。水能够为烧伤患者提供稳定的支持，减轻患者的负重，进而减轻对关节和肌肉的冲击。由于水的温度和压力可以调节，因此可以适应患者的个人需要来缓解疼痛和不适感。此外，水的密度比空气高，可以为患者提供更大的阻力来促进肺功能的恢复。同时，水的浮力也能促进增强肌肉强度和运动的能力。因此，水疗可以使患者更快地康复。

2. 水疗在烧伤康复中的风险　水疗对于烧伤患者来说，也存在一定的风险，主要表现为患者发热、疲劳。另外，有报道认为水疗也会引起患者的电解质紊乱。此外，交叉感染也是需要引起重视的问题。

三、烧伤患者普适性水疗方法

（一）冲浴治疗

冲浴治疗可去除患者全身多处创面周围的皮肤坏死组织、分泌物、炎症和细菌，营造良好的创面基底环境，促进创面恢复及防止并发症。还可减轻患者换药时的痛苦，有利于医务人员换药，并减少感染风险。

（二）浸浴治疗

浸浴治疗是指患者全身或烧伤局部浸泡水中的治疗。

1. 四肢涡流槽浴　四肢涡流槽浴能够产生温和、安全的水流喷射，可以加速上肢或下肢的创面愈合、神经修复等。此外，瘢痕组织经过水的喷射和浸泡后，辅以水中牵拉等训练，可以有效地改善烧伤后的关节僵硬，并增加患者的肌力。

2. 哈伯特水疗槽浴　哈伯特水疗槽浴具有蝶形的外观，有利于医务人员和患者家属帮助患者训练。主要用于四肢及躯干的运动训练，尤其是四肢近端烧伤患者的训练。在烧伤患者脱离急性期，感染已经控制，体温正常，创面开始愈合，植皮成功后可采用哈伯特浴槽水疗。治疗使用的溶液可以是矿泉水、生理盐水等，水温控制在 35 ～ 37℃，根据烧伤部位和严重程度，鼓励患者进行自我牵拉和主动水中运动，以增强关节活动度和肌力。

3. 步行槽浴　步行槽浴可以进行步行训练，通过气泡发生装置，增加步行时的本体感觉输入。此外，步行槽浴可以记录患者的步态相关参数，医务人员可以在水槽外观察患者步行情况。步行槽浴适用于已经恢复站立能力及部分步行能力的烧伤患者使用。

（三）水中运动

水中运动包括水中肌力训练、水中关节活动度训练、水中平衡训练和水中步行训练等，其方法与陆地上训练相同，可以有效提高肌肉力量、协调性和心肺功能，从而改善身体状况。除了水疗作用外，在减重、保护关节等方面具有优越性。

（四）水中有氧训练

水中有氧健身运动是患者在水深 1 ～ 1.4m 的泳池中，配以音乐的情况下进行集体游泳、花样游泳、健美操、舞蹈等多种形式为主体的多项、全面的有氧健身运动。在水环境中运动不仅对身体生理和心理的锻炼有着积极的作用，提高人体对水的适应能力，而且在同等运动负荷条件下较陆地上运动更能锻炼机体的心肺功能，改善能量代谢，适合各个年龄阶段的人群。

四、烧伤各个不同阶段或面积的水疗特殊性

（一）烧伤即刻

烧伤后即刻可用冷水疗法，比如烧伤后立即用冷水冲洗、冷敷创面，以减轻疼痛，减少渗出，防止热力继续损伤。温度以 5 ～ 10℃为宜，时间为 30 ～ 60min，甚至数小时，适合于小面积或较浅的烫伤。

（二）急性感染期

1. 水疗　可采用浸浴或直喷浴，以清洗坏死组织和分泌物，保持创面清洁。水中加入 1 ∶ 5000 高锰酸钾溶液或 1 ∶ 1000 苯扎溴铵溶液起到消毒的作用，水温以 37 ～ 39℃为宜。

2. 温泉水疗　温泉水疗是一种可以促进身体放松和愈合的有效方法。温泉的温度可以达到 35 ～ 36℃，可以缓解疼痛和不适感。同时，天然温泉含有多种矿物质和微量元素，可以促进细胞再生和皮肤修复。

（三）修复期后瘢痕增生

矿泉水疗法适合修复瘢痕期患者。矿泉水为高热性含有放射性元素氡、氯化钠泉，采用浴盆浸浴，水温 35 ～ 36℃，每次 20min，每天 1 次。矿泉水中含阴离子化合物及放射性元素氡。矿泉水接触皮肤时，在皮肤上形成放射性薄膜，此膜浴后可保持 3 ～ 4h，不断产生射线，使胶原代谢降低，阻止或抑制成纤维细胞增生，从而达到抑制瘢痕的作用。

瘢痕增生期的烧伤患者进行水疗时水温控制在 35 ～ 36℃。过高的温度，一方面对创面肉芽的刺激使患者感觉疼痛，甚至导致组织损伤；另一方面，毛细血管过度扩张，可促使人体对细菌毒素及组织分解产物的吸收，而且在后期也会促进瘢痕增生。水温过低则使毛细血管收缩，达不到促进血液循环的作用，患者不易接受，而且容易受凉感冒。

（四）功能恢复期

1. 水中被动运动　可采用温水中的被动运动来牵伸瘢痕组织。水中被动运动包括徒手牵引、滑车训练、起立矫正台、足关节背伸训练及矫形器等方法。持续牵引可使瘢痕逐渐变软、伸长，使关节挛缩得到纠正，增加关节活动度。

2. 水中主动运动　水中主动运动是水疗和运动疗法并用的康复手段。局部烧伤治疗后的康复，可用四肢涡流槽浴或简单桶或盆浴进行温水浸泡，面积较大的烧伤则在哈伯特水疗槽浴、治疗性泳池、步行槽浴或浴缸中进行，同时可在这些水疗设备中进行局部运动。盆、桶、缸及各种浴槽用前要消毒，水温为 38～39℃，水量以浸泡肢体或躯干为准。

五、预防不良水疗反应

（一）不良水疗反应

不良水疗反应是指全身水疗患者因身体浸入水中后，水的温热作用使皮肤毛细血管舒张，从而引发全身血液的再分布，大量血液由大脑等部位转移到四肢和躯干皮肤毛细血管中，导致脑部缺血缺氧而出现头晕、心慌、全身乏力，甚至晕厥等表现。大面积烧伤患者在开始水疗之前一般都经历较长时间的卧床阶段，血管舒缩能力下降，所以在刚开始进行全身水疗早期阶段可能出现或轻或重的不良水疗反应。

（二）预防不良水疗反应

预防不良水疗反应首先是控制水温，水温越高则不良水疗反应越明显；其次是控制治疗时间，由 10min 开始，逐渐增加至 30min；最后是控制运动强度，主要是针对水中运动治疗，因为患者在水中的运动强度越大，消耗能量越多，出现不良水疗反应的概率也就越大。除了以上 3 个方面之外，最根本的还是了解患者体质等情况，在治疗过程中多询问患者的主观感受，一旦出现不良水疗反应的先兆，应当立即停止治疗。

（江 山 李 玲）

○ 测验题 ○

1. 烧伤早期可用水疗治疗创面，最佳的水疗温度是（　　）

　　A. 31～33℃　B. 33～35℃　C. 35～37℃　D. 37～39℃　E. 39～41℃

2. 有关烧伤早期水疗的治疗作用，下列说法正确的是（　　）

　　A. 保持创面清洁　B. 消毒　C. 预防感染　D. 缓解疼痛　E. 以上都对

3. 烧伤后可马上用冷疗法，以减轻难受，防止热力接着损伤。冷疗的最佳温度是（　　）

　　A. 20～25℃　B. 11～15℃　C. 5～10℃　D. 0～4℃　E. 15～20℃

4. 为预防不良水疗反应，可采取的措施是（　　）

　　A. 控制水温　B. 控制治疗时间　C. 控制运动强度　D. 患者的主观感受　E. 以上都是

5. 以下几种治疗，属于水中有氧训练的是（　　）

　　A. 水中平衡训练　B. 水中健美操　C. 水中舞蹈　D. 温水中的被动运动　E. 游泳

6. 水中被动运动包括（　　）

　　A. 水中徒手牵引　B. 水中肌力训练　C. 水中滑车训练　D. 水中步行训练

　　E. 水中足关节背伸训练

7. 水疗在烧伤康复中的作用包括（　　）

　　A. 促进创面愈合　B. 消炎、消毒　C. 缓解疼痛　D. 改善运动能力　E. 以上都是

8. 水中主动运动可选择（　　）

　　A. 四肢涡流槽浴　B. 哈伯特水疗槽浴　C. 治疗性泳池　D. 步行槽浴　E. 以上都是

9. 关于烧伤患者全身水疗不良反应的解释，正确的是（　　）

　　A. 症状：头晕、心慌、全身乏力　　B. 温热作用引发全身血液的再分布　　C. 感染

　　D. 疼痛　　E. 温热作用导致脑部缺血缺氧

10. 瘢痕增生期的烧伤患者进行水疗时水温控制在（　　）

　　A. 35 ～ 36℃　　B. 39 ～ 42℃　　C. 29 ～ 32℃　　D. 25 ～ 28℃　　E. 42 ～ 45℃

参考答案：1. C　2. E　3. C　4. E　5. BCE　6. ACE　7. E　8. E　9. ABE　10.A

参考文献

顾旭东 , 2022. 临床实用水疗学 . 北京 : 人民卫生出版社 .

侯晓辉 , 2017. 水中运动疗法手册 . 北京 : 华夏出版社 .

唐丹 , 2018. 实用水疗技术 . 北京 : 人民卫生出版社 .

中国康复医学会康复治疗专业委员会水疗学组 , 2019. 水疗康复技术专家共识 . 中国康复医学杂志 , 34(7): 756-760.

中华医学会烧伤外科学分会 , 中国医师协会烧伤科医师分会 , 2013. 烧伤康复治疗指南 (2013 版). 中华烧伤杂志 , 29(6): 497-504.

DAVISON P G, LOISELLE F B, NICKERSON D, 2010. Survey on current hydrotherapy use among North American burn centers. Journal of Burn Care & Reserach, 31(3): 393-399.

LANGSCHMIDT J, CAINE P L, WEARN C M, et al., 2014. Hydrotherapy in burn care: a survey of hydrotherapy practices in the UK and Ireland and literature review. Burns, 40(5): 860-864.

TREDGET E E, SHANKOWSKY H A, RENNIE R, et al., 2004. Pseudomonas infections in the thermally injured patient. Burns, 30(1): 3-26.

第 19 章　儿童疾病水中康复

第一节　儿童常见疾病概述

一、孤独症谱系障碍

孤独症谱系障碍是一组表现为持续性社会交往和互动缺陷，以及兴趣、活动受限和重复的行为模式的神经发育障碍，包括孤独症、Asperger 综合征、童年瓦解性障碍等，这些病名不再单独诊断，而统一诊断为孤独症谱系障碍。孤独症又称自闭症，是终身性、固定性、具有异常行为特征的广泛性发育障碍性疾病，以儿童自幼开始的社会交往障碍、语言发育障碍、兴趣范围狭窄和刻板重复的行为方式为基本临床特征。孤独症患病率约为 1‰，流行病学研究显示男童患病率显著高于女童，男、女比例为（2.6～5.7）∶1。

二、脑性瘫痪

脑性瘫痪简称脑瘫，是指自受孕开始至婴幼儿期非进行性脑损伤和发育缺陷导致的临床综合征，主要表现为运动障碍和姿势异常，可伴有不同程度的智力低下、心理行为异常、感知觉障碍及其他功能异常。脑瘫可发生在胎儿、婴儿或儿童期的脑发育阶段，是一种非进展性脑损伤，是一组有不同临床表现的综合征。在全世界范围内脑瘫的发病率为 1.5‰～4‰，平均为 2‰，西方国家为 1.5‰～2.5‰，我国脑瘫发病率为 1.8‰～4‰。

第二节　常见儿童疾病的临床表现及功能障碍

一、孤独症谱系障碍

（一）临床表现

1. 社会交往障碍　社会交往障碍是孤独症的核心特征之一，即与他人缺乏情感联系，极端孤僻，与外界隔绝。表现为患儿与母亲、家人和小朋友间的疏离、冷漠和不关注，有饥饿、疼痛或不舒服时，不会到父母身边寻找食物或安抚，不会用语言或姿势来表达需求，不会伸开双臂要人抱，甚至拒绝别人的拥抱，当被抱起时表现出僵硬或全身松软。不与周围小朋友交往，喜欢独自玩耍。病情较轻的孤独症患儿社会交往在 2 岁前无明显障碍，5 岁以后患儿与父母、同胞之间建立起一定的情感，但患儿很少主动进行接触，与伙伴活动中常充当被动角色，缺乏主动兴趣。在青春期后仍缺乏社会技能，不能恋爱或结婚。

2. 语言发育障碍　语言发育障碍是孤独症患儿常见的表现，并且十分严重，也是父母早期发现和诊断的原因之一。

（1）语言发育延迟或不发育：患儿语言发育迟缓。有 50% 的孤独症患者终身沉默。或仅有手势或其他形式表达他们的要求，有的患儿在 2～3 岁前语言功能出现后又逐渐消失。

（2）语言内容、形式异常，不主动说话，不会提出话题或维持话题，常自言自语，毫不在意对方听不听，也不顾及周围的环境或别人正在谈话的主题。对学会的词汇不知其意思，也不会运用。

（3）刻板重复的语言与模仿语言，并渴望维持这种刻板重复语言和重复简单游戏活动不变，有的患儿则表现出无原因的反复的尖叫、喊叫。

（4）言语音调、节奏的障碍。患儿语言缺乏声调，存在速度、节律、语调、重音等方面的问题，语言单调、平淡或怪声怪调，缺乏抑扬顿挫，没有表情配合，有自我中心语言现象。

（5）非语言性交流障碍。面部表情、手势或姿势语言缺乏，患儿很少用点头、摇头或摆手及其他动作来表达其意愿，常以哭或尖叫表示他们的需要或不舒服，稍大患儿可拉着大人的手走向他们想要的东西。

3. 兴趣范围狭窄及刻板、僵硬行为

（1）对环境倾向于要求固定不变或不正常。表现对日常生活常规变化的拒绝，有的患儿每天要吃同样的饭或菜，数年不变，每天固定的排便时间、地点或便器，出门一定要走某条路线，若变动则表现为烦躁不安，吵闹或拒绝。

（2）兴趣狭窄和游戏方式奇特，表现出对某些事物或活动特别迷恋，而对一般儿童所喜欢的玩具或游戏缺乏兴趣，尤其不会玩有想象力的游戏。情绪不稳定，易发脾气。

（3）刻板、重复的行为和特殊的动作姿势。孤独症儿童表现来回走动、自身旋转、转圈走、重复蹦跳等；不许别人改变事物的固定模式，如反复触摸光滑物体的表面，似乎从中得到一种愉快；无论给他什么，都先接过来闻闻；特别依恋某个东西，反复看电视广告或天气预报，反复听某一首歌或某几首歌。

4. 感知觉障碍　孤独症患儿大多数都存在对刺激感觉异常，包括对某些声音的反应特别迟钝，对外界的声音尤其突然的巨响，表现出若无其事，对他人讲话或呼叫他们时没有一点反应；有的表现出对刺激特别敏感，当听到自己喜欢的音乐、广告、天气预报，即使声音很小，也会立即做出反应；有的孤独症患儿表现对某些视觉图像恐惧；有的孤独症患儿不喜欢被人拥抱、抚触、痛觉异常。

5. 智力和认知障碍　约有 75% 的孤独症患儿智力落后，但有的患儿表现出对某一方面有较强的能力，20% 的孤独症患儿智力正常，10% 的孤独症患儿智力超常。智力正常或超常的孤独症患儿被称为高功能孤独症。这类患儿记忆力较好，尤其在机械记忆方面有超常能力，如对数字、人名、路线、车牌、年代和日期推算、速算的能力、音乐等，被称为学者综合征。在应用操作、视觉空间技能、即时记忆的测验较优，而在那些象征性、抽象思维和逻辑程序的测试则较差。其他认知缺陷表现在模仿、对口述词和手势理解、灵活性、创造性、制定和应用规则上，与智商相同的正常儿童相比，障碍较为严重。智力低下的孤独症儿童，认知障碍更为广泛，部分患儿可出现神经系统阳性体征，包括肌张力减弱或增强、流口水、肌阵挛性抽搐、踝阵挛，手部或手指失张力性姿势、表情肌麻痹、斜视等。

（二）功能障碍评估

1. 社会交往能力　一般可采用学校–社交行为量表（school social behavior scales，SSBS-2）对孤独症儿童参与水中运动疗法前后的同伴关系、自我管理/服从、学校行为及反社会行为，如敌对/易怒、反社会/攻击性、挑衅/破坏性进行评估。采用儿童生活质量量表（pediatric quality of life inventory， Peds-QLTM）对孤独症儿童的个人社交技能、学校参与程度和情感表达能力进行评估。也可采用体育教学中交互作用的计算机评价方法（computerized evaluation protocol of interactions in physical education， CEPI-PE）评估参与水中运动孤独症儿童的生理变化和社会行为。

2. 刻板行为　多采用视频记录孤独症儿童水中运动干预期间的行为发作次数。

3. 水中运动技能　采用 Humphries 水性评估量表（HAAR）进行水中运动技能的评估。它分为5个阶段：心理调适（5项）、入水（10项）、旋转（3项）、平衡和控制（8项）、水中独立运动（6项）。

二、脑性瘫痪

（一）临床表现及分型

1. 痉挛性脑性瘫痪　痉挛型脑性瘫痪主要损伤的部位是锥体系，临床特征是肌张力增高，被动运动出现"折刀"样肌张力增高，关节运动范围变窄，运动障碍和异常姿势。由于屈肌张力增高，多表现为各大关节的屈曲、内收、内旋模式；上肢表现为手指关节掌屈，手握拳，拇指内收，腕关节屈曲，前臂旋前，肘关节屈曲，肩关节内收；下肢表现为尖足，足内翻，膝关节屈曲，髋关节屈曲、内收、内旋，下肢大腿内收，行走时足尖着地，呈剪刀步态；临床检查可出现锥体束征，腱反射亢进，骨膜反射增强，踝阵挛阳性，2岁以后巴宾斯基征阳性。低体重儿和窒息儿易患此型，占脑瘫患儿的60%～70%。

2. 手足徐动型脑性瘫痪　手足徐动型脑性瘫痪主要损伤的部位是大脑基底节区，表现为难以用意志控制的身体不自主运动，颜面肌肉、发音和构音器官受损，常伴有流口水，咀嚼、吞咽困难，语言障碍。进行有意识、有目的运动时，表现为不自主、不协调和无效的运动增多，非对称性姿势，与意图相反的不随意运动游动至全身，安静时不随意运动消失，运动时肌张力变化。面部表情主要表现为皱眉、眨眼、张口、颈部肌肉收缩，面部向一侧歪斜；上肢摇摆不定，影响下肢和躯干的平衡，容易摔倒。病变早期患儿主要表现为肌张力低下，多数患儿症状不明显，早期很难诊断和分型，此类型约占脑性瘫痪患儿的20%。

3. 强直性脑性瘫痪　主要损伤的部位是锥体外系，主要表现为肢体僵硬、活动减少。做被动运动时，伸肌和屈肌都有持续抵抗，因此，肌张力呈现铅管状或齿轮状增高，腱反射不亢进，常伴有智力低下，情绪与语言障碍，癫痫，斜视，流口水等，强直性脑性瘫痪较少见。

4. 共济失调型脑性瘫痪　主要损伤部位为小脑，主要表现为平衡功能障碍为主的小脑症状。步态不稳、缺乏协调性，醉酒步态，容易跌倒，步幅较小，不敢迈大步。手和头部可看到轻度震颤，眼球震颤极为常见。指鼻试验、对指试验、跟膝胫试验阳性，肌张力低下。语言缺少音调，说话缓慢，共济失调型脑性瘫痪也较为少见，多与其他脑性瘫痪类型混合。

5. 震颤型脑性瘫痪　主要表现为身体的某部分在一个平面内呈不随意、有节律的摇动，典型震颤症状多为头、四肢静止的震颤，单纯震颤型脑性瘫痪患儿极为少见，多与其他型脑性瘫痪合并出现，其损失部位可能在锥体外系。

6. 肌张力低下型脑性瘫痪　主要表现为肌张力低下，四肢软瘫，自主活动少或无，仰卧位时四肢呈外展、外旋，类似于仰翻的青蛙，俯卧位时不能抬头，它可以长期如此，独立成一种脑性瘫痪类型，也可以是其他脑性瘫痪的早期表现。

7. 混合型脑性瘫痪　混合型脑性瘫痪是指 2 种或 2 种以上类型的脑性瘫痪症状同时存在于一个脑性瘫痪患儿，其中以痉挛型脑性瘫痪和手足徐动型脑性瘫痪的症状同时存在为多见。混合型脑瘫患儿存在的多种类型症状也可以以其中一个症状为主，也可以两种症状大致相同。

（二）功能评估

1. 主观评估　主要根据患儿及其家属提供的信息和从相关医师和水疗康复师处了解的信息，包括物理治疗的常规信息和水疗相关信息两个部分。其中水疗相关信息主要是了解患儿以往水疗情况和筛查水疗禁忌证与注意事项。主要包括患儿是否恐水，以及既往在水中的活动情况，可以根据国际功能、残疾和健康分类的身体功能和结构领域的一级类目作为框架，并借鉴美国物理治疗协会发布的物理治疗实践指南中的水中运动综述系统和澳大利亚物理治疗协会发布的《关于水中物理治疗师在水疗池工作和（或）管理水疗池的澳大利亚指南》等文献治疗进行各个器官系统的筛查，筛查的主要内容包括心血管系统、呼吸系统、中枢神经系统、肌肉骨骼系统、胃肠道、泌尿生殖系统、内分泌和新陈代谢、传染病情况、皮肤、足、眼、耳、心理状态等相关情况。根据筛查结果，一方面可以采取一定的预防措施，确保患儿水疗的安全性，另一方面考虑患儿在水中生理心理和身体功能状况，制订更有针对性的治疗方案。

2. 客观评估　客观评估可以参考《中国脑性瘫痪康复指南（2015）》和陆地上功能评估情况，包括痉挛评估、功能评估、综合能力评估、Gesell 发育诊断量表、言语语言评估。对于某些特定的评估也可以采用粗大运动功能评估量表。

3. 水疗相关的评估　评估的主要目的是了解脑性瘫痪患儿的水中适应情况和水中运动能力，进而设定患儿水中运动的方式和目标，从而提供水疗的适应性和康复效果信息。目前评价脑性瘫痪患儿水中运动功能常见的量表为 Alyn 水中适应性测试量表（WOTA）。该量表分为 2 个版本：WOTA-1 和 WOTA-2，WOTA-1 专为无法听从口头指令的儿童设计，适用于 4 岁以下及存在认知功能障碍或严重运动障碍的 8 岁以下儿童。WOTA-2 适用于能够理解并执行简单口令的患儿。

第三节　儿童疾病水中康复准备与评估

一、评估与记录

（一）评估步骤

儿童疾病水中康复过程包括评估—主要问题—确定短期目标—制订水中康复方案—实施水中康复过程—康复治疗效果的评价—修订康复治疗方案。其中儿童水中康复评估是评价儿童疾病在不同节段的功能水平和存在问题，为制订水中康复方案提供依据。

1. 初期评估　主要了解患儿的功能状况和主要障碍，为判断预后、制订初期水疗目标和水疗计划提供依据。

2. 中期评估　中期评估是对通过初期评估制订的水疗方案进行训练的阶段性评估，判断初期制定目标是否需要调整，修订治疗方案，为患儿的进一步康复和制订下一步训练方案提供依据。

3. 末期评估　末期评估是在经过一个阶段性水疗训练后进行全面的功能评估，针对阶段训练判断其效果。根据患儿目前的功能状况，为将来的生活和后期的康复提供建议。

（二）评估内容

1. 水疗前检查　水疗前检查包括实验室检查与体格检查相结合，排除水疗禁忌证（如肝炎、梅毒、艾滋病等传染性疾病）、皮肤完整性、伤口愈合情况、骨折愈合情况、造口情况、大小便控制能力、心肺功能、下肢深静脉血栓、危险意识、自我保护意识、攻击倾向等。

2. 陆地上评估　陆地上评估内容和方法与常规运动疗法评估内容基本一致，主要从发育学、粗大运动、精细运动等方面进行评估。主要内容包括肌力、肌张力、关节活动度、平衡功能、疼痛、压疮、水肿、感觉、疲劳及体力活动水平、心理、睡眠、认知、日常生活活动能力和步行能力等。

3. 水中评估　水中评估主要有水中独立性测试量表（AIM）、Halliwick 能力水平分级、Alyn 水中适应性测试量表（WOTA）、游泳独立性测试量表（SWIM）、水中敏捷性评估（HAAR）等。Alyn 水中适应性测试量表，分为 WOTA-1 和 WOTA-2 两个版本，WOTA-1主要是为功能受限、伴有认知障碍，以及不能听从简单指令的患儿设计的，简便易行，是绝大多数儿童水中运动功能评估的理想选择，WOTA-1 量表共 13 项，分 4 级评分，得分越高，功能越好；WOTA-2 适用于能够理解并执行简单指令的患儿。这两个版本已经得到专家的共识，并有较高的信度和效度，与粗大运动评估量表 GMFM 高度相关。

二、水中康复前准备

（一）心理准备

1. 取得监护人的理解、支持与配合　水疗首先需要向患儿父母进行健康宣教，让患儿父母明白水疗的作用，才能让患儿父母更好的配合水疗康复师进行治疗，让孩子尽快适应水疗。洗澡、游泳或水中游戏能让孩子体验水温暖、柔和的感觉，也是儿童获得日常生活活动、学习和获得快乐的重要方式。游泳是一种锻炼方式和求生的技能，学会游泳可以避免意外溺水的危险，能给予儿童心理、身体、娱乐和社交行为等全方位的锻炼、发展和提高。

2. 设施环境　水疗场地设施应具有儿童特色的元素，可爱的造型与配色，柔和、可变换的灯光、熟悉的童谣或儿歌、温暖、舒适的水体，能很好恢复儿童的心理和身体。进入水池，水深控制到儿童的腰部，水疗康复师可以与儿童同时进入水中，以增加儿童的安全感和舒适感。也可以让患儿和同龄儿童一起玩耍或观看同龄儿童训练，有助于提升儿童参与，加快儿童的心理适应过程。

（二）了解水中运动康复过程

1. 准备活动　接受水疗的患儿常因功能障碍和不良的生活方式导致不同程度的关节挛缩、活动受限、肌张力异常和疼痛等。在水疗之前应进行充分的准备活动，可以有效地预防损伤，提高运动表现力。患儿的热身以慢节奏的运动为主，涉及全身的各个关节和肌群，持续时间以 5～10min 为宜，逐步增加强度，配合水池的水温逐步把肌肉温度调节到最佳水平。具体可以进行以下热身动作：①患儿手握住池边扶手或抓住池边，足不接触池底，移动身体。②在浅水区，患儿双手撑池底，呈俯卧位，在下肢漂浮状态下移动身体。③从相同水深过渡到不同水深进行水中步行。④可以与水疗康复师面对面站立，并抓住辅助者的双手上下跳跃，也可以利用浮力棒玩"骑马"游戏，还可以比赛"兔子跳"。⑤仰卧位或俯卧位，在有或无漂浮辅助具的情况下做自由泳式踢腿动作,强调关节活动范围要尽可能大。⑥俯卧或仰卧滑行,要注意滑行时身体的对线及停止时如何变换体位。辅助或主动身体旋转练习,包括矢状旋转、横向旋转、长轴旋转及联合旋转练习。通过以上准备活动,可调节患儿的肌张力,拉伸和激活相关肌肉,提高肌肉协调性等。

2. 技能训练　水疗康复师的主要任务是根据患儿评估结果,找出与功能性陆地上活动密切相关的问题,据此规划水中训练项目,完成水疗目标。针对患儿水中训练安排的主要原则如下。①主动性原则:强调引导患儿主动参与,激发其主动运动。②娱乐性原则:水中治疗主要通过儿童与环境的相互作用和影响以及玩耍来获得运动技巧,通过儿童觉得快乐和感兴趣的游戏和运动,改善患儿日常生活活动能力。水疗康复师在制订训练方案时应具有针对性、创造力和想象力,将训练与娱乐融合在一起,让患儿在娱乐中得到锻炼和改善身体功能。③激励的原则:对患儿的任何进步都要及时给予鼓励或奖赏,尤其是集体项目的奖赏,可以强化患儿的集体意识和团队荣誉感,进而培养患儿对团结协作精神的理解和对社会责任感的认知,促进患儿身心健康发展。

3. 整理恢复　每次水疗训练结束前应安排 5 ～ 10min 恢复身体的整理活动,缓解患儿压力和疲劳。具体方法可以类似准备活动的主动运动或辅助运动。整理活动最好安排在温水(水温 33℃)中进行,这样更有利于患儿恢复和保持水疗的效果。

三、水中运动康复注意事项与禁忌证

(一)注意事项

1. 大小便管理　大小便控制障碍的患儿进行水中康复时,需要严格执行管理措施,如根据患儿的排便规律确定水疗时间,入水前排空大小便和使用防失禁裤等。

2. 癫痫　了解患儿癫痫发作频率、程度、持续时间、最近一次发作时间及强度、诱发因素、好发时间、癫痫药物的使用等情况。能有效控制癫痫发作的患儿可以进行水中康复运动。

3. 皮肤完整性　确定有无皮肤破损、溃疡、感染、皮肤病等,有些不具有传染性或皮肤完整的患儿可以通过严格管理进行水中运动康复。

4. 其他疾病　有其他病史,如吸入性肺炎、风湿免疫病、糖尿病及血液病等患儿,需要进行相应的预防措施。

5. 过敏史　需要关注患儿是否对水中消毒剂或橡胶过敏,对橡胶过敏的患儿在水中康复中应避免使用含有橡胶的泳镜、泳圈、玩具等训练工具和辅助具。

6. 认知与交流　要考虑患儿的精神状态,有无躁狂、攻击行为,有无抑郁症、焦虑、自残及自杀倾向;交流意愿如何,有无失语症、疼痛、如厕、求救等需求的表达能力。患儿的认知和交流功能障碍可指导水疗康复防护与方法选择,有助于实施安全的水疗康复。

7. 水中运动康复经历　要考虑患儿有无恐水心理,有无溺水经历,能否游泳,水中运动能力,以及对水中运动康复的喜爱程度。

(二)禁忌证

1. 发热,体温＞ 37℃。
2. 感染性疾病(呼吸道感染、中耳炎、眼科感染等疾病)。
3. 皮肤病或皮肤感染,以及皮肤有开放性伤口,烧伤、瘘管、手术切口而未妥善处理时。
4. 严重的心功能不全或肺功能障碍疾病。
5. 未能完全控制的癫痫或惊厥等疾病。

6.腹泻或大小便控制障碍者。

四、水中运动康复设施

（一）运动水疗池

水池的大小视治疗患者的人数而定。水池以水泥镶嵌瓷砖建成，或为不锈钢水池或陶瓷整体水池，可固定水池底，也可采用升降池底，以便适用于不同年龄和病情的患儿，根据水疗机构定位而定。池边设有扶手和扶梯，池中可设有治疗椅、治疗床、步行训练用双杠及浮漂文体用品。

水疗池中放入 3/4 水量，水温控制在 34 ～ 38℃。患儿双足先下水，然后全身缓慢下水，在水疗康复师指导下在水中进行各种训练。水中运动的强度和时间根据患儿的病情和身体条件设定。行动不便的患儿可以采用升降装置辅助入池与出池。在治疗过程中，水疗康复师应陪同患儿下水，严密监护。

（二）浸浴池

1. 涡流浴　儿童专用涡流浴装置，水温 39℃ 左右，时间为 5 ～ 20min，主要用于改善局部血液循环。

2. 气泡浴　配有气泡发生装置的浴盆，气泡可对人体产生微小的按摩作用，改善血管的舒缩功能，缓解肌肉痉挛。小儿仰卧在水中，水面不超过剑突部，治疗时间为 10 ～ 20min。

3. 哈伯特槽浴　是一种特制的"8"字形浴槽，可加入涡流浴、气泡浴、局部喷射浴等治疗方式，治疗时间为 10 ～ 30min。

4. 步行浴　在浴槽内可设置不同水深进行坐位训练、站位训练、平衡训练及步行训练等。

第四节　儿童疾病水中康复治疗

一、儿童水中运动康复的基本动作

（一）适应性训练

让患儿体验以水为介质活动身体的快乐，使患儿习惯在水中和普通状态一样，消除患儿对水淹过头、身体下沉的恐惧和不安。患儿可以在水中练习呼气和水面吸气，直到患儿熟悉和掌握这种呼吸状态（图 19-1）。

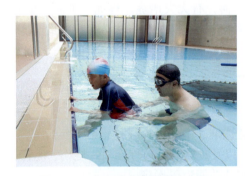

图 19-1　水中适应性训练（一）

对于重症痉挛型和不随意运动型患儿，要注意预防因异常运动模式导致的应激反应。让患儿学习在水中如何完成在陆地上的站立、步行、跳跃、坐位、侧卧位、起立、回旋等动作。在水中保持姿势对称，各个关节轻微屈曲是患儿在水中最稳定的姿势（图 19-2）。

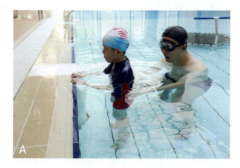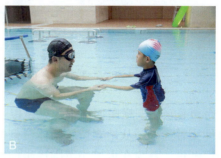

图 19-2　水中适应性训练（二）

当患儿可以在水中独立活动，水疗康复师可以与患儿拉开距离，让患儿伸出手臂自己来游泳。患儿由被水疗康复师紧紧抱扶慢慢地转入独立训练，最终达到水疗康复师仅给予少量的帮助患儿即可游泳。游泳为全身性运动，可增强患儿体质，促进心肺功能发育和认知的发展（图 19-3）。

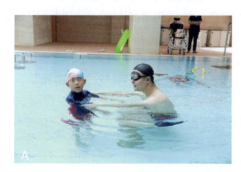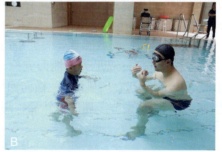

图 19-3　促进患儿水中独立活动训练

（二）头部控制训练

患儿适应水中训练后，先进行头部的控制训练，水中康复和游泳训练都必须稳定地控制头部在中立位。患儿头过度前倾和后倾，则不可以在水中前进，水中的一切运动和姿势的转换都是从头部开始的，各种回旋和应付水中的稳定及运动都是以头部来调整启动的。

（三）回旋训练

1. 矢状回旋训练　矢状回旋训练是指身体沿着矢状轴在冠状面内向左右两侧的转动，如站立位的脊柱侧屈，以及四肢内收和外展，水中姿势保持、侧向移动和变换运动方向等。此训练通过患儿控制头部关键点，从头部启动，再到身体的旋转。矢状回旋也可以让患儿仰卧在水面，再以此姿势学习向坐位、仰卧位、侧卧位或站立位转换（图 19-4）。相对于其他回旋，矢状回旋幅度较小，可以在任何体位下进行，训练关注的重点是重心转移。其水中治疗的效果主要表现为松动和稳定脊柱，通过侧屈动作拉伸躯干，促进视觉翻正反射和平衡反应的发育，锻炼上下肢的伸展或进行左右体位的重心转移。

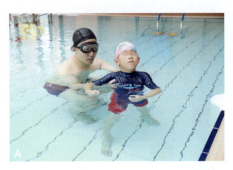
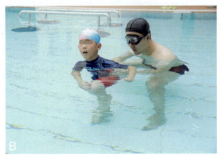

图 19-4　促进儿童矢状回旋活动训练

2. 横向回旋训练　横向回旋训练是指以身体沿着冠状轴在矢状面内向前后方向的转动，是围绕身体横轴运动。从站立位转换体位到仰卧位，再从仰卧位恢复到站立位。横向回旋训练必须循序渐进，首先在可控小范围逐步增加运动幅度，最终达到向前和向后翻跟头，完成整个横向回旋训练。小范围可以从患儿站立位低头吹泡泡开始，接着沿着前后方向进行重心转移，可以结合上肢伸展运动和手部的活动，增加其上肢功能训练。横向回旋训练也可以让患儿站立位慢慢蹲下呈坐位姿势，再回到站立位。坐位训练也是横向回旋训练的基础动作。在训练过程中，掌握好浮力和重力的平衡点，没入深度和患儿 T_{11} 椎体作为解剖标志，调节水中运动的水深、横向回旋的浮力与重力的平衡点，重力占优势时可以产生下肢控制效应，浮力占优势时可以产生头部控制效应。患儿坐位时 T_{11} 没入水下（图 19-5）。

横向回旋训练的关键点是教会患儿独立站起来，如果患儿能够自主控制稳定站立位，可以消除心理恐惧。在水中仰卧位是患儿最安全的体位，因为患儿能保持口、鼻都在水面以上，一旦不能够保持仰卧位平衡或感觉要失去平衡，都可能引发患儿的平衡反射，加重病理反射，加之患儿在水中仰卧位，双足失去地面支撑，双耳浸入水中，感觉完全依靠视觉，交流也变得更加困难，会增加患儿心理畏缩感。横向回旋训练还需要患儿能够掌握呼吸控制、头部控制、上肢伸展、髋关节（膝关节）屈曲。然后，患儿身体垂直后下肢伸展，恢复到站立位。

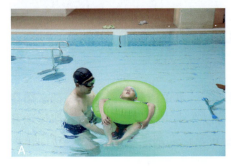
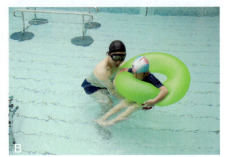

图 19-5　促进患儿横向回旋训练

3. 纵向回旋训练　纵向回旋训练是指沿着垂直轴在横断面内的转动，可以在站立位或俯卧位进行。如站立位原地转动（向后、向左、向右等），从面部浸入水下的俯卧漂浮位转换到面朝上的仰卧漂浮位，也是学会自由泳关键的基础练习，躯干旋转进行呼吸，双腿交替屈伸使身体纵向回旋。纵向旋转是沿着身体纵轴或中线发生。通常从简单的站立位开始训练，逐步过渡到仰卧位。如在水中行走转体，或让多名患儿站立水中围成一个圈，相互传递物品进行重心转移。仰卧位训练时，首先让患儿上肢紧紧贴在身体体侧并保持双腿并拢，缩小纵向回旋半径，水疗康复师在患儿 L_2 椎体附件提供关键点控制，让患儿通过头部旋转带动上肢越过身体中线实现主动旋转，最终完成 360° 旋转回到仰卧位。纵向旋转可以促进患儿的躯干翻转反射发育，回旋时可以激活腹肌，提高腹肌功能，还可以降低腰方肌和背阔肌肌张力。

4. 复合回旋训练　复合回旋训练是指上述 3 种回旋动作任意组合的训练方式，包括垂直回旋、横向回旋和纵向回旋，训练的目标是患儿能够在任何体位失去平衡时通过以上回旋迅速摆脱困境并恢复到最安全的仰卧位结束。患儿需要反复练习并掌握以上各个单向回旋后再开始进行复合回旋训练。对中枢性运动障碍患儿，复合回旋练习更能促进身体动作的发育和协调性的发展。根据患者的自身能力，水的浮力、水压和推力，以及患儿游泳姿势等因素的影响，要针对性给予指导（图 19-6）。复合旋转能够教会患儿如何应对跌倒并重新恢复站立位，水中环境比较安全，患儿没有疼痛和受伤的风险，因此更有利于患儿学会技能和敢于试错。

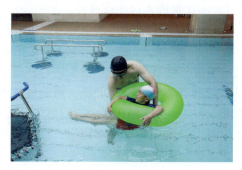

图 19-6　促进患儿复合回旋训练

（四）呼吸训练

首先，让患儿自我意识到自己在水面上漂浮，在水面学习平静的呼吸。当口中有水时，让患者学会用鼻子呼吸，这样更有利于促进患儿头部控制能力。患儿仰卧位恢复平衡时，通过呼吸调整，也可以降低患儿的肌张力。呼吸训练，除了能强化呼吸功能，还能加强发声、咀嚼、吞咽等动作。

1. 陆上呼吸训练　陆上呼吸训练是水中运动康复的基础，可以通过陆上呼吸操进行训练（表 19-1）。

表 19-1　陆上呼吸操训练

训练顺序	训练方法
第 1 节	预备姿势：站立或坐直，双手叉腰
第 1 拍	张口吸气
第 2 拍	闭口闭气
第 3 拍	拉长声喊 "pu"
第 2 节	预备姿势：站立或坐直，双臂向前平举，掌心向下

续表

训练顺序	训练方法
第 1 拍	张口吸气
第 2 拍	闭口闭气，弯腰、低头、抱膝
第 3 拍	拉长声喊 "pu" 同时恢复到站立位

注：吸气要深，吐气要慢。

2. 水盆呼吸训练法　患儿可以在家中自行训练。准备一个盛大半盆温水的水盆，水盆下面可以放一块大小合适的镜子。训练步骤：①患儿将下颌放到水里，露出口和鼻，用口吸气，用鼻或口呼气，观察呼吸时水面的变化，每次30s，做 3～5 组，直到熟练掌握。②鼻子和口唇接触水面，尝试用口角边的小空隙来呼气。③睁大眼睛，把整个脸浸入水中，张口，让患儿学会在水中闭气，不让水进入口腔或鼻腔。④把脸抬离水盆，让患儿进行吸气，并尝试吸气后患儿鼻尖接触水面。⑤患儿再次把脸浸入水中，并用鼻子轻轻地呼气并吹出气泡，尝试让患儿控制气流的大小和节奏的快慢，气泡吹得越慢，患儿在水中坚持吐气的时间就越长，表明患儿越能自主控制呼吸。待呼气完成后，患儿抬头进行步骤4的练习，反复进行训练直到熟练掌握以上技能。⑥患儿进行有节奏的呼吸训练，将脸浸入水中，呼气吹泡泡，心中默默数到4～5，抬头吸气，数数1～2，再次浸入水中进行呼气，重复练习。⑦重复步骤④～⑥的动作，在患儿将脸浸入水中时，换成用口呼气吹泡泡，反复练习，直到患儿能自由控制用口或鼻子呼气吹泡泡。

3. 池边呼吸训练　鼓励患儿在池边用手打水，用腿踢水，让患儿面部溅上水后没有畏缩感。等患儿适应后，可以放患儿手回到体侧或抓住池边扶手，把脸浸入水中，并慢慢持续吹泡泡，然后抬头呼吸（与水盆呼吸训练步骤⑤⑥类似）。患儿消除心理恐惧感和掌握以上技能后，可以练习深呼吸。患儿进行深吸气后，将脸浸入更深的水中，集中注意力进行持续、缓慢呼气吹泡泡，完成后抬头将口露出水面，爆发式地吐气以将残余的气体呼出，然后立即进行快速深吸气，再次回到水里进行呼气吹泡泡（图19-7）。患儿熟练掌握以上动作要点后，可以组织多名患儿或与水疗康复师进行水中吹泡泡的游戏，比赛谁闭气时间长，谁吹泡泡的时间长，谁吹的泡泡大，谁吹泡泡的声音大，谁能把水面的玩具吹得远，谁能把水中的玩具吹翻，谁能在水下检出下沉的玩具最快或最多等，加强患儿水中呼吸训练的适应性技巧训练。

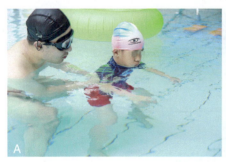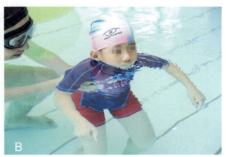

图 19-7　呼吸训练

4. 池中呼吸训练　患儿熟练掌握池边呼吸训练后，可以诱导患儿离开池边到池中进行训练，方法是可以让患儿通过吹水面的玩具逐渐进入池中，如患儿站立于池边，水深约到患儿胸部，双上肢向前伸直、平举与肩同宽，将玩具放在患儿正前方的双臂之间，鼓励患儿用口吹玩具到对侧池边。当患儿远离池边、心理恐惧感消除后，让患儿站立于水池中间，水深逐步过渡到患儿颈部，水疗康复师面对儿童站立，双手扶持患儿的双手，掌心朝下，并帮助患儿保持双上肢向前平举浮于水面，让患儿深吸气，然后屈髋屈膝、缓慢下沉的同时用口呼气吹泡泡，当水没过鼻子时就停止下沉，待呼气完成后双足用力蹬地，使身体向前上方跳跃，同时平举的双手向下压，口、鼻露出水后用口深吸气，水疗康复师随着患儿移动向后退，重复以上动作。然后，患儿在水疗康复师的帮助下慢慢从池中间移动到池边。患儿熟练掌握此项技能后，水疗康复师换到患儿身后，辅助其站立并悬浮于水中，待其身体恢复后，让其上肢平行前伸，用口深吸气，水疗康复师轻轻放手，让患儿身体下沉的同时并慢慢用口呼气，在患儿足底触碰到池底时下肢继续屈曲直至口鼻没入水中，待完全呼吸后双足用力蹬地，使身体向前上方跳跃，平举的双手同时向下压水，待口鼻出水后用口吸气。重复以上动作，患儿身体从池子中央移到池边。患儿能够自由控制身体并在水中自由呼吸时，可以进行水中游戏练习，如过水门，让患儿钻两个成人搭建的水门，以增加水中呼吸训练乐趣。

（五）平衡控制训练

1. 静态平衡训练　静态平衡是指患儿在水中保持一个静止恢复的身体位置及姿势并能维持一段时间。静态平衡训练可以在各种体位，如仰卧位、俯卧位、坐位、站立位等进行，水疗康复师可以提供关键点控制给予帮助，通过抑制不必要的运动来保持患儿平衡和姿势稳定（图 19-8）。如水平位漂浮，患儿学会轻轻地横卧在水面保持静态平衡；垂直平衡，患儿学会轻轻站立位悬浮于水面保持静态平衡；蘑菇平衡，患儿双手抱膝、背朝上漂浮于水面。患儿不能保持静态平衡而感到不安全并扭动或屈曲身体，失去平衡造成身体下沉，因此患儿在水中学会运动之前应具有保持水中静态平衡的能力。患儿掌握在静水中的静态平衡后，可以利用湍流进行干扰，让患儿保持身体两侧对称的漂浮位或站立位，水疗康复师还可以通过人为制造不稳定的湍流对其进行干扰，并嘱咐患儿保持稳定不动。水疗康复师也可以让患儿用手划动水，以此适应水的运动，按压和搅动水也能获得静态平衡，让患儿学会如何使用自己的身体保持平衡，同时增强患儿的身体感觉和方向感觉。

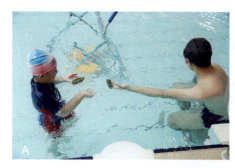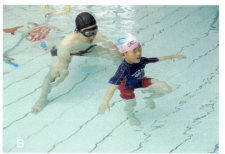

图 19-8　静态平衡

2. 动态平衡训练　静态平衡训练后，患儿可以进行动态平衡训练，如在湍流中进行滑行。水疗康复师面对仰卧位漂浮于水面的患儿，站立于其头顶上方，然后用手在患儿肩部下方制造湍流，同时水疗康复师向后移动，通过湍流带动仰卧于水面的儿童跟随滑动。此时，水疗康复师与患儿之间没有任何身体接触，运动完全靠水流的带动来实现。滑行中的儿童必须保持脊柱对线良好、髋关节伸展及躯干对称，有效控制不必要的身体转动、侧屈和外展，先不做任何推进动作，专注于保持静态平衡。当患儿能够在湍流中滑行并保持姿势控制和平衡时，水疗康复师再进行简单推进训练，即通过上肢、下肢或躯干的简单动作进行推进滑行运动，如患儿仰卧于水面，通过两手臂划水或腿部上下打水来向前推进（图 19-9 和图 19-10），最初可以通过患儿双手的对称划水，即在水中从头部经过身体体侧向骨盆划水。这个动作的推进效率并不高，但可以提高患儿的保持头部和躯干的控制能力。简单推进与湍流滑行的区别是患儿必须同时控制中枢稳定和推进动作，这是一个双任务训练，比湍流滑行的要求进一步提高。在训练过程中根据患儿的能力，可以提供必要的辅助，如轻轻支持患儿肩胛骨下侧并推动患儿向前滑动，体验水中的滑动感。随着患儿基本技能的掌握，逐步减少支持和向前的推力。患儿逐步过渡到双上肢交替运动和下肢交替运动，以及上、下肢协调运动，完成水上滑行，然后再过渡到患儿自己在水中游动，增强患儿的自信心。

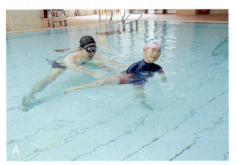

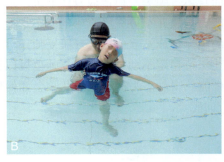
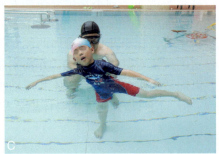

图 19-9　动态平衡训练

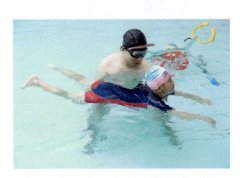

图 19-10　水中行进

（六）水中功能性训练

1. 缓解肌张力训练　随着患儿对水的安全感和信赖感增强，利用水温缓解患儿肌肉痉挛，降低肌张力。一般夏季水温控制在 36℃，冬季控制在 38℃。根据患儿肢体肌张力的情况进行具体的训练，主要方法是将患儿肌张力高的肢体接触水面，反复刺激以缓解肌张力，让患儿学会控制全身的肌肉和身体平衡，使痉挛患儿保持松弛和舒畅。

2. 水中功能训练　一般重度脑性瘫痪患儿俯卧时肌肉松弛，下肢的踢蹬运动也活跃。不随意运动型脑性瘫痪患儿姿势稳定性差，手足用力过度，可能出现预期以外的紧张，常出现患儿四肢急促地活动、掷打水疗康复师的现象，此时可以配合温和的音乐治疗来稳定患儿的情绪。在水中运动的过程中，患儿应避免急剧的体位转换，充分利用仰卧位的松弛感觉。而痉挛性脑性瘫痪患儿运动缓慢，身体活动需要必要的努力，故患儿的自发动作减少，不喜欢活动，并且也不知道怎么活动四肢和躯干，患儿在水中运动时可在水中体验到关节活动较陆地上容易，此时水疗康复师协助并诱导患儿以大关节为中心的活动，患儿就会主动配合。另外，患儿还存在水中难以同时控制所有关节活动的问题，应根据情况以上肢为中心或以下肢为重点进行训练（图 19-11 和图 19-12）。

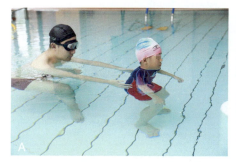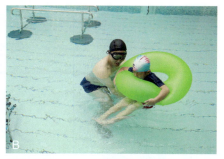

图 19-11　下肢屈伸训练

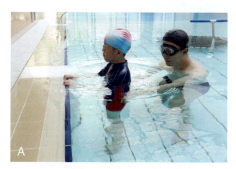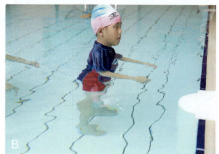

图 19-12　水中站立训练

二、游泳训练

水中活动可以锻炼身体和学会游泳技能，有益于防止意外，学习求生技能，还可以带来心理、身体、娱乐和社会交往等多方面的益处。水中运动康复主要是缓解患者病症，增强患者功能，提高日常生活活动能力。水中康复选择游泳训练主要是增加患者的心肺耐力，提高身体协调性。游泳训练选择的泳姿一般相对较简单。

（一）基本泳姿训练

患儿仰卧位浮于水面，手臂对称滑动，下肢非对称性踢腿打水，上下肢持续不断地运动。如果需要休息，患儿可以流线型体位滑行，即上肢置于身体躯干两侧，掌心向内，髋关节微微内收，膝关节伸直，足跖屈。这种泳姿下，身体除了臀部与手臂略低于头部与肩部，其余皆平行于水面，面部露出水面，耳部浸入水中。基本泳姿练习难度不大，患儿比较容易接受，头部露出水面可以自由呼吸，肢体的远端靠近中线运动，适合初学者、运动控制和协调能力较差的患儿以及疼痛障碍的患者（图19-13）。主要用于患儿的上下肢力量训练、脊柱稳定性训练、耐力训练、恢复训练和缓解疼痛。

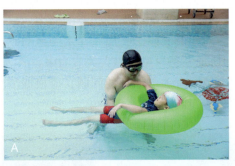

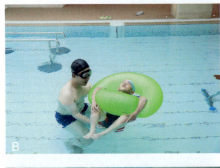 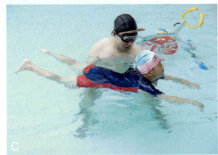

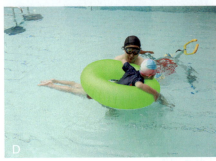 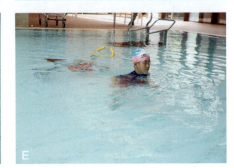

图 19-13　基本泳姿训练

1.上肢运动　患儿肩关节和肘关节置于身体两侧中立位，前臂于中立位，掌心与中线相对。前臂旋前，腕关节伸展，肩关节外展，然后前臂旋后，腕关节屈曲至中立位，前臂旋前向下推动水，做"8"字形运动。

2.下肢运动　下肢起始位是腿部向下伸展至水面，膝关节、踝关节恢复，腿部整体恢复；然后髋关节屈曲并带动膝关节屈曲，膝关节再迅速伸展伴随足踝跖屈，踢水产生向上力量，就像踢掉足上的海藻一样，足背表面和小腿产生对水的反作用力最终成为推进力，此时训练腿部力量。

3. 呼吸运动　在基本泳姿训练阶段，面部露出水面，患者可以自由呼吸。

4. 动作要点　基本泳姿训练过程中保持前臂和腿持续运动。下肢踢水是持续的，由臀部的交替运动开始。踝关节在运动中保持恢复。感觉就像一条腿处于恢复阶段，另一条腿进行力量训练。

（二）仰泳训练

对于患儿来说，最简单的泳姿是仰泳。伴随对侧性的上下肢共同运动，身体呈现流线型姿势，前臂置于躯干两侧，中立位，掌心朝向大腿，髋部轻微内收并拢，膝关节伸展，足部跖屈。耳朵浸入水中，面部置于水外。除臀部与下肢略微低于头部与肩关节，身体与水面平行。仰泳时患儿面部露出水面，对于患者来说较容易呼吸，双侧肢体对称性运动，包含大幅度的屈曲和伸展，适合于初学者、运动控制和协调性较差的儿童。主要用于患儿的上下肢力量训练、扩胸训练、脊柱稳定性训练、耐力训练、恢复训练和缓解疼痛。

1. 上肢运动

（1）上肢恢复阶段：在滑行姿势下双手沿躯干行至腋窝，肩关节内旋、外展，肘关节屈曲行至双手移动到腋窝，肩关节外旋，肘关节伸展，以使双手划向远端，肩关节外展 $90° \sim 120°$，肘关节伸展至最大范围。

（2）上肢力量阶段：双臂下拉内收，保持肘关节轻微屈曲，腕关节屈曲至伸展，前臂内旋至外旋，以令掌心面向中线。

2. 下肢运动

（1）下肢恢复阶段：动作起始于膝关节屈曲，髋关节外展，两膝分开与臀同宽或略宽，足后跟向臀部运动，足踝背屈外翻。踝关节在此过程中置于水下，膝关节略高于水面，背与臀部处于滑行姿势。

（2）下肢力量阶段：从恢复阶段末期下肢打水开始，髋关节内旋，以带动足部停止于膝关节外侧，足背和小腿一起用力打水，同时膝关节伸展，髋关节外旋、内收至漂浮姿势，膝关节几乎完全伸展，双足并拢，踝关节终止于跖屈位。整个力量阶段下肢应在水面以下。

3. 呼吸　在仰泳泳姿训练的整个动作过程中，头部均露出水面，对于患儿来说比较容易呼吸。在训练过程中，呼气尽量在用力阶段进行，吸气在恢复阶段，这样可以防止用力呼吸而导致水进入鼻腔引起不适。

4. 动作要点　恢复阶段，上肢先于下肢进行运动；力量阶段，上、下肢共同运动。恢复阶段，上下肢缓慢移动；力量阶段，上下肢快速移动。恢复节段和力量阶段应迅速转换，之间没有停顿。身体向前滑行出现在力量阶段之后、恢复阶段之前，此时身体呈流线型姿态，患者滑行至冲力减缓。在整个运动过程中，髋关节处于靠近水面的位置，上肢置于水中。

（三）侧向游泳训练

侧向游泳，上下肢不对称，滑行姿态呈侧卧姿势，头部略高于水面，口、鼻露出水面，耳的下缘应没入水中。患者的头、后背、下肢和上肢应呈一条直线。身体几乎水平位，下肢比头部略低，并低于水面。躯干轻微侧屈，下肢伸展，踝关节跖屈。前臂旋前，掌心向下。侧向游泳是一种难度较大的泳姿，四肢都需要做较复杂的运动。对于脊柱不能侧屈和髋关节不能伸展的患儿，下肢打水难度较大，需要良好的姿势控制能力和上下肢协调性。主要用于促进患儿身体两侧的分离运动，耐力训练，上下肢力量训练，主动活动，牵伸躯干下侧面。

1. 上肢运动

（1）上肢恢复阶段：上侧肢体肩关节内收，肘关节屈曲直至手移动至下侧肢体的肩部，掌心朝下；下侧肢体从伸展至滑行体位。

（2）力量阶段：下侧上肢下拉，肩关节移动至内收位，肘关节屈曲至约90°，手划至胸部上部；上侧肢体从远端划水至伸展滑行体位。上侧和下侧肢体交替进行恢复阶段和力量阶段，即上侧肢体恢复阶段，下侧肢体力量阶段；上侧肢体力量阶段，下侧肢体恢复阶段。

2. 下肢运动

（1）下肢恢复阶段：从滑行体位结束后，双下肢开始恢复阶段，髋关节、膝关节屈曲，足后跟向臀部移动，下肢准备开始踢水。上侧下肢踝关节背屈，同时下侧下肢踝关节跖屈，髋关节、膝关节伸展。在力量阶段开始前，上侧下肢髋关节屈曲，膝关节屈曲，踝关节中立位；下侧下肢髋关节伸展，膝关节屈曲，踝关节跖屈。

（2）力量阶段：上侧下肢向后运动，髋关节伸展，踝关节跖屈，同时下侧下肢向前运动，髋关节屈曲，膝关节伸展，踝关节跖屈。推动力来源于上侧足的足底和下侧足的足背。双下肢止于滑行阶段。

3. 呼吸 侧向泳姿在整个游泳过程中口和鼻都露出水面，呼吸比较容易。在上侧上肢恢复阶段吸气，上侧上肢力量阶段呼气。

4. 动作要点 从滑行阶段末期开始，动作由下侧上肢力量阶段开始，上侧肢体处于恢复阶段，动作上下交替进行。

（四）蛙泳训练

蛙泳泳姿是俯卧式泳姿，上下肢运动对称。滑行姿势是俯卧式流线型体位。髋关节、膝关节伸展，踝关节跖屈。上肢于头顶屈曲，在水面以下双手并拢，前臂旋前，掌心向下。水没过前额发际线处，躯干应处于中立位，与上下肢近似水平。蛙泳属于难度较大的泳姿，呼吸环节比较复杂，对颈部和躯干控制不良的患儿或脊柱不能伸展的患儿造成训练影响，肩关节损伤或肩关节活动障碍的患儿无法进行重复活动，同时会增加下腰部和膝关节的张力，尤其是髋关节旋转不利的患儿，难以完成打水动作。该泳姿需要较好的协调性，对没有这种泳姿经验的患儿来说是一种挑战，需要患儿具有良好的姿势控制能力和躯干的稳定性。蛙泳主要用于改善患儿的上下肢力量，主动活动能力，脊柱稳定性，心肺耐力和呼吸控制。

1. 上肢运动

（1）上肢恢复阶段：肩关节水平内收，双肘抱水，掌心相对，将手伸过头顶，前臂旋前，掌心向下，进入滑行姿势。

（2）力量阶段：肩关节内旋，腕关节旋前，掌心向外与水面成45°。随着肘关节伸展，肩关节内收，手掌侧向运动直至略宽于肩。此时肘关节屈曲，手向斜下方发力至肘位，前臂与身体垂直。然后前臂旋后，掌心画圆并向上运动至下额部及面部。通过力量阶段，肘尖向外高于手的位置、低于肩关节的位置。

2. 下肢运动

（1）下肢恢复阶段：下肢恢复阶段始于髋关节、膝关节屈曲，髋关节轻微外展。足后跟踢向臀部，膝关节等宽或略宽于髋关节。在恢复阶段末端，髋关节屈曲约125°，躯干位置与滑行姿势几乎相同。

（2）下肢力量阶段：下肢力量阶段始于髋关节内旋，足在膝关节上方。然后用足背和下肢中下部分打水，髋关节、膝关节伸展、旋转、内收至滑行姿势。膝关节几乎完全伸展，踝关节跖屈。在整个力量阶段，下肢在水面以下。

3. 呼吸　上肢力量阶段，患者抬头吸气，然后缓慢将面部没入水中并缓慢地用口吐气。上肢恢复阶段，患者快速地呼出剩余的气体，然后抬头将面部露出水面，进行一次快速吸气。

4. 动作要点　上肢力量阶段从滑行姿势开始，上肢力量阶段末期，患者抬头将面部露出水面吸气，同时下肢开始恢复阶段。吐气时患儿应降低头部的高度并将面部没入水中，上肢开始恢复阶段，下肢恢复阶段已经完成，上肢在头顶屈曲时，正是下肢完成打水的时间点。患儿应进行短暂的滑行，失去前进动力后再开始重复以上动作。

（五）自由泳训练

自由泳是一种俯卧位且四肢不对称泳姿，在整个游泳过程中，躯干在水中左右摆动且脊柱保持中立位，左右摆动可以分解成 3 组动作：处于恢复阶段的高举一侧上肢，处于力量阶段的向下划水的上肢和下肢与躯干一起摆动打水。身体保持流线型有助于完成呼吸动作，并能改善整体的动作节律性。下肢将浮出水面打水，头部与下肢共同随着躯干摆动来保持良好的流线型姿势。自由泳难度最大、呼吸动作难度较大、四肢不对称运动，上肢划出水面并远离中线。自由泳对颈部损伤患者压力较大，特别是脊柱伸展和旋转困难的患者，或肩关节不能完全屈曲、伸展或内旋的患者。超过头的重复运动，对肩关节压力较大。同时患者还需要良好的自我控制和躯干稳定性，特别是伸展和旋转时。自由泳训练可以增加患者上肢关节活动度，上下肢力量，身体两侧的分离运动，躯干稳定性、呼吸控制和身体耐力。

1. 上肢运动

（1）上肢恢复阶段：上肢抬出水面，肘关节先出水面，接着手出水面，这时躯干旋转并达到最大幅度，以便上肢可以更轻松抬起。随后肩关节内收、伸展、高举出水。提肘，前臂自然下垂。前臂恢复，向前移动至力量阶段入水点。

（2）力量阶段：上肢从头顶入水，肩关节屈曲、内旋。肘关节屈曲，入水时的曲度是全部伸展后的 3/4；前臂旋前，拇指与示指先行入水，肘关节最后入水。入水时上肢完全伸展，向后外侧划水，前臂保持旋前。然后肘关节屈曲约 90°，上肢向后划手，前臂旋前，使上肢正好处于胸部以上并垂直于胸。由此开始，上肢完成向后侧方的伸展滑动过程，止于大腿侧方。上肢划动路线为"S"形，左右上肢交替。

2. 下肢运动

（1）下肢恢复阶段：下肢伸展至水面，到足后跟刚出水面，膝关节恢复伸直位，踝关节恢复跖屈位。

（2）力量阶段：髋关节和膝关节屈曲，然后膝关节快速伸展，踝关节被动跖屈内翻，向池底方向踢水，类似于甩掉足上的水草，反作用力来自足面和下肢踢水动作。

3. 呼吸　吸气动作出现在上肢力量阶段的末期，恢复阶段刚刚开始，头部与躯干共同旋转，对侧耳朵没入水下，头部轻微侧屈进行换气。吸气后，患儿将头部转入水中，缓慢的在水下吐气，直到下一次呼吸。

4. 动作要点　上肢持续交替运动，当一侧上肢进入恢复阶段，对侧上肢下拉。下肢持续交替踢水，始于髋关节，踝关节在运动过程中保持恢复阶段，一侧下肢则进入恢复阶段，对侧下肢进入力量阶段。

三、日常生活活动训练

儿童康复的最终目标是促进患儿的自理能力，改善日常生活活动能力，从而回归学校和社会。水中康复可以促进陆地上相关功能目标的改善，水疗康复师可以利用水中减重，促进患儿掌握日常生活必备技能，改善生活质量。

（一）转移能力

转移包括床上翻身、坐起、轮椅移动及坐站转移和站坐转移。移动障碍的原因包括关节活动受限、肌力低下、协调性障碍等。水疗训练包括：①在哈伯特槽中的升降担架上练习抓住床缘、床档或扶手翻身；②利用治疗池边扶手练习转移；③利用哈伯特升降担架训练轮椅与床之间的转移；④利用治疗池边升降椅训练椅子之间的转移。

（二）个人卫生

个人卫生包括洗脸、洗手、拧毛巾、刷牙、梳头，洗浴等活动。主要影响个人卫生障碍的因素包括上肢和颈部关节活动受限；上肢和颈部肌群肌力低下；上肢和颈部肌群协调性障碍；上肢偏瘫或双瘫；感知觉障碍等。水疗训练包括：①利用浮力对上肢的支持作用辅助患儿完成移动上肢到头面部的训练；②利用软塑料容器或橡胶玩具设计水中挤压训练游戏，借以提高患儿挤牙膏等生活使用技能；③利用普通毛巾设计水中技巧性游戏（如水中拾物）和角力性游戏（如拔河、拧毛巾等），以提高毛巾的使用技巧；④在水中设计相关的触碰练习，以锻炼手能触及身体的每一个部位；⑤利用扶手进行站立和坐下练习；⑥利用健侧进行辅助或代偿使患儿完成相关的日常生活活动技能练习。

（三）更衣

更衣训练过程包括①穿上衣动作过程：包括将上肢放进袖口中，脱、穿套头衫；用手将衣服的后背部向下拉；解开或系上纽扣、开关拉链。②穿裤子、袜子、鞋子动作过程：包括站着提裤子；抓住裤腰并系皮带；解开或系扣子、开关拉链、系鞋带等。主要障碍包括相关关节活动受限，四肢和躯干相关肌群肌力低下、肌张力增高、协调性障碍，认知、知觉及感觉障碍等。水疗训练包括：①水疗前后进行穿脱泳装、泳具的训练，达到独立完成的目标；②利用水中游戏进行上肢、手的精细动作训练，还可以进行适用性辅助用具的使用训练；③在水中进行坐位平衡和站立平衡训练；④肢体的力量训练。

四、水中康复注意事项

1. 安全性　水疗，首先是安全问题。患儿自我保护能力差，大多数合并认知障碍，在水中运动康复中一定要注意保护，并辅助以救生圈或其他漂浮物，一对一地进行训练，防止患儿溺水危及生命。

2. 注意水疗过程管理　室温、水温要保持恒定，患儿出水后要及时擦干身体，注意保暖，休息 15min 左右，预防感冒。

3. 水疗前 1h 内禁食　训练前 1h 避免进食，防止呕吐引起溺水或窒息，要排尽大小便。

4. 注意水中运动强度和运动量，防止过度疲劳　水疗中患儿能量消耗较多，掌握好水中运动强度和运动量，发现患儿出现疲劳时应立即让其停止运动。水中运动康复安排一般在 PT、OT、ST 训练前进行，既有利于提高 PT、OT 训练效果，也防止患儿过度疲劳。

五、水疗对儿童疾病的作用

1. 对皮肤的作用　水中运动除了刺激局部皮肤外，还反射性地引起肢体远端发生各种不同反应，同时水对身体的感受和活动的认知大有好处。水能刺激皮肤、改善循环、增强机体抵抗力。

2. 对肌肉的作用　水中运动疗法会降低肌张力，使骨骼肌舒展，减轻疼痛和痉挛。游泳中一定要学会如何控制四肢、躯干肌肉和保持平衡，尤其对肌张力高的患儿。仰泳姿势，可以体验肌肉松弛的感觉。

3. 对循环系统的作用　水中运动疗法对循环系统的刺激作用与水温、治疗时间、部位及刺激强度密切相关。水疗能促进心率加速，增加心肌收缩力和心排血量，促进血液循环。温度能增加汗腺分泌、汗液排出，促进代谢产物及毒素的排出。同时增加肾的血流量，有利尿的作用。

4. 对呼吸系统的作用　水疗中患儿可通过对抗水压增大胸廓活动，增加呼吸功能，强化呼吸器官功能。水中换气能训练口腔和鼻腔呼吸功能，促进语言发音训练。

5. 对神经系统的作用　水温可以刺激大脑引起抑制过程，神经系统兴奋性降低，具有较好的镇痛作用。

六、常见儿童疾病的水中康复

（一）孤独症谱系障碍患儿的水中康复

1. 水中游戏　水中游戏是儿童学习游泳基础运动技术的重要基础，是一种根据儿童生理特点，为激发儿童对游泳的兴趣，使初学游泳的儿童更快、更好地掌握游泳基本技术而创编的一种实用的水上活动。

如在水中慢慢前行，让初次接触水的儿童体会水中阻力，克服怕水心理，如"我是小螃蟹"游戏中，水疗康复师辅助患儿沿着池边横向缓慢行走，往返练习；又如水中追球游戏、抓小鸭子游戏等，用有趣的玩具吸引其进行水中运动。水中游戏训练主要锻炼患儿对水的熟悉和适应，克服恐水心理，增加对水的体验感（图 19-14）。

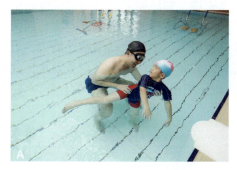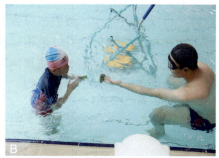

图 19-14　水中互动游戏

2. 游泳技术　许多针对孤独症儿童水中运动疗法的研究均依据 Halliwick 理念进行课程结构设计，每次 60～90min，每周 2～3 次，持续 10～16w，对孤独症儿童的社会交往、刻板行为、游泳技能习得方面都有较好效果。Halliwick 理念倡导"一对一"的基础工作模式，提倡在学习过程中不借助任何辅助设备，如游泳圈、救生衣、漂浮物等，仅由指导者给予游泳者适当的最小支持，直至其完全独立。水中运动技能学习参照 Halliwick 的"十点程序"进行，依次为：心理调适、脱离、矢状旋转控制、横向旋转控制、纵向旋转控制、联合旋转控制、上浮、静态平衡、湍流中滑行、基本 Halliwick 动作与简单前进。也可采用"乐在水中"教学模式，课程内容包括 Watsu 水流按摩、水中步行、漂浮、打水、游泳、海豚式、基本仰泳、入水法、韵律呼吸、仰漂、踩水等。

3. 水中体适能训练　体适能是从体育学角度评价健康的一个综合指标，指机体有效甚至高效执行自身功能的能力。体适能可分为竞技体适能和健康体适能。健康体适能主要包括心肺耐力、肌力及肌耐力、柔韧性、身体成分、神经肌肉的松弛性。游泳对心肺功能、耐力素质、肌肉有氧耐力与柔韧性等有重要促进作用。美国运动医学学会水中体适能训练心肺适能运动推荐：运动频率为每周 3 ～ 5 次，强度为最大心率的 55% ～ 90% 或最大摄氧量的 40% ～ 85%，持续 20 ～ 30min。

水中体适能浅水训练课程设计采用 SWEAT 方程式调节运动强度，根据学员目标设计课程。S 为改变受力面积与速度（surface area and speed）；W 为采用不同的动作姿势（working positions），包括弹跳、漂浮或伸直；E 是加大动作范围（enlarge）；A 为动作，包括身体或关节的各个方向（around the body or joint）动作，以达到肌肉的均衡发展；T 为移位动作（travel）。

（二）脑性瘫痪患儿的水中康复

1. 按照患儿发育水平进行水中适应性训练　根据患儿脑瘫类型和发育评估结果，初期可以进行适应性水中训练，主要通过学习让患儿在水中如何完成在地面上的立位、步行、跳跃、坐位、侧卧位、起立、回旋等动作。在水中学习各个关节轻度屈曲，姿势对称的稳定性姿势。

2. 依据患儿功能能力进行水中运动训练　患儿在水中进行适应性训练后，根据儿童发育的功能阶段，进行躯干、下肢水中抗阻训练、步行训练，也可以借助浮力杠铃、浮条、水的阻力在水中进行力量训练。也可以应用 Halliwick 技术，在水中进行运动训练。

3. 游泳训练　患儿具有较高的功能，可以根据患儿脑性瘫痪类型，进行游泳训练，如重度四肢瘫（痉挛、徐动或混合型）可以采用蛙泳姿势、仰泳姿势进行游泳训练；中度痉挛性四肢瘫或双瘫，可以采用仰泳，两手在身旁上下拍水，使身体向头的方向移动或两手在身旁划水，并有出水和入水动作，也可以采用蛙泳进行锻炼；中度徐动型脑性瘫痪，可以采用初级仰泳姿势，两手在身旁上下拍水，使身体向头的方向移动或两手在身旁划水，并有出水和入水动作；偏瘫患儿应鼓励其使用患侧肢体，可以采用侧泳，患侧肢体在上面。

（曹龙军）

○ **测验题** ○

---

1. 对于功能受限并伴有认知障碍，以及不能听从简单指令的患者，在水疗之前可以采用的评估是（　　）

   A. WOTA-1　B. WOTA-2　C. GDFM88 项　D. ADL 评估

2. 水疗具有缓解肌张力的作用，一般水温控制在（　　）

   A. 34 ～ 36℃　B. 36 ～ 38℃　C. 38 ～ 40℃　D. 40 ～ 42℃

3. 在水中身体沿着矢状轴在冠状面内向左右两侧的转动，属于（　　）

   A. 矢状回旋训练　B. 横向回旋训练　C. 纵向回旋训练　D. 垂直回旋训练

4. 共济失调型脑性瘫痪，主要损伤的部位为（　　）

   A. 锥体外系　B. 基底节　C. 脑干　D. 小脑

5. 偏瘫患儿最佳的游泳训练为（　　）

    A. 仰泳　B. 侧泳　C. 自由泳　D. 蛙泳

6. 横向回旋训练的关键点是（　　）

    A. 患儿在水中独立站　B. 患儿在水中独立坐

    C. 患儿在水中独立俯卧　D. 患儿在水中独立仰卧

7. 脑性瘫痪儿童水中康复训练的首先要控制的关键点是（　　）

    A. 头部控制　B. 肩胛骨控制　C. 躯干控制　D. 骨盆的控制

8. 下列适合水中运动治疗的儿童疾病是（　　）

    A. 脑性瘫痪　B. 儿童急性肺炎　C. 骨折术后　D. 脑膜炎后遗症期

9. 自闭症患儿主要临床表现（　　）

    A. 社会交往障碍　B. 语言发育障碍　C. 感知觉障碍　D. 智力和认知障碍

10. 患儿的水中训练安排的主要原则（　　）

    A. 主动性原则　B. 娱乐性原则　C. 激励的原则　D. 循序渐进的原则

参考答案：1. A　2. B　3. A　4. D　5. C　6. A　7. A　8. ACD　9. ABCD　10. ABCD

参考文献

侯晓晖, 冯燕青, 潘红玲, 等, 2017. 水中运动疗法在孤独症儿童康复中应用的研究进展. 中国康复理论与实践, 23(9): 1064-1067.

黄真, 杨红, 陈翔, 等, 2015. 中国脑性瘫痪康复指南 (2015). 中国康复医学杂志, 30(8): 858-866.

金龙, 丛芳, 崔尧, 等, 2015. Alyn 水中适应性测试量表 1 的汉化及信度与效度研究. 中国康复理论与实践, 21(5): 539-543.

李晓捷, 2009. 实用小儿脑性瘫痪康复治疗技术. 北京: 人民卫生出版社.

SHARIAT A, NAJAFABADI M G, DOS SANTOS I K, et al., 2024. The Effectiveness of aquatic therapy on motor and social skill as well as executive function in children with neurodevelopmental disorder: a systematic review and meta-analysis. Arch Phys Med Rehabil, 105(5): 1000-1007.

第20章 老年人水中康复

第一节 老年人特点

随着人口老龄化的日益加剧，老年人的生活和健康状况越来越受到人们的关注。老年人有一些共同特征，这些特征会影响他们的生活与健康状况。其中主要包括老年人的生理特点、心理特点、社会特点、行为特点、运动特点和新时代老年人等特点。

一、老年人的生理特点

1. 体质上逐渐衰退。
2. 抵抗力下降。
3. 疾病增多。
4. 身体发胖。
5. 智力和记忆力逐渐减退。
6. 精神心理衰退。
7. 性功能下降。

二、老年人的心理特点

1. 思想上不适应　由于环境的改变，在工作上由参加者变成旁观者，在思想上由积极状态变为消极状态，精神上无寄托，从而产生一种孤独、寂寞的感觉。

2. 生活上不适应　工作由紧张转向松散状态，由有时间、任务要求的集体生活转向自由、松懈的个人生活等。

3. 情绪上不适应　离退休后对老年人的情绪有一定的影响。

三、老年心理健康问题

1. 神经感受性和反应性减弱　老年人身体功能衰退，大脑功能发生改变，中枢神经系统递质的合成和代谢减弱，导致感觉能力降低，意识性差，反应迟钝，注意力不集中等。主要表现在两个方面：首先是感觉迟钝，听力、视觉、嗅觉、皮肤感觉等功能减退，从而导致视力下降，听力减退，灵敏度下降；再有是老年人动作灵活性差，协调性差，反应迟缓，行动笨拙。

2. 孤独和依赖　孤独是指老年人不能自觉适应周围环境，缺少或不能进行有意义的思想和感情交流。孤独心理最易产生忧郁感，长期忧郁就会焦虑不安，心神不定。依赖是指老人做事信心不足，被动顺从，感情脆弱，犹豫不决，畏缩不前等，事事依赖别人去做，行动依靠别人决定。长期的依赖心理，就会导致情绪不稳，感觉退化。

3. 易怒和恐惧 老年人情感不稳定，易伤感，易激怒，不仅对当前事情易怒，而且容易引发对以往情绪压抑的怒火爆发。发火以后又易产生懊悔心理。恐惧也是老年人常见的一种心理状态，表现为害怕，有受惊的感觉，当恐惧感严重时，还会出现血压升高、心悸、呼吸加快、尿频、厌食等症状。

4. 抑郁和焦虑 抑郁是常见的情绪表现，表现为压抑、沮丧、悲观、厌世等，这与老年人脑内生物胺代谢改变有关。长期存在焦虑心理，会使老年人变得心胸狭窄、吝啬、固执、急躁，久之会引起神经内分泌失调，促使疾病发生。

5. 睡眠障碍 老年人由于大脑皮质兴奋和抑制能力低下，造成睡眠减少，睡眠质量下降、多梦、早醒等睡眠障碍。

四、老年人社会特点

1. 多疑虑 老年人的社会特点也表现为多疑多虑。老年人退休后，缺乏思想准备，生活没有规律，过分的悠闲和无所事事，逐渐对周围的小事过分地关心，极易受到不良情绪刺激，感觉身体不舒服，精神负担很重，情绪低落，多疑虑，日久生病，也造成社会活动障碍。

2. 孤独感 孤独感是老年人中常见的不良感受。孩子长大了，离开身边了，退休了，离开同事了，生活范围一下子缩小了，寂寞、孤独时常侵扰老年人。

3. 恐慌感 老年人时常想到随着年龄增长，身体各种功能逐渐衰退，害怕患病，经常产生莫名的恐慌感，这是老年人常见的不良心理体验和担忧感。

五、老年人的行为特点

1. 生活节奏放缓 老年人的生活节奏相对较慢，他们更注重休息和放松，不再像年轻时那样忙碌和紧张。

2. 社交圈子缩小 老年人的社交圈子相对较小，他们更注重与家人、朋友和邻居的交流，而不是追求广泛的社交关系。

3. 认知能力下降 老年人的认知能力相对下降，他们可能会出现记忆力减退、思维迟缓和语言障碍等问题。

4. 健康状况不稳定 老年人的健康状况相对不稳定，他们可能会出现慢性疾病、身体不适和生理功能下降等问题。

老年人的行为特点与年龄和生活经历密切相关，需要理解和尊重老年人的生活方式和价值观念，同时也需要关注老年人的身体和心理健康，为他们提供必要的支持和帮助。

六、老年人的运动特点

1. 平衡功能减退 老年人的身体平衡和协调功能减弱，容易跌倒受伤，甚至造成骨折。

2. 肌肉功能减退 老年人的肌肉质量和力量随着年龄增长而下降，是造成老年人衰弱的危险因素。

3. 关节僵硬度增加 老年人关节灵活性下降，活动度减低，容易在运动中造成损伤。

4. 心肺耐力下降 老年人心肺功能随着年龄增长而下降，体力降低，容易疲劳。

5.体成分变化　老年人体质成分发生变化，肌肉减少，骨质流失和脂肪增加，体重渐增，因此，容易出现代谢紊乱和骨质疏松等，慢性疾病风险因素增加。

6.易发性疾病　老年人或多或少存在某些慢性疾病，如心脏病、糖尿病、高血压、骨关节炎等，这些疾病都需要适当的运动来管理。

老年人这些运动特点提示，老年人的运动需要更注重安全性，低强度，低冲击，并且要根据他们的个人状况进行个性化调整。

七、新时代老年人的特点

1.爱自己　他们比任何一代老年人都展现出更多的自爱。

2.追求务实且更健康的生活　为实现目标，新时代老年人更多依赖专业知识，对新的健康理念和保持健康的新方法持更开放的态度，追求务实而健康的生活。

3.更愿社交　由于不再受工作限制，寻找有意义的生活方式成为他们在新生活阶段的新需求。

4.热情拥抱科技　科技在中国新老年人中广受欢迎并得到普遍接受，因为这使他们跟上最新趋势和机遇，他们努力适应科技的改变。

第二节　老年人功能性体适能评估

老年人水疗康复前要进行身心功能评估，排除水疗康复禁忌证。一般包含疾病问卷、认知问卷、体力活动问卷、运动准备问卷和运动禁忌证问卷等问卷调查，以及体格检查、心电图和老年人功能性体适能评估（senior functional physical fitness，SFPF）（详见老年人功能性体适能评估规范），此处简述之。

老年人功能性体适能包括有氧耐力（6min步行试验）、肌肉力量（持哑铃30s手臂屈伸试验和30s座椅起坐试验）、平衡与敏捷功能（30s单足站立平衡试验和2.5m计时起立行走试验）和柔韧性功能（抓背试验和座椅体前屈试验），具体测试流程和方法可以参见天津市地方标准"老年人功能性体适能评估规范（DB-12/T1279-2023）"。

如果发现老年人身体局部有病症，还可进一步临床检查和诊断治疗，以及进行局部身体功能评估，如疼痛、力量、关节活动度等（第4章），以便为水疗康复提供指导。

第三节　老年人水中健身

运动虽然能够强身健体，但对于老年人来说腿脚不便，关节、腰背部疼痛，肌肉力量明显不足，使他们难以保持一定的运动量，同时，运动还可能会增加受伤和跌倒的风险。"水中健身"是在独特的水环境中锻炼身体，增强体能，又减少疼痛和跌倒风险，是适合老年人的良好运动形式。

水中健身是指在水环境中进行健身，充分利用水的轻柔、缓冲、浮力等特性对人起到身体锻炼的作用，能够促进血液循环，减轻肌肉疼痛，增强机体免疫力，提高老年人身体素质。水中健身的形式非常多，在这里重点为大家介绍中等强度的徒手组合和借助器械完成的器械组合。

一、徒手组合

为了增强老年人腿部力量，保持老年人平衡能力，利用水的浮力、阻力、压力、温度等环境特点，编排以下肢练习为主的动作来加强腿部肌肉力量。徒手组合由 4 个组合动作组成，每个组合 4 个动作，每个动作完成 4 个 8 拍（表 20-1～表 20-4）。同时，配合简单的手臂动作。可以配上音乐，注意所选音乐节拍要清晰、节奏要欢快，音乐速度控制在每 10 秒 16～20 拍为宜。

表 20-1　徒手组合 1（4×4×8 拍）

1×8 拍 ×4					
动作描述	节拍		预备姿势	1 拍	2 拍
	下肢	1～8 拍	两足并立、稍分开	双腿弯曲	双腿伸直
	上肢	1～8 拍	两手正叉腰		
	手型		掌		
	面向		1 点		
	备注		3、5、7 拍同 1 拍，4、6、8 拍同 2 拍		

2×8 拍 ×4					
动作描述	节拍		预备姿势	1 拍	2 拍
	下肢	1～8 拍	两足稍开立	双腿弯曲	双腿伸直
	上肢	1～8 拍	两臂胸前平屈	双臂下压	双臂收回
	手型		双手五指交叉重叠		
	面向		1 点		
	备注		3、5、7 拍同 1 拍，4、6、8 拍同 2 拍		

3×8拍 ×4					
动作描述	节拍		预备姿势	1拍	2拍
	下肢	1～8拍	两足开立	双腿弯曲	双腿伸直
	上肢	1～8拍	两手正叉腰		
	手型		掌		
	面向		1点		
	备注		3、5、7拍同1拍，4、6、8拍同2拍		

4×8拍 ×4					
动作描述	节拍		预备姿势	1拍	2拍
	下肢	1～8拍	两足开立	双腿弯曲	双腿伸直
	上肢	1～8拍	两臂胸前平屈	双臂下压	双臂收回
	手型		双手五指交叉重叠		
	面向		1点		
	备注		3、5、7拍同1拍，4、6、8拍同2拍		

表 20-2　徒手组合 2（4×4×8 拍）

1×8拍 ×4					
动作描述	节拍		预备姿势	1拍	2拍
	下肢	1～8拍	两足并立	左足向左迈步	右足并左足
	上肢	1～8拍	两手正叉腰	手臂前举并向外划水	收到腰间
	手型		掌		
	面向		1点		
	备注		3～4拍同1～2拍，但方向相反；5～8拍同1～4拍		

2×8 拍 ×4					
动作描述	节拍		预备姿势	1 拍	2 拍
	下肢	1～8 拍	两足并立	左足向左迈步	右足并左足
	上肢	1～8 拍	左手叉腰，右臂侧打开	右臂内划水	收到腰间
	手型		并指掌		
	面向		1 点		
	备注		3～4 拍同 1～2 拍，但方向相反；5～8 拍同 1～4 拍		

3×8 拍 ×4					
动作描述	节拍		预备姿势	1 拍	2 拍
	下肢	1～8 拍	两足并立	左足向左迈步	右足并左足
	上肢	1～8 拍	两臂在腹前交叉	两臂外展	两臂收于腹前
	手型		并指立掌		
	面向		1 点		
	备注		3～4 拍同 1～2 拍，5～8 拍同 1～4 拍，但方向相反		

4×8 拍 ×4					
动作描述	节拍		预备姿势	1 拍	2 拍
	下肢	1～8 拍	两足并立	左足向左迈步	右足并左足
	上肢	1～8 拍	两手叉腰	右臂向左划水	叉腰
	手型		并指立掌		
	面向		1 点		
	备注		3～4 拍同 1～2 拍，5～8 拍同 1～4 拍，但方向相反		

表 20-3 徒手组合 3（2×4×8 拍）

1×8 拍 ×4						
动作描述	节拍		预备姿势	1～4 拍	5～7 拍	8 拍
	下肢	1～8 拍	两足并立	左足向前走 3 步	原地压足跟 3 次	左转 90°
	上肢	1～8 拍	两臂腰间屈	两臂前后自然摆臂	5～8 拍，腰间屈臂自然摆动	
	手型		拳			
	面向		1 点、7 点			

2×8 拍 ×4						
动作描述	节拍		预备姿势	1～4 拍	5～7 拍	8 拍
	下肢	1～8 拍	两足并立	左足向前走 3 步	原地压足跟 3 次	左转 90°
	上肢	1～8 拍	两臂前后自然摆臂		5～8 拍，腰间屈臂自然摆动	
	手型		拳			
	面向		7 点、5 点			

3×8 拍 ×4						
动作描述	节拍		预备姿势	1～4 拍	5～7 拍	8 拍
	下肢	1～8 拍	两足并立	左足向前走 3 步	原地压足跟 3 次	左转 90°
	上肢	1～8 拍	两臂前后自然摆臂		5～8 拍，腰间屈臂自然摆动	
	手型		拳			
	面向		5 点、3 点			

续表

4×8拍×4			预备姿势	1～4拍	5～7拍	8拍
动作描述	节拍		预备姿势	1～4拍	5～7拍	8拍
	下肢	1～8拍	两足并立	左足向前走3步	原地压足跟3次	左转90°
	上肢	1～8拍	两臂前后自然摆臂		5～8拍，腰间屈臂自然摆动	
	手型		拳			
	面向		3点、1点			
	备注		反方向重复完成一次			

表 20-4　徒手组合 4（4×4×8 拍）

1×8拍×4			预备姿势	1～2拍	3～4拍
动作描述	节拍		预备姿势	1～2拍	3～4拍
	下肢	1～8拍	两足并立	双足蹬地分开	双足蹬地并拢
	上肢	1～8拍	两臂腹前交叉	两臂向外侧划水	两臂向内侧划水
	手型		并指掌		
	面向		1点		
	备注		5～8拍同1～4拍，完成4个8拍		

2×8拍×4			预备姿势	1～2拍	3～4拍
动作描述	节拍		预备姿势	1～2拍	3～4拍
	下肢	1～8拍	两足并立	双足蹬地分开	双足蹬地并拢，同时左转90°
	上肢	1～8拍	两臂腹前交叉	两臂向外侧划水	两臂向内侧划水
	手型		并指掌		
	面向		1点、7点、5点、3点		
	备注		5～8拍同1～4拍，完成4个8拍		

3×8拍×4				

动作描述	节拍		预备姿势	1～2拍	3～4拍
	下肢	1～8拍	两足并立	双足蹬地分开	双足蹬地并拢，同时左转180°
	上肢	1～8拍	两臂腹前交叉	两臂向外侧划水	两臂向内侧划水
	手型		并指掌		
	面向		1点、5点		
	备注		5～8拍同1～4拍，完成4个8拍		

4×8拍×4				

动作描述	节拍		预备姿势	1～2拍	3～4拍
	下肢	1～8拍	两足并立	双足蹬地分开	双足蹬地并拢，同时左转360°
	上肢	1～8拍	两臂腹前交叉	两臂向外侧划水	两臂向内侧划水
	手型		并指掌		
	面向		1点		
	备注		5～8拍同1～4拍，完成4个8拍		

二、器械组合

器械组合由8个动作组成，每个动作完成4个8拍（表20-5）。为了保持老年人水中的平衡和安全，本套组合是借助浮力腰带和水中健身棒完成的，每组动作均是以下肢练习为主，加强老年人平衡能力和腿部肌肉力量，同时手臂配合完成。如果可以配上音乐，注意所选音乐节拍要清晰、节奏要欢快，音乐速度为每10秒左右16～20拍。特别提示，为了让老年人更舒适地在水中活动，建议水温在32～35℃为宜。

表 20-5 器械组合

第 1 个动作 8 拍 ×4					
动作描述	节拍		预备姿势	1～2 拍	3～4 拍
	下肢	1～8 拍	双腿弯曲，漂浮在水中	收双腿，左腿在前，两腿前后分开	同 1～2 拍，但方向相反
	上肢	1～8 拍	两臂自然下垂	两手前后、正反划手，保持水中的平衡	
	手型		分指掌		
	面向		1 点		
	备注		5～8 拍同 1～4 拍		

第 2 个动作 8 拍 ×4					
动作描述	节拍		预备姿势	1～2 拍	3～4 拍
	下肢	1～8 拍	双腿弯曲，漂浮在水中	收双腿，两腿左右分开	还原
	上肢	1～8 拍	两臂胸前平屈	两手下压	还原
	手型		并指掌		
	面向		1 点		
	备注		5～8 拍同 1～4 拍		

第 3 个动作 8 拍 ×4					
动作描述	节拍		预备姿势	1～2 拍	3～4 拍
	下肢	1～8 拍	双腿弯曲，漂浮在水中	吸左腿右腿屈膝，足尖点地	还原
	上肢	1～8 拍	两臂胸前平屈	屈右臂，肘关节触碰左膝关节	还原
	手型		拳		
	面向		1 点		
	备注		5～8 拍同 1～4 拍		

第4个动作8拍×4			

动作描述	节拍		预备姿势	1～2拍	3～4拍
	下肢	1～8拍	双腿弯曲，漂浮在水中	左腿前伸，右腿屈膝，足尖点地	还原
	上肢	1～8拍	两臂胸前平屈	右臂前举，左臂侧举	还原
	手型		并指掌		
	面向		1点		
	备注		5～8拍同1～4拍		

第5个动作8拍×4			

动作描述	节拍		预备姿势	1～2拍	3～4拍
	下肢	1～8拍	双腿弯曲，漂浮在水中	团身，大腿贴于胸部	还原
	上肢	1～8拍	两臂胸前平屈	两臂向内环抱两膝	还原
	手型		并指掌		
	面向		1点		
	备注		5～8拍同1～4拍		

第6个动作8拍×4			

动作描述	节拍		预备姿势	1～2拍	3～4拍
	下肢	1～8拍	仰卧漂浮在水面上	左腿抬起，右腿下压	同1～2拍，但方向相反
	上肢	1～8拍	两臂侧举打开，两手正反划手，保持在水中的平衡		
	手型		分指掌		
	面向		7点		
	备注		5～8拍同1～4拍		

续表

第7个动作8拍×4		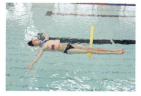	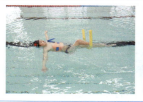	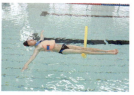
动作描述	节拍	预备姿势	1～2拍	3～4拍
	下肢 1～8拍	仰卧漂浮在水面上	吸右腿	伸右腿
	上肢 1～8拍	两臂侧举打开，两手正反划手，保持在水中的平衡		
	手型	分指掌		
	面向	1点		
	备注	5～8拍同1～4拍，但方向相反。为保证在水中平衡，可在膝关节处放一根浮力棒		

第8个动作8拍×4		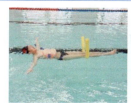	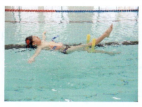	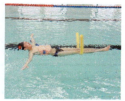
动作描述	节拍	预备姿势	1～2拍	3～4拍
	下肢 1～8拍	仰卧、漂浮在水面上	左腿下压，右腿上举	还原
	上肢 1～8拍	两臂侧举打开，两手正反划手，保持在水中的平衡		
	手型	分指掌		
	面向	1点		
	备注	5～8拍同1～4拍，但方向相反。为保证在水中的平衡，可在膝关节处放一根浮力棒		

（刘锦瑶）

○ 测验题 ○

1. 下列哪项为老年人生理特点（　　）

　　A. 精神衰老　B. 失眠　C. 有身体变瘦的趋势　D. 情绪不稳定

2. 老年人的心理特点有（　　）

　　A. 身体不适应　B. 生活不适应　C. 出行不适应　D. 自信心不强

3. 下列哪项为老年人社会特点（　　）

　　A. 具有多疑性　B. 爱热闹　C. 减少社交　D. 增加社交

4. 老年人水中健身适宜的水温是（　　）

    A. 27 ～ 30℃　B. 32 ～ 35℃　C. 36 ～ 39℃　D. 38 ～ 41℃

5. 老年人身体运动功能与水中运动风险（　　）

    A. 成正比　B. 成反比　C. 不相关　D. 不确定

6. 随着年龄增长，老年人的心肺功能有所下降，这属于老年人的（　　）

    A. 运动特点　B. 身体特点　C. 生理特点　D. 心理特点

7. 下列哪些为水环境特点（　　）

    A. 浮力　B. 阻力　C. 压力　D. 温度

8. 适宜老年人水中健身的音乐的速度以（　　）为宜

    A. 16 ～ 20 拍 /10s　B. 18 ～ 22 拍 /10s　C. 20 ～ 24 拍 /10s　D. 25 ～ 26 拍 /10s

9. 水中健身常用的轻器械有（　　）

    A. 浮板　B. 水中健身棒　C. 浮力腰带　D. 泡沫哑铃

10. 老年人协调功能的评估通常从 3 个方面进行，这 3 个方面分别为（　　）

    A. 交互动作、协同性、准确性　B. 协调性、平衡性、柔韧性

    C. 协同性、准确性、平衡性　D. 平衡性、准确性、柔韧性

参考答案： 1. A　2. B　3. A　4. B　5. A　6. ABC　7. ABCD　8. A　9. ABCD　10. A

参考文献

陈润娟，张晓林，2022. 新时代水中运动对老年人健康干预的影响效果及优化路径 . 中国体育科学学会体能训练分会，全国学校体育联盟 (游泳项目). 第四届国际水中运动论坛 .

黄力平，曹龙军，刘畅格，等，2024. 老年人功能性体适能评估规范 . (DB12/T 1279-2023. 天津市地方标准)，天津市质量技术监督局 .

李胜男，2022. 关于水中运动对老年人身体健康的影响研究 . 中国体育科学学会体能训练分会，全国学校体育联盟 (游泳项目). 第四届国际水中运动论坛 .

赵文星，2022. 老年人综合能力评估 . 北京：人民卫生出版社 .

周燚，秦怡宁，崔文馨，2022. 水中运动对老年人身心健康的影响研究 . 中国体育科学学会体能训练分会，全国学校体育联盟 (游泳项目). 第四届国际水中运动论坛 .